实用临床护理操作技术

主　编　杨　琳　王琳琳　熊　燕
副主编　周广红　闫　楠　金丽英

江西科学技术出版社

江西·南昌

图书在版编目(CIP)数据

实用临床护理操作技术 / 杨琳,王琳琳,熊燕主编. — 南昌:江西科学技术出版社,2018.8（2021.1重印）

ISBN 978 - 7 - 5390 - 6494 - 9

Ⅰ.①实… Ⅱ.①杨… ②王… ③熊… Ⅲ.①护理 - 技术 Ⅳ.①R472

中国版本图书馆 CIP 数据核字(2018)第 188818 号

国际互联网(Internet)地址:

http://www.jxkjcbs.com

选题序号:ZK2018382

图书代码:B18140 - 102

实用临床护理操作技术　　　杨　琳　王琳琳　熊　燕　主编

出版 发行	江西科学技术出版社
社址	南昌市蓼洲街 2 号附 1 号
	邮编:330009　电话:(0791)86623491　86639342(传真)
印刷	三河市双峰印刷装订有限公司
经销	全国各地新华书店
开本	787mm×1092mm　1/16
字数	306 千字
印张	12.5
版次	2018 年 8 月第 1 版　第 1 次印刷
	2021 年 1 月第 1 版　第 2 次印刷
书号	ISBN 978 - 7 - 5390 - 6494 - 9
定价	98.00 元

赣版权登字 -03 -2018 -289

前　　言

护理是一门研究如何诊断和处理人类对存在的或潜在的健康问题反应的科学。随着医学科技的进步与发展,生活水平的提高,人民对医护服务的要求也不断提升,对护理学科的发展而言,正是机遇与挑战并存的时刻。护理学的相关理论基础以及更多人性化的护理方法技术层出不穷,目的则是为了更好地服务患者。本编委会鉴于护理学近年来的进展,为了更好地提高临床医护人员的护理水平,特编写此书,为广大临床医护人员提供参考。

本书共三章内容,涉及临床各系统常见疾病的护理,包括:神经外科疾病护理、神经内科疾病护理、心血管内科疾病护理。

针对每个涉及的疾病都进行了详细叙述,包括疾病的介绍、护理评估、护理要点、护理目标、护理问题、护理措施、操作规范、注意事项以及对患者的健康教育等,内容丰富,重点强调临床实用价值。

为了进一步提高临床护理人员的护理水平,本编委会人员在多年临床护理经验基础上,参考诸多书籍资料,认真编写了此书,望谨以此书为广大医护人员提供微薄帮助。

本书在编写过程中,借鉴了诸多护理相关临床书籍与资料文献,在此表示衷心的感谢。由于本编委会人员均身负一线护理临床工作,故编写时间仓促,难免有错误及不足之处,恳请广大读者见谅,并给予批评指正,以更好地总结经验,以起到共同进步、提高临床护理水平的目的。

《实用临床护理操作技术》编委会

2018 年 8 月

目录
CONTENTS

第一章　神经外科疾病护理

第一节　头皮损伤的护理

　　头皮是颅脑最表浅的软组织,由皮肤、皮下组织、帽状腱膜、腱膜下层和骨膜组成,颞部还有颞肌筋膜、颞肌覆盖。

　　头皮损伤是头部直接受暴力作用而产生的损伤。根据暴力作用方式(暴力的大小、速度、方向)的不同,可产生不同的头皮损伤,如头皮血肿、头皮裂伤和头皮撕脱伤等。

一、头皮血肿

　　头皮血肿是头皮被钝器撞击引起的头皮软组织闭合性损伤。头皮富含血管,遭受钝性打击或碰撞后可使组织血管破裂出血,而头皮仍属完整。按血肿形成部位不同分为皮下血肿、帽状腱膜下血肿和骨膜下血肿。

　　皮下血肿常见于产伤或撞击伤;帽状腱膜下血肿是头部受到斜向暴力,头皮发生剧烈滑动,撕裂该层间的血管所致;骨膜下血肿常是颅骨骨折或产伤所致。

　　(一)临床表现

　　1.皮下血肿　血肿体积小、张力高、压痛明显,周边较中心区硬,易被误认为颅骨凹陷性骨折。

　　2.帽状腱膜下血肿　因该处组织疏松,出血较易扩散,严重者血肿可蔓延至全头部,有明显波动,小儿及体弱者可致贫血甚至休克。

　　3.骨膜下血肿　血肿多局限于某一颅骨范围内,以骨缝为界,张力较高,可有波动。

　　(二)辅助检查

　　1.X线平片检查　可见软组织肿块影像。

　　2.CT检查　在骨窗缘下可见头皮血肿影像。

　　(三)治疗原则

　　1.皮下血肿　早期应该冷敷局部或加压包扎头部限制其发展,24～48小时以后可做局部热敷促进其消散吸收,一般不做穿刺抽血,较小的血肿可在数日内自行吸收消失。

　　2.帽状腱膜下血肿　出血量大时一定要注意全身情况,特别是发生在幼儿,应及时输血;因其出血量较大,一般不易自行吸收;穿刺抽血常不能一次将所有积血完全抽净,有时须多次方能完成;有时亦可用将连接无菌引流袋的粗针刺入血肿腔做持续外引流;有时血肿在血肿腔内凝集成块,穿刺和引流均不能奏效,需切开头皮将凝血块排出,然后加压包扎。

3.骨膜下血肿　常见于婴儿产伤,也见于幼儿跌伤。最好能够早做穿刺或引流,若待其自行吸收,常留下骨性钙化隆起,严重时使头颅变形。如头皮血肿发生感染,应早做切开引流,同时全身应用抗生素治疗。

(四)护理评估

1.健康史

(1)评估血肿部位、范围、张力及血肿波动情况,以判断血肿类型。

(2)评估包括患者年龄、性别、职业、家庭状况、文化程度、宗教信仰、入院方式等。了解受伤经过、受伤时间、原因、暴力大小、性质、方向、着力点及次数,头皮是静止还是运动状况下受伤,受伤后的表现,有无癫痫发作等。了解患者及家族是否有高血压、冠心病、短暂性脑缺血发作和癫痫等疾病,是否由此跌倒而引起脑损伤;患者有无各种血液病的出血史,其他脏器的严重疾病史。有无某种药物或食物过敏,有无家族遗传性疾病。是否服用过阿司匹林等抗凝血药,有无接受过治疗及具体用药情况。有无吸烟、饮酒史,饮食习惯及排泄状态。了解患者在疾病各个阶段的自理需要和自理能力,以便采取不同的连续的护理支持系统,满足其需要。

2.身体状况　评估疼痛的部位、性质、程度,生命体征是否平稳,特别是婴幼儿巨大帽状腱膜下血肿可引起休克发生。

3.心理-社会状况

(1)评估患者及家属对疾病发生后的心理反应和对疾病的认识程度。

(2)评估患者及家属是否得到相关的健康指导。

(3)评估费用支付方式,是否存在法律纠纷。

(4)评估有无良好的社会支持系统,以便调动一切有利患者康复的因素。

(5)评估患者的个性特征,患者角色是否正常,以便提供针对性的指导。

(五)护理诊断

1.急性疼痛　与头皮血肿有关。

2.潜在并发症　失血性休克。

(六)护理措施

1.体位护理　自动体位。有休克征象者取平,疼痛剧烈者取头高卧位。

2.饮食护理　早期避免进食辛辣刺激性食物,以免扩张头部血管,加重出血。

3.心理护理　头皮血肿患者常因意外受伤,局部疼痛而产生焦虑、恐惧心理。①应热情接待患者,给予及时妥善的治疗处理,以减轻患者恐惧。②耐心倾听患者的主观感受,解释其发生的原因,因头皮富含血管、神经组织,受伤后易致血肿形成,且疼痛明显,但经治疗后能较快治愈,不会产生后遗症,以消除患者的焦虑、紧张心理。

4.疼痛的护理　疼痛常因头皮血管、神经受牵拉、刺激所致。

(1)伤后48小时内冷敷可减轻疼痛,可将小毛巾浸于冰水或冷水中,拧至半干,以不滴水为宜,敷于患处,每3~5分钟更换1次,持续15~20分钟,但应避免挤揉血肿,以免加重出血。

（2）疼痛剧烈者可遵医嘱适当给予镇痛药，但禁止使用吗啡类镇痛药，以免掩盖病情。

（3）主动向患者解释疼痛发生的机制，显示出理解患者的痛苦，并安慰患者。

5.休克的护理 婴幼儿巨大帽状腱膜下血肿可导致休克发生。

（1）密切观察病情变化，如患者出现面色苍白、皮肤湿冷、表情淡漠及血压下降、脉搏细数等表现提示休克发生，应报告医师并迅速建立静脉通路，遵医嘱补液及应用血管活性药物，必要时补充血容量。

（2）协助医师行血肿穿刺抽吸，并给予抗生素治疗，以防穿刺抽吸造成感染。

（3）同时做好休克相关护理，如平卧、保暖、吸氧等。

6.潜在并发症的护理 硬脑膜外血肿常因骨膜下血肿或合并有脑膜中动脉撕裂所致。

（1）骨膜下血肿忌用强力加压包扎，以防血液经骨折缝流向颅内；但婴幼儿患者宜及时穿刺抽吸后加压包扎，以免时间过长形成骨性包块，难以消散。

（2）严密观察病情，如出现剧烈头痛，呕吐，躁动不安，甚至出现意识障碍、一侧瞳孔散大、偏瘫等提示硬脑膜外血肿形成，应及时报告医师处理。

（3）及时协助患者行CT检查确诊，必要时行开颅探查血肿清除术。

（七）健康教育

1.注意休息，避免过度劳累。

2.限制烟酒及辛辣刺激性食物。

3.遵医嘱继续服用镇痛、抗菌药物。

4.如原有症状加重、头痛剧烈、频繁呕吐者应及时就诊。

二、头皮裂伤

头皮裂伤是由锐器或钝器直接作用于头皮所致的损伤。头皮血管丰富，头皮裂伤出血较多，不易自止，易导致血容量不足；头皮含有大量毛囊、汗腺和皮脂腺，容易隐藏污垢、细菌，损伤后容易导致感染。

（一）临床表现

头皮裂伤患者自觉局部剧痛、伴有不同程度的出血，出血量依裂伤大小及深浅有所不同浅层裂伤，常因断裂血管不能随皮下组织收缩而自凝，故反较全层裂伤出血较多。

（二）辅助检查

1.X线平片检查 可见软组织肿块影像。

2.CT检查 在骨窗缘下可见头皮血肿影像。

（三）治疗原则

头皮裂伤的紧急处理主要是止血。最常用的方法是加压包扎，然后在有条件的地方将伤口清创缝合。清创时要注意将帽状腱膜下的毛发等异物完全清除，否则容易导致其后的伤口感染。由于头皮血供丰富，愈合能力强，故头皮裂伤均应争取一期缝合。有的伤口在3日以内，只要无明显的化脓性感染，也应争取在彻底清创后一期缝合。

（四）护理评估

1.健康史 评估包括患者年龄、性别、职业、家庭状况、文化程度、宗教信仰、入院方式等。

了解受伤经过、受伤时间、原因,暴力大小、性质、方向、着力点及次数,头皮是静止还是运动状况下受伤;受伤后的表现,有无癫痫发作等。了解患者及家族是否有高血压、冠心病、短暂性脑缺血发作和癫痫等疾病,是否由此跌倒而引起脑损伤;患者有无各种血液病的出血史,其他脏器的严重疾病史,有无某种药物或食物过敏,有无家族遗传性疾病。是否服用过阿司匹林等抗血凝药,有无接受过治疗及具体用药情况。有无吸烟、饮酒史,饮食习惯及排泄状态。了解患者在疾病各个阶段的自理需要和自理能力,以便采取不同的连续的护理支持系统,满足其需要。

2.身体状况　了解出血情况及患者生命体征的变化,以判断有无血容量不足。

3.心理-社会状况

(1)评估患者及家属对疾病发生后的心理反应和对疾病的认识程度。

(2)评估患者及家属是否得到相关的健康指导。

(3)评估费用支付方式,是否存在法律纠纷。

(4)评估有无良好的社会支持系统,以便调动一切有利患者康复的因素。

(5)评估患者的个性特征,患者角色是否正常,以便提供针对性的指导。

(五)护理诊断

1.疼痛　与头皮裂伤有关。

2.潜在并发症　感染。

3.血容量不足的危险　与头皮裂伤后大量出血,血量补充不及时有关。

4.自我形象紊乱　与脑损伤后皮肤组织完整性受损,肢体功能障碍及长期卧床有关。

(六)护理措施

1.饮食护理　给予营养丰富的普通饮食,限制烟酒、辛辣刺激性食物。

2.体位护理　采取自动卧位。

3.心理护理　患者常因出血较多、受伤当时情景的刺激而产生恐惧心理。

(1)迅速处理创口,及时清理血迹,使患者感到得到了妥善的治疗、护理。

(2)主动将可能给患者带来的痛苦和威胁作适当说明,并给予安全暗示和保证。

(3)指导患者学习身心放松、深呼吸并想象手心发热,以缓解恐惧心理。

(4)关心体贴患者,动作轻柔熟练,态度和蔼,使患者感到危险情境消除或减弱,增强安全感。

4.疼痛护理　观察伤口有无渗血、渗液及红肿热痛等感染征象。

(1)耐心听取患者的诉说,敏锐地观察患者的疼痛反应,脸色苍白、紧皱眉头、咬紧牙关、握紧拳头及深沉的呻吟等都提示疼痛显著。

(2)恰当地向患者解释疼痛的机制,并显示出理解患者的痛苦,安慰患者。

(3)对行为反应过激的患者,要进行耐心劝解,以防止影响其他患者;对强烈克制的患者,给予鼓励,并允许其呻吟;对疼痛强度突然改变,严重的持续疼痛的患者,应慎重对待,以免发生器质性改变。

(4)分散患者注意力,如听收音机、聊天、看电视等,以降低机体对疼痛的感受性。

(5)遵医嘱给予镇静药、镇痛药,减轻疼痛。

5.伤口护理

(1)观察伤口,有无渗血、渗液及红肿热痛等感染征象。

(2)仔细清洗伤口及周围血迹,协助医师行清创缝合术。

(3)出血不止者予加压包扎止血,避免失血过多,必要时予补液、输血处理。

(4)遵医嘱及时注射破伤风抗毒素,按时使用抗生素。

6.潜在并发症——感染的护理

(1)密切观察患者感染的征象,遵医嘱合理使用抗生素。

(2)枕上垫无菌巾,保持伤口敷料干燥,如有渗湿、污染及时更换。

(3)监测体温,每4～8小时1次。

(4)鼓励患者进食营养丰富的食物,以增强机体抵抗力。

(5)指导患者避免搔抓伤口,不合作者适当约束四肢。

(七)健康教育

1.指导家属鼓励患者正视现实,并安慰、开导患者,鼓励其参加社会活动,消除负面心理。

2.加强营养,进食高热量、高蛋白、维生素丰富的饮食,增强机体抵抗力。

3.避免搔抓伤口,可用75%酒精或络合碘消毒伤口周围,待伤口痊愈后方可洗头。

4.形象受损者,可暂时戴帽、戴假发修饰,必要时可行整容、美容术。

5.如出现伤口发红、渗液、积液,不明原因发热等情况应及时就诊。

三、头皮撕脱伤

头皮撕脱伤常因头发被卷入机器而使大块头皮自帽状腱膜下或连同颅骨骨膜一并撕脱。伤后可因大量出血及疼痛而发生休克,女性多见。

(一)临床表现

头皮撕脱伤是一种严重的头皮损伤,几乎都是因为留有长发辫的妇女不慎将头发卷入转动的机轮而导致。由于表皮层、皮下组织层与帽状腱膜3层紧密连接在一起,故在强力的牵扯下,常将头皮自帽状腱膜下间隙全层撕脱,有时连同部分骨膜也会被撕脱,使颅骨裸露。头皮撕脱的范围与受到牵扯的发根面积有关,严重时可达整个帽状腱膜的覆盖区,前至上眼睑和鼻根,后至发际,两侧累及耳郭,甚至面颊部。患者大量失血,可导致休克,但较少合并颅骨骨折或脑损伤。

(二)辅助检查

1.X线平片检查　可见软组织肿块影像。

2.CT检查　在骨窗缘下可见头皮肿影像。

(三)治疗原则

头皮撕脱伤的处理原则与头皮裂伤相同。由于损伤范围太广,常常伴有头皮缺损,处理时应注意以下几点:

1.对部分撕脱伤的患者　要确认尚存的蒂部是否有足够的血流供应撕脱的皮瓣,如没有足够的血流,则应按完全性撕脱伤处理(但不要切断尚存的联系),否则术后会导致大片的头皮坏死。

2.对完全性撕脱伤的患者　应将撕下的头皮彻底清洗、消毒(不用碘酊)后,切除皮下组织制成皮片(越薄越好),紧贴于创口周边稀疏缝合还原(注意修复耳郭和眉毛)。

3.对头皮撕脱伤同时伴有头皮缺损的患者　可根据情况做减张切口或弧形皮瓣转移,尽量缩小头皮的缺损部分,然后再行身体其他部位(如腹部或大腿内侧)取皮覆盖伤口。

(四)护理评估

1.健康史　评估包括患者年龄、性别、职业、家庭状况、文化程度、宗教信仰、入院方式等。了解受伤经过、受伤时间及头皮创面情况,颅骨是否裸露,评估疼痛程度和全身情况,了解受伤原因,暴力大小、性质、方向、着力点及次数,头皮是静止还是运动状况下受伤;受伤后的表现,有无癫痫发作等;了解患者及家族是否有高血压、冠心病、短暂性脑缺血发作和癫痫等疾病,是否由此跌倒而引起脑损伤;患者有无各种血液病的出血史,其他脏器的严重疾病史。有无有无家族遗传性疾病。是否服用过阿司匹林等抗血凝药物,有无接受过治疗及具体用药情况。有无吸烟、饮酒史,饮食习惯及排泄状态。了解患者在疾病各个阶段的自理需要和自理能力,以便采取不同的连续的护理支持系统,满足其需要。

2.身体状况　评估出血量,意识、生命体征是否正常,以判断有无休克及休克的类型。

3.心理－社会状况

(1)评估患者及家属对疾病发生后的心理反应和对疾病的认识程度。

(2)评估患者及家属是否得到相关的健康指导。

(3)评估费用支付方式,是否存在法律纠纷。

(4)评估有无良好的社会支持系统,以便调动一切有利患者康复的因素。

(5)评估患者的个性特征,患者角色是否正常,以便提供针对性的指导。

(五)护理诊断

1.恐惧　与不了解疾病的相关知识,缺乏疾病相关知识有关。

2.疼痛　与头皮损伤有关。

3.血容量不足的可能　与头皮撕脱伤后大量出血,血量补充不及时有关。

4.潜在并发症　感染与头皮开放性损伤有关;出血性休克与头皮损伤后引起大出血有关。

5.自我形象紊乱　与脑损伤后皮肤组织完整性受损,肢体功能障碍及长期卧床有关。

(六)护理措施

1.术前护理

(1)饮食护理:急行手术者应即刻禁食禁饮,饱胃患者应行胃肠减压,防止麻醉后食物反流引起窒息。

(2)体位护理:①低颅压患者取平卧位,防止因头高位时颅压降低致头痛加重。②颅压增高时取头高位,以利于颅内静脉回流,降低颅压。③脑脊液漏时,取平卧位或头高位,以减轻脑脊液漏并促使漏口粘连封闭。④昏迷患者取平卧且头偏向一侧或侧卧、俯卧位,以利口腔与呼吸道的分泌物引流,保持呼吸道通畅。⑤休克时取平卧或头低仰卧位,以保证脑部血氧供给,但时间不宜过长,以免增加颅内瘀血。

(3)心理护理:颅脑损伤对患者或家属都是意外打击。家属在患者病情危急时可能会有应对能力不足而产生感伤、无助或过度要求医护人员的举止；意识清醒的患者情绪上也会经历休克、退缩、认知与适应四期。①护士应理解患者及家属的行为，安排时间，引导患者及家属说出所担忧的事，并给予满意的解释。②对需要手术者如实向患者及家属介绍手术的必要性及可能出现的问题，鼓励患者及家属面对现实。③适当地介绍有关知识，如CT检查后结果，目前的病情进展，治疗措施，护理计划及预期的结果等。

（4）头痛、头昏的护理：①卧床休息，注意卧位的合理调整，避免过度劳累和精神紧张。②去除诱发或加重头痛的因素，如创造安静环境，保持尿便通畅，减少或避免咳嗽、屏气、大幅度转头、突然的体位改变等。③重视患者主诉，严密观察意识、瞳孔、生命体征的变化。④适时向患者解释头痛主要是局部损伤使硬脑膜、血管及神经受到牵拉、刺激所致，理解、同情患者的痛苦，关心、安慰患者。⑤针对原因进行处理。

（5）休克的护理：对合并头皮裂伤或撕脱伤者，应立即包扎伤口，压迫止血，并妥善保护撕脱的头皮。若观察中发现血压下降，脉搏增快，面色苍白，肢端湿冷等休克征象，还应考虑是否有其他合并伤（如多发性骨折，内脏破裂等），需立即抗休克处理，并协助医师查找休克原因，必要时做好手术前准备工作。

（6）创面的护理：①在无菌、无水和低温密封下保护撕脱头皮。②伤后立即用大块无菌棉垫、纱布压迫创面，加压包扎，防止失血性休克。③协助医师迅速处理创面，将被撕脱头皮的毛发剃尽，争取手术时间，尽快完善术前准备，行头皮再植术。④常规注射破伤风抗毒素，遵医嘱使用抗生素。

2. 术后护理

（1）饮食护理：给予高蛋白、高维生素高热量、易消化吸收饮食，提高机体修复能力和抵抗力。

（2）体位护理：避免压迫创伤局部，头皮全部撕脱者，术后为保证植皮或皮瓣存活，除短暂俯卧位外，应整日端坐。

（3）心理护理：患者多为女性，伤后对容貌影响较大，直接影响患者的家庭生活和社会活动，从而造成患者心理创伤，多表现为焦虑、抑郁、悲观或情绪多变。①认真倾听其主诉，耐心解释所提出的问题，引导其阅读一些娱乐方面的书籍，观看令人快乐的电视节目。②多与患者及家属沟通，鼓励患者面对现实，解除思想顾虑，争取早日康复。③指导并协助患者进行修饰，保持较好的自我形象。④主动把可能给患者带来的痛苦和威胁作适当说明，并给予安全暗示和保证。⑤关心、体贴患者，满足其提出的合理要求，动作轻柔，操作熟练，减轻患者对疼痛的恐惧。

（4）疼痛护理：①耐心听取患者的诉说，敏锐地观察患者的疼痛反应，脸色苍白、紧皱眉头、咬紧牙关、握紧拳头及深沉的呻吟等都提示疼痛显著。②恰当地向患者解释疼痛的机制，并显示出理解患者的痛苦，安慰患者。③对行为反应过激的患者，要进行耐心劝解，以防止影响其他患者；对强烈克制的患者，给予鼓励，并允许其呻吟；对疼痛强度突然改变，严重的持续疼痛的患者，应慎重对待，以免发生器质性改变。④分散患者注意力，如听收音机、聊天、看电视等，以降低机体对疼痛的感受性。⑤遵医嘱给予镇静药、镇痛药，减轻疼痛。

（5）潜在并发症——感染的护理：①密切观察患者感染的征象，遵医嘱合理使用抗生素。②枕上垫无菌巾，保持伤口敷料干燥固定，如有渗湿、污染及时更换。③监测体温，每4～8小时1次。④鼓励患者进食营养丰富的食物,以增强机体抵抗力。⑤指导患者避免搔抓伤口,不合作者适当约束四肢。

(七)健康教育

1.指导家属鼓励患者正视现实,并安慰、开导患者,鼓励其参加社会活动,消除负性心理。

2.食用高热量、高蛋白、维生素丰富的饮食,增强机体抵抗力。

3.避免搔抓伤口,可用75%酒精或络合碘消毒伤口周围,待伤口痊愈后方可洗头。

4.形象受损者,可暂时戴帽、戴假发修饰,必要时可行整容、美容术。

5.如出现伤口发红、渗液、积液,不明原因发热等情况应及时就诊。

第二节 颅骨骨折的护理

颅骨骨折是颅骨受外力作用所致的颅骨结构改变,骨折的形式通常与外力作用的方式和程度有关。外力的作用面积越大、速度越快,颅骨的损伤越重。一般按骨折的部位可以分为颅盖骨折和颅底骨折;按骨折形态可以分为线性骨折(包括骨缝分离)、凹陷骨折和粉碎骨折;按骨折与外界是否相通分为开放性与闭合性骨折,开放性骨折和累及鼻窦的颅底骨折有合并骨髓炎和颅内感染的可能,必须及时处理。

一、临床表现

1.颅盖骨折

(1)线性骨折:几乎均为颅骨全层骨折,骨折线多为单一,也可为多发。形状呈线条状,也有的呈放射状,触诊有时可发现颅骨骨折线。

(2)凹陷骨折:绝大多数为颅骨全层凹陷骨折,个别情况下亦有内板单独向颅内凹陷入者。头部触诊可及局部凹陷,多伴有头皮损伤。

(3)粉碎骨折:患者的头颅X线片显示受伤处颅骨有多条骨折线,可呈纵横交错状,并分裂为数块,同时合并头皮裂伤及局部脑挫裂伤。

2.颅底骨折

(1)颅前窝:骨折后可见球结膜下出血及迟发性眼睑皮下瘀血,呈紫蓝色,俗称"熊猫眼"。常伴有嗅神经损伤,少数可发生视神经在视神经管部损伤。累及筛窝或筛板时,可致脑脊液鼻漏,早期多呈血性。

(2)颅中窝:骨折可见耳后迟发性淤斑,常伴听力障碍和面神经周围性瘫痪,以及脑脊液耳漏。

(3)颅后窝:骨折可见乳突和枕下部皮下瘀血,前者又称Battle征,有时可见咽喉壁黏膜下瘀血,偶见舌咽神经、迷走神经、副神经和舌下神经损伤以及延髓损伤的表现。

二、辅助检查

1.X线检查 颅盖骨折依靠头颅X线片确诊,凹陷骨折者可显示骨折片陷入颅内的深度;颅底骨折X线片检查价值不大。

2.CT 检查　有助于了解骨折情况和有无合并脑损伤。

三、治疗原则

1.颅盖骨折

(1)线形骨折:本身不需特殊治疗,应着重处理骨折可能引起的硬脑膜外血肿、脑脊液漏。

(2)凹陷骨折:①凹陷程度轻,陷入深度小于 1cm 又无临床症状者不需手术治疗。②凹陷 1cm 以上或出现压迫症状者,行骨折片复位术。③有颅内高压者应对症处理。

(3)粉碎骨折:行骨片摘除,必要时于 3～6 个月后行颅骨成形术。

2.颅底骨折

(1)颅前窝骨折:本身无须特殊处理,以防止感染为主。若发生脑脊液漏,应按开放性损伤处理,不可堵塞,适当取头高位并予抗感染治疗。经处理后,鼻漏多可在 2 周内自行封闭愈合,对经久不愈长期漏液长达 4 周以上,或反复引发脑膜炎及大量溢液的患者,则应实施手术。

(2)颅中窝骨折:处理同上。若伴海绵窦动静脉瘘,早期可采用 Mata 试验,即于颈部压迫患侧颈总动脉,每日 4～6 次,每次 15～30 分钟,对部分瘘孔较小者有一定效果,但对为时较久、症状有所加重或迟发的动静脉瘘,则应及早手术治疗。

(3)颅后窝骨折:急性期主要是针对枕骨大孔区及高位颈椎的骨折或脱位。若有呼吸功能紊乱或颈脊髓受压时,应及早行气管切开,颅骨牵引,必要时做辅助呼吸或人工呼吸,甚至施行颅后窝及颈椎椎板减压术。

四、护理评估

1.健康史　评估包括患者年龄、性别、职业、家庭状况、文化程度、宗教信仰、入院方式等。了解受伤经过、受伤时间、原因,暴力大小、性质、方向、着力点及次数,头颅是静止还是运动状况下受伤;受伤后的表现,有无癫痫发作等。了解患者及家族是否有高血压、冠心病、短暂性脑缺血发作和癫痫等疾病,是否由此跌倒而引起脑损伤;患者有无各种血液病的出血史,其他脏器的严重疾病史。有无某种药物或食物过敏,有无家族遗传性疾病。是否服用过阿司匹林等抗血凝药物,有无接受过治疗及具体用药情况。有无吸烟、饮酒史,饮食习惯及排泄状态。了解患者在疾病各个阶段的自理需要和自理能力,以便采取不同的连续的护理支持系统,满足其需要。

2.身体状况

(1)评估颅盖骨折患者有无局部软组织挫伤、压痛、肿胀或血肿,有无骨片凹陷,以了解骨折类型及程度;评估颅底骨折患者有无皮下瘀血及瘀血部位,有无脑脊液鼻漏、耳漏及漏出液量、性质、部位,以判断骨折类型和部位。

(2)评估颅盖骨折患者有无癫痫、偏瘫和其他神经系统阳性体征,以提供相应的治疗护理措施;评估颅底骨折患者意识状态、生命体征变化,评估有无失明、听力下降、面瘫等神经受损表现。

3.心理—社会状况

(1)评估患者及家属对疾病发生后的心理反应和对疾病的认识程度。

(2)评估患者及家属是否得到相关的健康指导。

(3)评估费用支付方式,是否存在法律纠纷。

(4)评估有无良好的社会支持系统,以便调动一切有利患者康复的因素。

(5)评估患者的个性特征,患者角色是否正常,以便提供针对性的指导。

五、护理诊断

1.焦虑/恐惧　与患者对骨折的恐惧、担心预后有关。

2.有受伤的危险　与脑损伤引起癫痫、意识障碍、视力障碍等有关。

3.有感染的危险　与脑脊液外漏有关。

4.知识缺乏　缺乏疾病的相关知识。

5.潜在并发症　①癫痫:与颅骨骨折致脑损伤有关。②颅内低压:与颅骨骨折致脑脊液漏出过多有关。③颅内高压:与颅骨骨折致继发性颅内出血或脑水肿有关。④感染:与颅骨骨折致颅底开放性损伤有关。

六、护理措施

1.病情观察

(1)严密观察生命体征,及时发现病情变化。

(2)有癫痫发作的患者应注意观察发作前的征兆、持续时间及发作类型。

(3)注意观察有无颅内低压症状。

(4)早期发现继发性颅内出血和颅内高压,及时进行手术治疗。

(5)早期发现继发脑神经损害,及时处理。

2.预防颅内感染

(1)体位护理:患者取半坐卧位,头偏向患侧,借重力作用使脑组织移至颅底,促使脑膜形成粘连而封闭漏口,待脑脊液漏停止3～5日后可改平卧位。如果脑脊液外漏多,应取平卧位,头稍抬高,以防颅压过低。

(2)保持局部清洁:每日2次清洁、消毒外耳道、鼻腔或口腔,注意消毒棉球不可过湿,以免液体逆流入颅内。劝告患者勿挖鼻、抠耳。

(3)预防颅内逆行感染:脑脊液漏者,禁忌堵塞、冲洗鼻腔、耳道和经鼻腔、耳道滴药,禁忌做腰椎穿刺脑脊液鼻漏者,严禁从鼻腔吸痰或放置鼻胃管。注意有无颅内感染迹象,如头痛、发热等。遵医嘱应用抗生素和破伤风抗毒素。

(4)避免颅压骤升:嘱患者勿用力屏气排便、咳嗽、擤鼻涕或打喷嚏等,以免颅压骤然升降导致气颅或脑脊液逆流。

3.并发症的观察与处理

(1)脑脊液漏:患者鼻腔、耳道流出淡红色液体,可疑为脑脊液漏。但需要鉴别血性脑脊液与血性渗液可将血性液滴于白色滤纸上,若血迹外周有月晕样淡红色浸渍圈,则为脑脊液漏;或行红细胞计数并与周围血的红细胞比较,以明确诊断。另外,还应区别血性脑脊液与鼻腔分泌物。根据脑脊液中含糖而鼻腔分泌物中不含糖的原理,用尿糖试纸测定或葡萄糖定量检测以鉴别是否存在脑脊液漏。在鼻前庭或外耳道口松松地放置棉球,随湿随换,记录 24 小时浸湿的棉球数,以估计脑脊液外漏量。有时颅底骨折虽伤及颞骨岩部,且骨膜及脑膜均已破裂但鼓膜尚完整时,脑脊液可经耳咽管流至咽部进而被患者咽下,故应观察并询问患者是否经常有腥味液体流至咽部。

(2)颅内继发性损伤:颅骨骨折患者可合并脑挫伤、颅内出血,继发脑水肿导致颅压增高。脑脊液外漏可推迟颅压增高症状的出现,一旦出现颅压增高的症状,救治更为困难。因此,应严密观察患者的意识、生命体征、瞳孔及肢体活动等情况,以及时发现颅压增高及脑疝的早期迹象。

(3)颅内低压综合征:若脑脊液外漏多,可使颅压过低而导致颅内血管扩张,出现剧烈头痛、眩晕、呕吐、厌食、反应迟钝、脉搏细弱、血压偏低。头痛在立位时加重,卧位时缓解。若患者出现颅压过低表现,可遵医嘱补充大量水分以缓解症状。

4.心理护理 做好心理护理,稳定患者情绪。有脑神经损伤导致视力、听力、嗅觉损害以及面部周围性瘫痪者,护理人员要关心、体贴患者,加强生活护理和健康指导。

七、健康教育

1.饮食指导 卧位患者进食时,头应偏向一侧,食物不宜过稀,也不宜过硬过稠。指导患者吞咽动作和正确的咳嗽方法,以防误吸。

2.心理指导 针对患者的性格特点帮助他们树立战胜疾病的信心,正确面对,积极配合康复训练,争取早日康复。

3.出院宣教 根据体力,适当活动,根据康复医师的指导,循序渐进地进行各种功能锻炼及康复,充分发挥患者主动性,锻炼日常生活能力。

4.预防护理 颅骨缺损者应避免局部碰撞,以免损伤脑组织,嘱咐患者在伤后半年左右做颅骨成形术。

5.复诊随访 术后 3 个月门诊随访。

第三节 原发性闭合性脑损伤的护理

一、脑震荡

脑震荡是头部受暴力作用后立即出现短暂的大脑功能障碍,但无明显的脑组织器质性损害。是原发性脑损伤中最轻的一种,其特点是头部外伤后短暂意识丧失,旋即清醒,除有近事遗忘(即对受伤经过及伤前近期事物不能记忆)外,无任何神经系统缺损表现,多数患者在 2 周内恢复正常,预后良好。

(一)临床表现

1.意识障碍 多数程度较轻,可以有意识丧失或仅是一过性的神志恍惚,意识障碍可以短至数秒钟、数分钟,一般不超过 30 分钟,意识清醒后可以恢复正常。

2.遗忘症 多表现为逆行性遗忘症,即伤员对受伤当时情况或受伤的经过不能记忆。

3.头痛、头昏　在受伤后数日内明显,以后逐渐减轻,有的患者自觉症状很重,头痛、头昏常持续很长时间。

4.恶心、呕吐　多数较轻,1~2日内消失;小儿常较明显,有的甚至可以成为主要症状。

5.其他　可出现自主神经功能紊乱症状,表现为情绪不稳、易激惹、不耐烦、注意力不集中、耳鸣、心悸、多汗、失眠或噩梦等。

(二)辅助检查

1.脑脊液检查　无红细胞。

2.CT检查　颅内无异常发现。

(三)治疗原则

脑震荡的患者大多可以不治而愈,一般不需住院。在家卧床休息,光线宜暗,环境安静,饮食清淡。休息时间为7~10日。有的伤员自觉症状很重,可以针对性地进行镇静、镇痛等药物处理。有条件的地方对脑震荡患者最好能够保持3~5日的医疗联系或观察,这样常可以发现一些有并发症的患者,尤其是合并迟发性颅内血肿者,常需要进行紧急医疗处理。

(四)护理评估

1.健康史　评估包括患者年龄、性别、职业、家庭状况、文化程度、宗教信仰、入院方式等。了解受伤经过、受伤时间、原因、暴力大小、性质、方向、着力点及次数,头颅是静止还是运动状况下受伤;受伤后的表现,有无癫痫发作等。了解患者及家族是否有高血压、冠心病、短暂性脑缺血发作和癫痫等疾病,是否由此跌倒而引起脑损伤;患者有无各种血液病的出血史,其他脏器的严重疾病史。有无某种药物或食物过敏,有无家族遗传性疾病。是否服用过阿司匹林等抗血凝药,有无接受过治疗及具体用药情况。有无吸烟、饮酒史,饮食习惯及排泄状态。了解患者在疾病各个阶段的自理需要和自理能力,以便采取不同的连续的护理支持系统,满足其需要。

2.身体状况

(1)评估患者有无意识障碍及意识障碍的持续时间,单纯脑震荡意识障碍一般不超过30分钟。

(2)评估患者的记忆力,有无近事遗忘现象;评估有无头痛、头昏、恶心、呕吐、失眠等表现,以便提供针对性护理措施。

3.心理—社会状况

(1)评估患者及家属对疾病发生后的心理反应和对疾病的认识程度。

(2)评估患者及家属是否得到相关的健康指导。

(3)评估费用支付方式,是否存在法律纠纷。

(4)评估有无良好的社会支持系统,以便调动一切有利患者康复的因素。

(5)评估患者的个性特征,患者角色是否正常,以便提供针对性的指导。

(五)护理诊断

1.焦虑　与缺乏脑震荡相关知识、担心疾病预后有关。

2.急性疼痛　与脑震荡有关。

(六)护理措施

1.饮食护理　普通饮食。给予营养丰富、富含纤维素、健脑饮食。

2.体位护理　卧床休息1～2周。

3.心理护理　部分患者因担心颅内病情变化或自觉症状较重,而产生焦虑心理。

(1)应理解、同情患者的感受,耐心倾听患者的诉说。

(2)向患者及家属讲解可能出现的症状及产生原因是短暂的大脑功能障碍,经过治疗和休息可痊愈,以消除其思想顾虑。

(3)避免不良因素影响,如避免与其他焦虑患者接触。

(4)鼓励患者尽早自理生活,以免产生过分依赖心理。

4.症状护理　常见症状为头痛、头昏:①观察意识状况及自觉症状。②嘱卧床休息,提供安静、舒适的休息环境,避免不良外界刺激。③症状显著者可遵医嘱给予镇静、镇痛药,但禁用吗啡、哌替啶,以免影响病情观察。④分散患者注意力,如听轻音乐、聊天等,但禁止看书报、电视。⑤解释头痛非器质性损害所致,以消除思想顾虑,并指导患者身心放松的方法,如深呼吸、想象手心发热。

5.继发性脑损伤的护理　继发性脑损伤是脑震荡的潜在并发症。重度脑挫裂伤患者,常因脑膜、脑实质内血管损伤或术后颅内压增高、缺血缺氧而继发脑水肿、颅内血肿,使原有病情加重,甚至危及生命。①术后要加强动态病情观察,观察重点包括意识状态、瞳孔、生命体征、神经系统体征及头痛、呕吐或躁动不安等,因继发性脑损伤多在术后3日内出现。②重症患者使用颅内压监护仪连续观察和记录颅内压的动态变化,通常以0.7～2kPa为正常颅内压,2.1～2.7kPa为轻度增高,2.8～5.3kPa为中度增高,5.3kPa以上为重度增高;如颅内压进行性增高,提示有血肿的可能,如经过相应治疗后颅压仍持续在5.3kPa以上,提示预后较差。③按颅内高压症状护理。④观察中若发现有继发性脑损伤征象时,应立即报告医师,对于潜在脑疝危险(如颅内血肿、颅压进行性升高)或已存在脑疝的患者应积极做好再次手术准备,及时手术治疗,以挽救患者生命。

(七)健康教育

1.保证充足睡眠,适当进行体能锻炼(太极拳等),避免过度用脑和过度劳累。

2.保持室内空气清新,保持周围环境安静舒适。

3.解除思想上对所谓"后遗症"的紧张和忧虑,保持心情愉快。

4.加强营养,多食健脑食品(如动物脑、栗子、核桃等)。

二、脑挫裂伤

脑挫裂伤主要指暴力作用于头部,引起大脑皮质的可见性器质性损害,包括脑挫伤和脑裂伤。脑挫伤指脑组织遭受破坏较轻,软脑膜尚完整的损伤;脑裂伤指软脑膜、血管和脑组织同时有破裂的损伤,常伴有外伤性蛛网膜下腔出血。脑挫裂伤的继发性改变为脑水肿和血肿形成。

(一)临床表现

脑挫裂伤的临床表现比脑震荡严重,主要表现为:

1.意识障碍　脑挫裂伤的意识障碍一般比较严重,昏迷程度和持续时间与损伤程度和部位有关。昏迷可由数分钟至数十分钟不等,有的甚至长达数日或长期昏迷。

2. 头痛　脑挫裂伤造成的蛛网膜下腔出血、脑水肿和脑肿胀,可引起较为严重的头痛并且持续时间较长。头痛的性质主要为全头部胀痛或跳痛,咳嗽时加重。

3. 恶心、呕吐　脑挫裂伤时脑脊液对第四脑室的冲击、脑血管运动功能的紊乱、颅内压力的改变以及蛛网膜下腔出血的刺激等,都可引起恶心和呕吐。大多伤后立即出现,呕吐为喷射性,若患者处于昏迷状态,常造成严重的误吸。

4. 癫痫　脑挫裂伤的早期癫痫发作多见于儿童,一般发生于伤后数小时或数日内,有的甚至发生在外伤的当时。发作形式多以大发作和局限性发作为主;晚发和局限性癫痫常要警惕颅内血肿的可能。

5. 脑膜刺激征　脑挫裂伤造成蛛网膜下腔出血,后者引起颈强直,直腿抬高试验阳性。若无新鲜出血,陈旧的蛛网膜下腔出血一般5～7日可被逐渐吸收。颈强直可随脑脊液中含血量的减少而逐渐减轻。

6. 局灶性神经系统体征　依脑挫裂伤的发生部位而定,若损伤累及脑的功能区,常于伤后即刻出现相应肢体的单瘫、偏瘫或偏身感觉障碍,以及失语或偏盲等。

7. 脑脊液　脑挫裂伤者早期腰椎穿刺即可发现肉眼或显微镜下血性脑脊液;压力一般高于正常,压力过高时不宜过多地放出脑脊液。

(二)辅助检查

1. 影像学检查　CT 检查是首选项目,可了解脑挫裂伤的部位、范围及周围脑水肿的程度,还可了解脑室受压及中线结构移位等。MRI 检查有助于明确诊断。

2. 腰椎穿刺检查　腰椎穿刺脑脊液中含大量红细胞,同时可测量颅压或引流血性脑脊液,以减轻症状。但颅压明显增高者禁忌腰穿。

(三)治疗原则

1. 脑挫裂伤患者一般应卧床休息 2～3 周;在伤后 3～5 日内应密切观察病情,注意血压、脉搏、呼吸、瞳孔和意识的变化,以便早期发现颅内血肿。

2. 呕吐频繁的患者可暂禁食,每日补充液体 2000～2500mL。

3. 头痛严重者可适当选用镇静药物,有的尝试每日或隔日行腰椎穿刺术,放出部分血性脑脊液以减缓头痛,但颅内压力较高时不主张做腰椎穿刺。

4. 脱水可用 20%甘露醇、25%山梨醇、20%甘油果糖等药物进行治疗;其他可酌情使用止血药、抗生素等。

(四)护理评估

1. 健康史

(1)受伤史及现场情况:详细了解受伤过程,如暴力大小、方向、性质、速度;患者受伤后有无意识障碍,其程度及持续时间,有无逆行性遗忘;受伤当时有无口鼻、外耳道出血或脑脊液漏发生;是否出现头痛、恶心、呕吐、呼吸困难等情况;了解现场急救和转送过程。

(2)既往史:了解患者既往健康状况。

2. 身体状况

(1)局部:了解患者头部有无破损、出血,呼吸道是否通畅。

（2）全身：检查患者生命体征、意识状态、瞳孔及神经系统体征的变化，了解患者有无颅压增高和脑疝症状。了解患者营养状况，如体重、氮平衡、血浆蛋白、血糖、血电解质等，以及时调整营养素的种类和量。

3.心理－社会状况　了解患者及家属的心理反应；了解家属对患者的支持能力和程度。

（五）护理诊断

1.清理呼吸道无效　与脑损伤后意识障碍有关。

2.营养失调(低于机体需要量)　与脑损伤后高代谢、呕吐、高热等有关。

3.有失用综合征的危险　与脑损伤后意识和肢体功能障碍及长期卧床有关。

4.潜在并发症　颅压增高、脑疝、蛛网膜下腔出血、癫痫发作、消化道出血。

（六）护理措施

1.保持呼吸道通畅

（1）体位护理：意识清醒者取斜坡卧位，以利于颅内静脉回流。昏迷或吞咽功能障碍者取侧卧位或侧俯卧位，以免呕吐物、分泌物误吸。

（2）及时清除呼吸道分泌物：颅脑损伤患者常有不同程度的意识障碍，丧失正常的咳嗽反射和吞咽功能，不能有效排除呼吸道分泌物、血液、脑脊液及呕吐物。因此，应及时清除口腔和咽部血块或呕吐物，定时吸痰。呕吐时将头转向一侧以免误吸。

（3）开放气道：深昏迷者抬起下颌或放置口咽通气道，以免舌根后坠阻碍呼吸。短期不能清醒者必要时行气管插管或气管切开。呼吸减弱并潮气量不足不能维持正常血氧者及早使用呼吸机辅助呼吸。

（4）加强气管插管、气管切开患者的护理：保持室内适宜的温度和湿度，湿化气道，避免呼吸道分泌物黏稠，利于排痰。

（5）预防感染：使用抗生素防治呼吸道感染。

2.加强营养　创伤后的应激反应可产生严重分解代谢，使血糖增高、乳酸堆积，后者可加重脑水肿。因此，必须及时、有效补充能量和蛋白质以减轻机体损耗。早期可采用肠外营养，待肠蠕动恢复后，无消化道出血者尽早行肠内营养支持，以利于胃肠功能恢复和营养吸收。昏迷患者通过鼻胃管或鼻肠管给予每日所需营养，成人每日补充总热量约 8400kJ 和 10g 氮。当患者肌张力增高或癫痫发作时，应预防肠内营养液反流导致误吸。

3.病情观察

（1）意识：意识障碍是脑损伤患者最常见的变化之一。观察患者意识状态，不仅应了解有无意识障碍，还应注意意识障碍程度及变化。意识障碍的程度可辨别脑损伤的轻重。意识障碍出现的迟早和有无继续加重可作为区别原发性和继发性脑损伤的重要依据。

（2）生命体征：为避免患者躁动影响结果的准确性，应先测呼吸，再测脉搏，最后测血压。①体温：伤后早期，由于组织创伤反应，可出现中等程度发热；若损伤累及间脑或脑干，可导致体温调节紊乱，出现体温不升或中枢性高热；伤后即发生高热，多系视丘下部或脑干损伤；伤后数日体温升高，常提示有感染性并发症。②脉搏、呼吸、血压：注意呼吸节律和深度、脉搏快慢和强弱以及血压和脉压变化。若伤后血压上升、脉搏缓慢有力、呼吸深慢，提示颅压升高，警惕颅内血肿或脑疝发生；枕骨大孔疝患者可突然发生呼吸心跳停止；闭合性脑损伤呈现休克征象时,应检查有无内脏出血,如迟发性脾破裂、应激性溃疡出血等。

(3)瞳孔变化:可因动眼神经、视神经及脑干部位的损伤引起。观察两侧睑裂大小是否相等,有无上睑下垂,注意对比两侧瞳孔的形状、大小及对光反应。伤后一侧瞳孔进行性散大、对侧肢体瘫痪、意识障碍,提示脑受压或脑疝;双侧瞳孔散大、对光反应消失、眼球固定伴深昏迷或去皮质强直,多为原发性脑干损伤或临终表现;双侧瞳孔大小形状多变、对光反应消失,伴眼球分离或异位,常是中脑损伤的表现;眼球不能外展且有复视者,多为展神经受损;眼球震颤常见于小脑或脑干损伤。

有无间接对光反应可以鉴别视神经损伤与动眼神经损伤。观察瞳孔时应注意某些药物、剧痛、惊骇等也会影响瞳孔变化,如吗啡、氯丙嗪可使瞳孔缩小,阿托品、麻黄碱可使瞳孔散大。

(4)神经系统体征:原发性脑损伤引起的偏瘫等局灶症状,在受伤当时已出现,且不再继续加重;伤后一段时间才出现一侧肢体运动障碍且进行性加重,同时伴有意识障碍和瞳孔变化,多为小脑幕切迹疝压迫中脑的大脑脚,损害其中的锥体束纤维所致。

(5)其他:观察有无脑脊液漏,有无剧烈头痛、呕吐、烦躁不安等颅压增高表现或脑疝先兆。注意 CT 和 MRI 扫描结果及颅压监测情况。

4.并发症的观察与护理

(1)昏迷患者易发生的并发症:昏迷患者生理反应减弱或消失,全身抵抗力下降,易发生多种并发症。

①压疮:保持皮肤清洁干燥,定时翻身,尤应注意骶尾部、足跟、耳郭等骨隆突部位,不可忽视敷料覆盖部位。消瘦者伤后初期及高热者常需每小时翻身 1 次,长期昏迷、一般情况较好者可每 3～4 小时翻身 1 次。

②呼吸道感染:加强呼吸道护理,定期翻身叩背,保持呼吸道通畅,防止呕吐物误吸引起窒息和呼吸道感染。

③失用综合征:脑损伤患者因意识或肢体功能障碍,可发生关节挛缩和肌萎缩。保持患者肢体于功能位,防止足下垂。每日四肢关节被动活动及肌按摩 2～3 次,防止肢体挛缩和畸形。

④泌尿系感染:昏迷患者常有排尿功能紊乱,短暂尿潴留后继以尿失禁。长期留置导尿管是引起泌尿系感染的主要原因。必须导尿时,严格执行无菌操作;留置尿管过程中,加强会阴部护理,夹闭导尿管并定时放尿以训练膀胱贮尿功能;尿管留置时间不宜超过 3～5 日;需长期导尿者,宜行耻骨上膀胱造瘘术,以减少泌尿系感染。

⑤暴露性角膜炎:眼睑闭合不全者,角膜涂眼药膏保护;无须随时观察瞳孔时,可用纱布遮盖上眼睑,甚至行眼睑缝合术。

(2)蛛网膜下腔出血:因脑裂伤所致,患者可有头痛、发热、颈强直表现。可遵医嘱给予解热镇痛药物对症处理。病情稳定,排除颅内血肿及颅压增高、脑疝后,为解除头痛可以协助医师行腰椎穿刺,放出血性脑脊液。

(3)消化道出血:多因下丘脑或脑干损伤引起的应激性溃疡所致,大量使用皮质激素也可诱发。除遵医嘱补充血容量、停用激素外,还应使用止血药和抑制胃酸分泌的药物,如奥美拉唑、雷尼替丁等。及时清理呕吐物,避免消化道出血发生误吸。

（4）外伤性癫痫：任何部位的脑损伤均可能导致癫痫，尤其是大脑皮质运动区受损。早期癫痫发作的原因是颅内血肿、脑挫裂伤、蛛网膜下腔出血等；晚期癫痫发作主要是脑的瘢痕、脑萎缩、感染、异物等引起。可采用苯妥英钠预防发作。癫痫发作时使用地西泮 10～30mg 静脉缓慢注射，直至控制抽搐为止。

（5）颅压增高：①严密观察并记录患者的意识、瞳孔、生命体征及头痛、呕吐情况。②抬高床头 15～30°，以利颅内静脉回流，减轻脑水肿；氧气吸入改善脑缺氧，降低脑血流量。③控制液体摄入量，成人每日补液量不超过 2000mL，液体应在 24 小时内均匀输入，不可在短时间内过快或大量输入，以免加重脑水肿。④避免一切引起颅压增高的因素，如呼吸道梗阻、高热、剧痛、便秘、癫痫发作及情绪波动等。⑤遵医嘱适当应用镇静、镇痛药，但禁用吗啡、哌替啶，以免抑制呼吸中枢。⑥较长时间使用甘露醇应观察尿量及肾功能，以防发生急性肾衰竭。静脉输入脱水药降低颅压，应保证脱水药顺利快速输入，避免药物外渗引起组织坏死，一旦发现液体外渗应立即更换静脉穿刺部位，局部外涂达氢锌霜或给予 0.5% 普鲁卡因局部封闭。

（七）健康教育

1. 轻型患者应鼓励其尽早自理生活和恢复活动，注意劳逸结合。瘫痪患者制定具体计划，指导协助肢体功能锻炼，尤应注意发挥不全瘫痪部位或肢体的代偿功能，为日后生活自理做准备，静止状态时瘫痪肢体应置于功能位，以防畸形造成日后生活障碍。

2. 脑挫裂伤可留有不同程度的后遗症，某些症状可随时间的延长而逐渐消失。对有自觉症状（如头痛、头晕、耳鸣、记忆力减退、注意力分散等）的患者，应与患者及家属及时沟通，给予恰当的解释和宽慰；鼓励患者保持乐观情绪，主动参与社交活动和建立良好的人际关系，树立康复信心。

3. 颅骨缺损的患者要注意保护缺损部位，尽量少去公共场所，外出戴安全帽，在手术后 3～6 个月做颅骨成形术。

4. 有癫痫发作者不能单独外出、攀高、游泳、骑车，指导按医嘱长期定时服用抗癫痫药，随身携带疾病卡，并教给家属癫痫发作时的紧急处理方法。

5. 对语言障碍者，有意识、有计划地进行语言功能训练，并教会非语言性沟通的方法。

6. 如原有症状加重，头痛、头昏、呕吐、抽搐，手术切口发炎、积液等应及时就诊。

7. 3～6 个月后门诊影像学复查。

三、脑干损伤

脑干损伤是指中脑、脑桥和延髓的损伤。脑干损伤分为原发性和继发性损伤。原发性损伤是指在外伤的当时，由外力所致的脑移位使脑干撞击在颅底斜坡或小脑幕裂孔边缘，或由外力所致的脑干本身的扭转、牵拉造成的损伤。原发性脑干损伤约占重型颅脑损伤的 5%～7%，占颅脑损伤死亡病例的 1/3。损伤发生时，脑干在外力的作用下，与小脑幕游离缘或斜坡撞击，或受脑室内液体压力的冲击致伤。损伤多发生在一侧脑干背部或中央部，局部可见不同程度的挫裂伤，出血、水肿和缺血坏死、软化等病理变化。

（一）临床表现

脑干内有重要的脑神经核、网状结构和运动、感觉神经的传导束，所以脑干是生命的中枢,脑干受损以后会出现一系列威胁患者生命的临床症状和体征。

1. 生命体征改变　脑干内呼吸中枢受损可出现呼吸表浅、不规则和呼吸暂停等呼吸功能衰竭的表现。心血管中枢受损可出现低血压、脉搏频数、心律失常。脑干损伤引起自主神经中枢功能障碍,体温调节失衡出现高热,体热不能及时发散,致使高热达 40℃持续不退。

2. 意识障碍　意识障碍的程度与脑干受损的部位和程度有关,一般昏迷程度较深,而且持续时间较长。

3. 眼球和瞳孔改变　脑干损伤常出现眼球分离、双眼同向凝视或同向运动障碍;瞳孔大小多变且形状不规则,双侧缩小如针或两侧散大固定,亦可双侧不等大;对光反射消失。

4. 锥体束征　由于脑干内锥体束损伤,可出现肢体瘫痪、肌张力增高、腱反射亢进、浅反射消失,还可出现一侧或双侧的病理反射。若受伤后一切反应消失,肌张力由增高而变为松弛,则为死亡前征兆。

5. 去大脑强直　为中脑受损所特有的症状,全身肌张力增高,阵发性四肢过度伸直,头向后仰呈角弓反张,此强直发作受到刺激时更加明显。这种发作常预示伤者病情严重并且预后不良。

(二)辅助检查

1. MRI 检查　MRI 最能明确诊断,T_2 加权图像上呈现为椭圆形或条状高信号,T_1 加权图像上呈现低信号。

2. 脑干听觉诱发电位(BAEP)检查　BAEP 可较准确地反映脑干损伤的平面及程度,通常在听觉通路病灶以下的各波正常,病灶水平及其上的各波则显示异常或消失。

3. 颅压监测　可鉴别原发性或继发性脑干损伤;原发性脑干损伤其颅压正常,而继发性脑干损伤颅压明显升高。

(三)治疗原则

原发性脑干损伤的治疗基本上与重度脑挫裂伤相同。

1. 保持呼吸道通畅　脑干损伤患者深度昏迷,呼吸不畅,应当早期行气管切开,从而减少呼吸道无效腔,有利于呼吸道排痰,保证氧气供给。也可采用高压氧舱治疗。

2. 人工冬眠低温治疗　降低脑组织的新陈代谢,提高脑组织对缺氧的耐受力,从而保护受损的脑组织,减轻脑水肿。

3. 控制脑水肿、脑肿胀　可用高渗性脱水药治疗,常用的药物有 20%甘露醇、20%甘油果糖及利尿药等。

4. 应用止痉药物　脑干损伤后出现的肌张力增高和去大脑强直,可用抗癫药物或镇静药物控制,常用的有苯巴比妥钠、地西泮、10%水合氯醛、苯妥英钠等。

5. 应用改善脑组织代谢药物　可用能量合剂如腺苷三磷酸、胞磷胆碱、脑活素、脑多肽、神经节苷脂类等。

6. 加强护理　防止出现肺炎、压疮、泌尿系感染、肢体挛缩等并发症。

(四)护理评估

1. 健康史　评估包括患者年龄、性别、职业、家庭状况、文化程度、宗教信仰、入院方式等。了解受伤经过、受伤时间、原因、暴力大小、性质、方向、着力点及次数,头颅是静止还是运动状况下受伤;受伤后的表现,有无癫痫发作等。了解患者及家族是否有高血压、冠心病、短暂性脑缺血发作和癫痫等疾病,是否由此跌倒而引起脑损伤;患者有无各种血液病的出血史,其他脏器的严重疾病史。有无某种药物或食物过敏,有无家族遗传性疾病。是否服用过阿司匹林等抗凝血药,有无接受过治疗及具体用药情况。有无吸烟、饮酒史,饮食习惯及排泄状态。了解患者在疾病各个阶段的自理需要和自理能力,以便采取不同的连续的护理支持系统,满足其需要。

2.身体状况

(1)评估意识障碍的程度和持续时间:原发性脑干损伤一般表现为受伤后立即昏迷,持续时间长短不一。

(2)评估眼球和瞳孔的变化:患者常表现为瞳孔大小不一,形态多变且不规则,眼球偏斜或眼球分离。

(3)评估生命体征有无异常改变:脑干损伤可导致呼吸循环功能紊乱或呼吸循环衰竭。

(4)评估有无去皮质强直和锥体束征阳性表现:去皮质强直表现为四肢伸直,角弓反张;锥体束征阳性表现为肢体肌张力增高,腱反射亢进及病理征阳性。

3.心理-社会状况

(1)评估患者及家属对疾病发生后的心理反应和对疾病的认识程度。

(2)评估患者及家属是否得到相关的健康指导。

(3)评估费用支付方式,是否存在法律纠纷。

(4)评估有无良好的社会支持系统,以便调动一切有利患者康复的因素。

(5)评估患者的个性特征,患者角色是否正常,以便提供针对性的指导。

(五)护理诊断

1.意识障碍　与原发性脑干损伤有关。

2.有失用综合征的可能　与脑损伤后意识和肢体功能障碍及长期卧床有关。

3.体温过高　与脑干损伤引起自主神经中枢功能障碍,体温调节失衡有关。

4.潜在并发症　感染、应激性溃疡、角膜溃疡等。

(六)护理措施

1.饮食护理　给予高热量、高蛋白、高维生素、低糖、易消化饮食,昏迷患者伤后48小时给予鼻饲饮食,必要时辅以静脉营养,以满足机体需要。

2.体位护理　取平卧或侧卧位,头偏向一侧,以利口腔与呼吸道的分泌物引流;生命体征平稳者可抬高床头15~30°,以利颅内静脉回流,降低颅压;大脑强直的患者颈部垫软枕,勿强力约束四肢,以免造成损伤。

3.心理护理　因患者起病突然、病情严重且常存在不同程度的后遗症,患者家属产生焦虑、恐惧、急躁等不良心理。①迅速、热情地接诊,并亲切、耐心地询问患者情况,使患者家属感到医务人员可亲、可信,从而减轻恐惧,配合治疗。②待患者意识恢复时,无论预后如何,原则上都应给予肯定性支持和鼓励,尽量避免消极暗示,尤其是来自家属、病友方面的消极暗示,使患者能够身心放松,感到安全,增强康复的信心。③加强基础护理,协助完成日常生活,使患者感觉舒适,保持心理相应平衡。④对清醒患者应做适当解释,让患者知道有些症状是可以恢复的,以消除患者的思想顾虑。⑤对遗留后遗症的患者,应积极向患者及家属提出合理建议,鼓励患者面对现实,并指导家属安慰、开导患者。

4. 中枢性高热的护理 脑干损伤合并下丘脑损伤或蛛网膜下腔出血可引起体温调节中枢功能失常,导致高热。降温处理措施:①每4小时测量1次体温,必要时持续体温监测。②根据病情选择适合的降温方法,如药物降温、酒精擦浴、冰敷、冰液体快速输入、冰盐水保留灌肠、降温毯降温或冬眠低温疗法等。③正确采集血培养标本,及时送检。④嘱多饮水,鼓励咳嗽排痰,保持呼吸道通畅,痰液黏稠时予雾化吸入。⑤记录24小时出入量,定时检测电解质,遵医嘱静脉补充丢失的水、电解质。⑥选择清淡、易消化的高热量、高蛋白流食或半流食。⑦加强口腔护理及皮肤护理,定时翻身叩背。为了降低中枢性高热,必要时采用半导体降温毯降温与冬眠药物相结合的方法进行控制。同时应注意:①严密观察患者的心率、心律、血压等,如有血压下降、心率缓慢等异常改变,应及时报告医师处理。②用药30分钟后使用降温毯,降温速度不宜过快。③持续体温监测,使患者肛温维持在32~35℃,持续3~5日。④加强呼吸道管理,定时翻身、叩背,防止压疮和肺部感染发生。⑤因低温状态下胃肠道功能减弱,一般不从胃肠进食,予以静脉营养支持。

5. 意识障碍的护理

(1)保持呼吸道通畅,预防肺部并发症。

(2)加强泌尿系统的护理,防止尿路感染。

(3)加强营养支持护理,防治胃肠系统并发症。

(4)定时翻身、按摩,便后及时处理,保持皮肤清洁干燥,预防压疮及皮肤破损。

(5)加强五官护理,口腔护理每日2次,常规予氯霉素眼药水滴眼,眼睑闭合不全者涂眼膏,防止口腔炎、角膜炎等并发症。

(6)注意保持肢体功能位,并进行早期功能锻炼,防止肢体失用性萎缩及关节挛缩、变形。

6. 肢体活动障碍的护理

(1)保持患者舒适体位,保持肢体功能位置。

(2)定时变换体位,保持皮肤清洁干燥,预防压疮。

(3)对瘫痪肢体定时进行按摩和被动运动,由小到大活动肢体各关节,每次30分钟,每日3~4次,以防止肌肉萎缩和关节挛缩、变形。

(4)慎用热水袋,以免烫伤。

7. 呼吸功能紊乱的护理

(1)动态监测呼吸节律、呼吸频率、氧饱和度及血气分析。

(2)保持呼吸道通畅,昏迷患者尽早行气管切开。

(3)下列情况应行呼吸机辅助呼吸:动脉血氧分压(PaO_2)<60mmHg或动脉二氧化碳分压($PaCO_2$)>60mmHg;无自主呼吸或呼吸节律不规则,呼吸缓慢(每分钟小于10次)或呼吸加快(每分钟大于35次)。

8. 潜在并发症——继发性脑损伤的护理 重度脑干损伤患者常因脑膜、脑实质内血管损伤或术后颅压增高、缺血缺氧而继发脑水肿、颅内血肿,使原有病情加重,甚至危及生命。其他护理见本章"第三节原发性闭合性脑损伤"。

9.潜在并发症——上消化道出血的护理

(1)遵医嘱及早给予雷尼替丁、西咪替丁、氢氧化铝凝胶等药物,预防出血。

(2)鼻饲前抽吸胃内容物时发现有咖啡色液体,或出现柏油样便、腹胀、肠鸣音亢进等说明有上消化道出血。重者则可能有呕血或大量便血,面色苍白,脉搏快数,血压下降等休克征象。观察中若发现上述现象应立即报告医师。

(3)遵医嘱应用止血药和抑制胃酸分泌的药物,停用糖皮质激素如地塞米松。

(4)经胃管用冰盐水反复灌洗抽吸后,注入氢氧化铝凝胶、云南白药、三七粉、奥美拉唑等药物止血。

(5)必要时行胃肠减压,并做好大量失血的各项抢救准备工作。

10.潜在并发症——感染的护理　重症患者呼吸道分泌物增多及潴留、留置导尿管、机体防御能力降低等因素是引起感染的常见原因。

(1)注意体温变化,定期检测血液、体液常规及分泌物培养检查,以及时发现感染征象。

(2)尿潴留者宜先用针刺关元、气海、曲池、三阴交等穴位,并配合按摩膀胱等方法使患者排尿,如仍不能排出或残留尿较多时,可行留置导尿管;导尿过程均需严格无菌操作,并加强泌尿系统护理;留置时间较长者1～2周更换导尿管1次,膀胱冲洗已不作为常规预防措施,必要时可遵医嘱执行,防止泌尿系统感染。

(3)尿失禁的男性患者,可用男式接尿器或直接用尿壶接尿;女性患者则应根据排尿规律,经常主动用尿盆接尿或及时更换尿布,不可将留置导尿管作为解决尿失禁的常规方法。

(4)加强口腔护理,及时清除口腔内分泌物,防止发生口腔炎、口腔溃疡及化脓性腮腺炎等并发症。

(5)正确放置引流袋高度,避免逆行感染;枕上垫无菌巾,保持伤口敷料干燥固定,如有渗湿、污染及时更换。

11.肺部并发症的护理　重型颅脑损伤后因肺实质多有瘀血、水肿,吞咽、咳嗽反射减弱或消失致误吸、呼吸道内分泌物不能排除,加上侵入性操作和机体免疫力下降等因素极易并发肺部感染,严重肺部感染可导致呼吸功能不全,危及患者生命。

(1)及时清除口腔及呼吸道的分泌物、呕吐物及血细胞凝集块等,以免呼吸道堵塞。

(2)昏迷患者及早行气管切开,吸痰管应分别从鼻腔、口腔或从气管切开处深入气管内吸引,以吸尽呼吸道分泌物,并避免将口鼻内细菌带入气管、肺部。

(3)患者采取侧卧和侧俯卧位,以利呼吸道分泌物引流,防止呕吐物误吸;按时翻身、叩背,以利痰液排出。

(4)患者表现为呼吸困难、发绀、大量血性泡沫样痰及肺泡布满湿啰音时提示急性肺水肿,应保持呼吸道通畅,给予高流量输氧,必要时间断性加压呼吸或高频通气,静脉滴注地塞米松或氢化可的松,以改善肺水肿。

12.潜在并发症——深静脉血栓的护理　昏迷患者长期卧床,肢体活动减少,易导致静脉血栓形成。应注意:

(1)严密观察肢体皮肤温度、色泽、弹性及肢端动脉搏动情况,如局部皮肤发绀、肿胀等提示有血栓形成,应及时报告医师处理。

（2）鼓励患者早期下床活动,卧床患者定时给予肢体按摩和被动运动,预防血栓形成。

（3）抬高下肢,给患者穿弹力袜,促进静脉血回流,减轻静脉血淤滞;弹力袜大小要合适,过紧反而会促进血栓形成,过松则起不到效果。

（4）一旦发生深静脉血栓,下肢应抬高制动,局部湿热敷,禁止按摩,防止栓子脱落随血液流动,导致心、脑、肺等重要器官栓塞。

（5）遵医嘱使用尿激酶等抗凝剂。

第四节　继发性脑损伤的护理

继发性脑损伤系指在原发性脑损伤的基础上,随着伤后的组织反应、病理生理改变与出血等因素所发生的水肿、肿胀或颅内血肿。其中颅内血肿是最多见、最危险的继发性、致命性病变,其主要危害是压迫、推移脑组织,引起进行性颅压增高,形成脑疝,危及患者生命。按伤后至血肿症状出现的早迟可分为:急性血肿（3 日内）;亚急性血肿（4～21 日）;慢性血肿（22 日以上）;根据血肿所在解剖部位不同又可分为:硬脑膜外血肿、硬脑膜下血肿、脑内血肿。

一、硬脑膜外血肿

血肿位于颅骨内板之下和硬脑膜之间,发生率占颅内血肿的 25～30％,仅次于硬脑膜下血肿。其中以急性者为主,约占 85％,亚急性者约占 12％,慢性者极少。如及时治疗预后均良好。

（一）临床表现

主要表现为急性脑受压症状,症状出现的急缓与出血的速度、部位以及人体的代偿能力有关。出血越快,颅内代偿能力越差,急性脑受压的症状越重。血肿的部位与脑疝形成的关系:血肿位于颞部者,早期可表现为小脑幕切迹疝的症状;位于额叶或顶枕叶者,脑疝症状出现较晚;位于颅后窝者,少量出血即可导致枕骨大孔疝,后果严重。

1. 意识障碍　分原发性和继发性意识障碍,前者的意识障碍发生于受伤的当时,此后意识可以完全清醒,即进入所谓中间清醒期,以后随着血肿的出现和增大,再次出现意识障碍;后者的意识障碍发生于伤后的一段时间内,表现为进行性加深,直至发展为脑疝甚至死亡。典型的硬脑膜外血肿的原发性意识障碍一般都比较轻微,多数是脑震荡的一过性脑功能障碍,有的甚至完全没有意识障碍。中间清醒期的长短取决于血肿形成的速度,可自数十分钟至数日不等,但约 90％的病例发生于外伤后的 8～18 小时。急性硬脑膜外血肿的患者约 70％表现有中间清醒期。其他非典型的患者可以表现为伤后持续昏迷,或昏迷由浅变深,直至出现脑疝症状。

2. 头痛、恶心和呕吐　随着血肿的增大,颅内压力进行性增高,患者出现头痛、恶心和呕吐症状。有的患者头痛剧烈,在继发昏迷之前甚至出现频繁的躁动。

3. 瞳孔改变　在受伤的当时,有的可以出现双侧瞳孔扩大,以后在中间清醒期恢复正常;在脑疝前期时,可以出现血肿侧的瞳孔稍有缩小,对光反射迟钝,此为动眼神经受刺激症状;出现脑疝时,血肿侧的瞳孔明显扩大,对光反射消失,眼球固定。此时动眼神经受压并瘫痪。

4.偏瘫　可有两种形式,一是因血肿在运动区附近,压迫运动区皮质出现对侧的锥体束征,肢体无力或瘫痪,上、下肢程度可不相等;另一种是脑疝时因大脑脚受压出现对侧肢体的偏瘫,上、下肢同时发生,且程度一致。

5.生命体征　随着颅内压力的不断升高和脑疝的形成,可出现脉搏变慢、血压升高、呼吸加深变慢等代偿现象。当脑疝继续发展加重时,脑干功能衰竭,则出现血压下降,脉搏、呼吸加快,最后呼吸停止、心脏停搏。

(二)辅助检查

1.X线检查　颅骨平片常显示有骨折。当骨折线通过脑膜中动脉沟或静脉窦时,要高度警惕硬脑膜外血肿的发生。

2.CT扫描　在颅骨内板的下方可以看到局限性梭形或半月形高密度区,CT值为40～100Hu,血肿的密度均匀一致;调骨窗显示时,常可见颅骨骨折。

3.超声波探测　可以发现中线波移位。

(三)治疗原则

1.非手术治疗　适应证:①意识无进行性恶化。②无继发性神经系统阳性体征出现或原有神经系统阳性无进行加重。③无进行性颅压增高征。④CT检查示幕上血肿<10mL,中线结构移位<5mm,环池和侧裂池>4mm。常采用脱水、激素、止血及活血化瘀药(丹参、川芎等)治疗,并严密观察患者临床表现,必要时行CT检查做动态监护。

2.手术治疗　手术方法:常用手术方法有骨窗开颅血肿清除术、骨瓣开颅血肿清除术或钻孔穿刺清除血肿术。手术适应证为:①有明显临床症状和体征。②CT检查提示明显脑受压。③幕上血肿>30mL,幕下血肿>10mL。④患者意识障碍进行性加重或出现再昏迷。

(四)护理评估

1.健康史

(1)评估患者有无诱发脑疝的因素存在:如呼吸道梗阻、尿潴留、便秘、剧烈咳嗽、癫痫等可诱发脑疝形成。

(2)个人史:评估包括患者年龄、性别、职业、家庭状况、文化程度、宗教信仰、入院方式等。了解受伤经过、受伤时间、原因,暴力大小、性质、方向、着力点及次数,头颅是静止还是运动状况下受伤;受伤后的表现,有无癫痫发作等。了解患者及家族是否有高血压、冠心病、短暂性脑缺血发作和癫痫等疾病,是否由此跌倒而引起脑损伤;患者有无各种血液病的出血史,其他脏器的严重疾病史。有无某种药物或食物过敏,有无家族遗传性疾病。是否服用过阿司匹林等抗凝血药,有无接受过治疗及具体用药情况。有无吸烟、饮酒史,饮食习惯及排泄状态。了解患者在疾病各个阶段的自理需要和自理能力,以便采取不同的连续的护理支持系统,满足其需要。

2.身体状况

(1)评估患者的意识状态:有无意识障碍由浅变深。硬脑膜外血肿具有典型的昏迷→清醒→昏迷的过程(中间清醒期)。

(2)评估有无瞳孔改变:当血肿不断增大引起小脑幕切迹疝时,疝入的大脑后动脉及脑组织压迫动眼神经,将出现患侧瞳孔散大。

(3)评估患者有无颅内压增高症状:是否出现剧烈头痛、反复呕吐、烦躁不安,有无血压升高、脉搏压增大、脉搏及呼吸缓慢等血肿形成占位效应时导致的颅压增高。

3.心理—社会状况

(1)评估患者及家属对疾病发生后的心理反应和对疾病的认识程度。

(2)评估患者及家属是否得到相关的健康指导。

(3)评估费用支付方式,是否存在法律纠纷。

(4)评估有无良好的社会支持系统,以便调动一切有利患者康复的因素。

(5)评估患者的个性特征,患者角色是否正常,以便提供针对性的指导。

(五)护理诊断

1.意识障碍　与颅内血肿、颅压增高有关。

2.清理呼吸道无效　与脑损伤后意识不清有关。

3.营养失调(低于机体需要量)　与脑损伤后高代谢、呕吐、高热等有关。

4.有失用综合征的危险　与脑损伤后意识和肢体功能障碍及长期卧床有关。

5.潜在并发症　颅压增高、脑疝、术后血肿复发。

(六)护理措施

1.饮食护理　清醒患者给予高热量、高蛋白、高维生素、高纤维素、易消化饮食,意识障碍者伤后48小时予鼻饲流质。

2.体位护理　全身麻醉未清醒时取平卧位,头偏向一侧,清醒后血压平稳者可抬高床头15～30°,以利颅内静脉回流,降低颅压。

3.心理护理

(1)向患者或家属介绍目前的病情进展、治疗措施、手术的必要性及可能出现的问题,以取得患者或家属的理解和配合。

(2)当患者清醒后,应及时告知目前的状况,并以亲切和蔼的语气进行适当的解释和安慰,以减轻患者的恐惧。

(3)应多与患者及家属进行沟通,引导患者说出所担忧的事,并给予满意的答复,运用有利的社会支持系统,以消除其思想顾虑。

(4)让患者及家属参与制定护理计划,调动积极性。

(5)对机体的代偿功能和可逆性多做解释,经常给予鼓励和支持,帮助患者树立信心。

4.颅内高压的护理

(1)严密观察并记录患者的意识、瞳孔、生命体征及头痛、呕吐情况。

(2)抬高床头15～30°,以利颅内静脉回流,减轻脑水肿;氧气吸入改善脑缺氧,降低脑血流量。

(3)控制液体摄入量,成人每日补液量不超过2000mL,液体应在24小时内均匀输入,不可在短时间内过快或大量输入,以免加重脑水肿。

(4)避免一切引起颅压增高的因素,如呼吸道梗阻、高热、剧痛、便秘、癫痫发作及情绪波动等。

(5)遵医嘱适当应用镇静、镇痛药,但禁用吗啡、哌替啶,以免抑制呼吸中枢。

(6)较长时间使用甘露醇应观察尿量及肾功能,以防发生急性肾衰竭,静脉输入脱水药降低颅压,应保证脱水药顺利快速输入,避免药物外渗引起组织坏死,一旦发现液体外渗应立即更换静脉穿刺部位,局部外涂达氢锌霜或给予 0.5％普鲁卡因局部封闭。

5.躁动的护理　躁动不安是颅脑损伤急性期的常见表现之一,应注意:

(1)分析引起躁动的因素,包括额叶脑挫裂伤,合并颅内血肿、脑水肿和脑肿胀所致的颅内高压状态,呼吸道不畅所致的缺氧,尿潴留引起的膀胱过度充盈,粪便干结引起的强烈排便反射,呕吐物或尿便浸透衣服,瘫痪肢体受压以及冷、热、痛、痒、饥饿等因素。

(2)当患者突然由安静转入躁动,或由躁动转为安静嗜睡状态时,都应提高警惕,观察是否有病情恶化,特别应考虑是否存在颅内高压或呼吸道梗阻。

(3)勿轻率给予镇静剂,以防混淆病情观察,对确诊为额叶挫裂伤所致的躁动,可给予适量镇静剂。

(4)对于躁动患者不能强加约束,捆绑四肢,以免患者过度挣扎使颅压进一步增高及加重能量消耗。

(5)防止意外受伤,可加床栏以防坠床,必要时由专人守护。

(6)注射时需有人相助以防断针,勤剪指甲以防抓伤,保持床单位平整以防皮肤擦伤。

6.癫痫的护理　癫痫是脑损伤常见的继发性病理综合征,频繁发作不但加重原有病情,而且使患者产生不同程度的精神或社会心理障碍,应积极预防和控制其发作。

(1)立即给予抗癫痫药或镇静剂如地西泮 10mg 肌内注射或静脉注射,或苯巴比妥 0.1g 肌内注射。

(2)立即帮患者松解衣扣和裤带,头偏向一侧,清除呼吸道分泌物,保持呼吸道通畅,并予氧气吸入。

(3)用纱布包裹的压舌板垫在患者上下牙齿之间,防止咬伤舌及颊部,同时必须避免舌后坠影响呼吸,发生窒息。

(4)注意保护患者,避免过度用力按压患者,以防患者碰伤、肌肉撕裂、骨折或关节脱位。

(5)注意观察意识、瞳孔及生命体征的变化。

7.高热的护理

(1)每 4 小时测量 1 次体温,必要时持续体温监测。

(2)根据病情选择适合的降温方法,如药物降温、酒精擦浴、冰敷、冰液体快速输入、冰盐水保留灌肠、降温毯降温或冬眠低温疗法等。

(3)正确采集血培养标本,及时送检。

(4)嘱多饮水,鼓励咳嗽排痰,保持呼吸道通畅,痰液黏稠时予雾化吸入。

(5)记录 24 小时出入量,定时检测电解质,遵医嘱静脉补充丢失的水、电解质。

(6)选择清淡、易消化的高热量、高蛋白流食或半流食。

(7)加强口腔护理及皮肤护理,定时翻身叩背。

8.呕吐的护理

(1)观察并记录呕吐的次数、性质及伴随症状,呕吐物的性状、量、色,为治疗提供依据。如颅压增高引起的呕吐应予脱水降颅压处理,中枢性呕吐可肌内注射甲氧氯普胺、氯丙嗪。

(2)应给予患者热诚的关怀、同情,及时安慰患者,解除其紧张情绪。

(3)协助患者侧卧,头偏向一侧,及时清理呕吐物,保持呼吸道通畅,防止窒息。

(4)及时更换污染的床单被服,清洁口腔及周围皮肤,使患者舒适。

(5)呕吐不止者,需暂停进食,呕吐缓解后,应及时补充水分和营养。

(6)正确记录 24 小时出入量,定时检测电解质,为补液提供依据,维持水、电解质平衡。

9. 头痛、头昏的护理

(1)卧床休息,注意卧位的合理调整,避免过度劳累和精神紧张。

(2)去除诱发或加重头痛的因素,如创造安静环境,保持尿便通畅,减少或避免咳嗽、屏气、大幅度转头、突然的体位改变等。

(3)重视患者主诉,严密观察意识、瞳孔、生命体征的变化。

(4)适时向患者解释头痛主要是局部损伤使硬脑膜、血管及神经受到牵拉、刺激所致,理解、同情患者的痛苦,关心、安慰患者。

(5)针对原因进行处理。

10. 意识障碍的护理

(1)保持呼吸道通畅,预防肺部并发症。

(2)加强泌尿系统的护理,防止尿路感染。

(3)加强营养支持护理,防治胃肠系统并发症。

(4)定时翻身、按摩,便后及时处理,保持皮肤清洁干燥,预防压疮及皮肤破损。

(5)加强五官护理,口腔护理每日 2 次,常规予氯霉素眼药水滴眼,眼睑闭合不全者涂眼膏,防止口腔炎、角膜炎等并发症。

(6)注意保持肢体功能位,并进行早期功能锻炼,防止肢体失用性萎缩及关节挛缩、变形。

11. 潜在并发症——脑疝的护理

(1)严密观察意识、瞳孔、生命体征及肢体活动的变化,及时发现脑疝。一侧瞳孔散大,对光反射消失,对侧偏瘫及病理征阳性时常,提示小脑幕切迹疝存在;如突然出现呼吸节律改变,呼吸缓慢甚至停止,提示枕骨大孔疝。

(2)重视患者主诉和临床表现。当患者头痛剧烈、频繁呕吐或躁动不安时为脑疝先兆,需及时通知医师并遵医嘱给予脱水、降颅压处理。

(3)去除引起颅压骤然增高的不利因素,保持呼吸道通畅,保持尿便通畅,控制癫痫发作。

(4)脑疝发生时应迅速处理,大脑半球血肿引起小脑幕切迹疝时,应快速静脉滴注 20% 甘露醇;颅后窝血肿引起的枕骨大孔疝,应首先协助医师行侧脑室前角穿刺外引流,同时静脉滴注 20% 甘露醇,并做好急诊手术准备。

二、硬脑膜下血肿

硬脑膜下血肿发生在硬脑膜与蛛网膜之间,在颅内血肿中约占 60%,是最为常见的颅内血肿。根据血肿症状出现的早晚,可以分为急性、亚急性和慢性硬脑膜下血肿。

(一)临床表现

1. 急性硬脑膜下血肿　由于合并原发性脑挫裂伤,临床症状多较严重,而且发展迅速。

伤后多持续昏迷,或昏迷不断加深,极少有中间清醒期。根据脑挫裂伤的不同部位,可以出现脑受损的局灶症状或抽搐。出现急性脑受压和脑疝时,瞳孔和生命体征明显改变,危重患者常有去大脑强直、双侧瞳孔散大、病理性呼吸等危急征象。

2.亚急性硬脑膜下血肿　伤后3日～3周内出现症状,在硬脑膜下血肿中较少见。一般原发性脑损伤较急性者为轻,脑表面的挫裂伤损伤的仅是较小的静脉,出血缓慢,临床经过良性。常可出中间清醒期,生命体征变化不明显,有充裕的时间进行术前检查和准备。

3.慢性硬脑膜下血肿　主要是慢性脑受压和脑的局灶性症状。

(1)原发损伤轻微:多数伤者的外伤并不严重,有些甚至是在出现症状以后自己也不能回顾最初是何时何地发生的损伤。

(2)慢性脑受压症状:头痛、头昏并不严重,多有注意力不集中、记忆力下降、嗜睡或失眠、视力减退、视盘水肿、精神疲惫等,工作效率明显降低。

(3)脑的局灶性症状:表现为偏侧肢体的肌力弱、轻瘫或锥体束征,一侧中枢性面瘫,运动性失语或混合性失语等。

(二)辅助检查

CT检查可助诊断。

1.急性或亚急性硬脑膜下血肿　示颅骨内板与脑组织表面之间有高密度、等密度或混合密度的新月形或月形影,多伴有脑挫裂伤和脑受压。

2.慢性硬脑膜下血肿　示颅骨内板下低密度的半新月形、半月形或双凸镜形影。

(三)治疗原则

1.急性、亚急性硬脑膜下血肿　以手术治疗为主,辅以非手术治疗。手术方法:①钻孔冲洗引流术(适用于血肿呈凝块状)。②骨窗或骨瓣开颅术(适用于血肿呈凝块状)。③颞肌下减压或去骨瓣减压术。

2.慢性硬脑膜下血肿　应采取手术治疗。一旦出现颅压增高症状,即应施行手术治疗,首选方法是颅骨钻孔冲洗引流术,小儿前囟未闭者可经前囟行硬脑膜下穿刺抽吸积血,包膜较肥厚或已有钙化的慢性硬脑膜下血肿应选择骨瓣开颅血肿清除术。

(四)护理评估

1.急性、亚急性硬脑膜下血肿

(1)健康史:评估包括患者年龄、性别、职业、家庭状况、文化程度、宗教信仰、入院方式等。了解受伤经过、受伤时间、原因,暴力大小、性质、方向、着力点及次数,头颅是静止还是运动状况下受伤;受伤后的表现,有无癫痫发作等。了解患者及家族是否有高血压、冠心病、短暂性脑缺血发作和癫痫等疾病,是否由此跌倒而引起脑损伤;患者有无各种血液病的出血史,其他脏器的严重疾病史。有无某种药物或食物过敏,有无家族遗传性疾病。是否服用过阿司匹林等抗凝药物,有无接受过治疗及具体用药情况。有无吸烟、饮酒史,饮食习惯及排泄状态。了解患者在疾病各个阶段的自理需要和自理能力,以便采取不同的连续的护理支持系统,满足其需要。

(2)身体状况:①评估有无原发昏迷及进行性意识障碍加重:急性硬脑膜下血肿伤后意识障碍较为突出,原发昏迷时间长且进行性加重,无明显的中间清醒期,仔细观察,有时可发现短暂的中间好转期。②评估有无剧烈头痛、频繁呕吐或躁动不安等颅压增高或脑疝先兆症状;颅压增高和脑疝征象多在1～3日内进行性加重。③评估是否存在局灶性体征(如偏瘫、失语、癫痫)及发生时间;伤后即有相应的体征可因脑挫裂伤累及某些脑功能区;伤后逐渐出现新的体征或原有阳性体征明显加重则可能是颅内继发血肿所致。

(3)心理－社会状况

①评估患者及家属对疾病发生后的心理反应和对疾病的认识程度。

②评估患者及家属是否得到相关的健康指导。

③评估费用支付方式,是否存在法律纠纷。

④评估有无良好的社会支持系统,以便调动一切有利患者康复的因素。

⑤评估患者的个性特征,患者角色是否正常,以便提供针对性的指导。

2.慢性硬脑膜下血肿

(1)健康史

①个人史:评估包括患者年龄、性别、职业、家庭状况、文化程度、宗教信仰、入院方式等。了解受伤经过、受伤时间、原因,暴力大小、性质、方向、着力点及次数,头颅是静止还是运动状况下受伤;受伤后的表现,有无癫痫发作等。了解患者及家族是否有高血压、冠心病、短暂性脑缺血发作和癫痫等疾病,是否由此跌倒而引起脑损伤;患者有无各种血液病的出血史,其他脏器的严重疾病史。有无某种药物或食物过敏,有无家族遗传性疾病。是否服用过阿司匹林等抗凝血药,有无接受过治疗及具体用药情况。有无吸烟、饮酒史,饮食习惯及排泄状态。了解患者在疾病各个阶段的自理需要和自理能力,以便采取不同的连续的护理支持系统,满足其需要。

②外伤史:评估患者有无头部外伤史及受伤时间。多数患者有轻微的头部外伤史,常因当时无明显症状而被忽略。

(2)身体状况:①评估患者有无头痛、乏力、眼底水肿等表现:小儿有无嗜睡、头颅增大、顶骨膨隆、囟门凸出等特点。慢性硬脑膜下血肿造成占位效应可引起慢性颅压增高的上述表现。②评估患者有无精神症状:特别是老年人有无痴呆、精神异常等。③评估患者有无癫痫发作及局灶性神经功能缺损体征(如偏瘫、失语),是否进行性加重。

(3)心理－社会状况:①评估患者及家属对疾病发生后的心理反应和对疾病的认识程度。②评估患者及家属是否得到相关的健康指导。③评估费用支付方式,是否存在法律纠纷。④评估有无良好的社会支持系统,以便调动一切有利患者康复的因素。⑤评估患者的个性特征,患者角色是否正常,以便提供针对性的指导。

(五)护理诊断

1.意识障碍　与颅内血肿、颅压增高有关。

2.潜在并发症　颅压增高、脑疝、术后血肿复发。

(六)护理措施

1.急性、亚急性硬脑膜下血肿　具体护理措施见本节"硬脑膜外血肿"的相关内容。

2.慢性硬脑膜下血肿

(1)饮食护理:给予高热量、高蛋白、高维生素、易消化吸收的饮食。

(2)体位护理:钻孔引流术后,为了利于脑组织复位和血肿腔闭合,常采用头低脚高卧位。

(3)心理护理:①应鼓励家属陪伴在身边,同时建立良好的医患关系,减轻患者的恐惧心理。②应主动观察询问患者主观感受,并通过患者的肢体语言理解患者头痛、不适等主观感受。③主动将可能给患者带来的痛苦和威胁做适当说明,并给予安全暗示和保证。

(4)偏瘫、偏身感觉障碍的护理:①加强安全防护措施,上床挡,躁动不安者予适当约束肢体。②协助完成生活护理,定时翻身、按摩,防止压疮发生。③瘫痪肢体应进行被动运动、按摩,以免肌肉失用性萎缩。④指导患者慎用热水袋,以免发生烫伤。

(5)失语的护理:①主动关心患者,细心观察,及时发现患者存在的问题。②指导并鼓励患者进行非语言性沟通,如固定手势、留言等。③同情、理解患者,对构音困难者应耐心倾听,并给予支持鼓励。④指导患者及家属进行语言训练,如教患者发单音字、数数等。

(6)精神症状的护理:①做好保护性措施,上床挡,适当约束四肢,防止坠床、自伤或伤及别人。②做好家属解释工作,并指导家属细心看护,避免发生意外。③遵医嘱使用抗精神失常药或镇静剂。④尊重患者人格,不可取笑、嘲弄患者。⑤加强自我保护意识,防止被患者抓伤、打伤。

(7)硬脑膜下引流管护理:①患者平卧或头低脚高位,以利体位引流。②引流袋低于创腔30cm,以较快引流出创腔内液体。③保持引流通畅,观察排液、排气情况,一般高位引流管排气,低位引流管排液,引流液多呈棕褐色陈血及碎血块,后期引流液减少。④拔管48小时内注意观察有无颅压增高表现。

(8)潜在并发症——再发血肿的护理:①观察意识状态、瞳孔变化,小儿注意观察囟门张力情况和情绪变化。②观察神经功能缺损体征有无加重或缓解。③宜采取头低位,卧向患侧,利于脑组织复位和血肿腔闭合。④嘱患者多饮水,不使用强力脱水药,必要时适当补充低渗液体。⑤必要时做动态CT观察。

三、脑内血肿

脑内血肿是指头部外伤以后在脑实质内出血形成的血肿。脑内血肿的发生率约占闭合性颅脑损伤的1%,占颅内血肿的5%。多见于成人和老年伤者,可能与脑的血管脆性有关。脑内血肿多数伴有脑挫裂伤,常与硬脑膜下血肿并发;少数因凹陷骨折刺伤脑组织所致;部分因外伤时脑组织在颅内动荡引发脑内血管破裂出血。

(一)临床表现

以进行性加重的意识障碍为主,若血肿累及重要脑功能区,可能出现偏瘫、失语、癫痫等症状。

(二)辅助检查

常规做头部CT扫描,可见脑内不规则高密度区或混杂密度区,常伴有脑水肿、脑室系统的挤压变形和脑的移位。浅部血肿常合并硬脑膜下血肿,深部血肿要注意与有些自发性脑内血肿相鉴别。

(三)治疗原则

1.手术治疗　采用骨窗或骨瓣开颅血肿清除术,必要时去骨瓣减压,解除脑受压。

2.非手术治疗 若脑内血肿较小,患者无意识障碍和颅压增高症状,或症状已明显好转,可在严密观察病情下,采用脱水等非手术治疗治疗。期间一旦出现颅压进行性升高、局灶性脑损害、脑疝早期症状,应紧急手术。

(四)护理评估

1.健康史 评估包括患者年龄、性别、职业、家庭状况、文化程度、宗教信仰、入院方式等。了解受伤经过、受伤时间、原因,暴力大小、性质、方向、着力点及次数,头颅是静止还是运动状况下受伤;受伤后的表现,有无癫痫发作等。了解患者及家族是否有高血压、冠心病、短暂性脑缺血发作和癫痫等疾病,是否由此跌倒而引起脑损伤;患者有无各种血液病的出血史,其他脏器的严重疾病史。有无某种药物或食物过敏,有无家族遗传性疾病。是否服用过阿司匹林等抗凝血药,有无接受过治疗及具体用药情况。有无吸烟、饮酒史,饮食习惯及排泄状态。了解患者在疾病各个阶段的自理需要和自理能力,以便采取不同的连续的护理支持系统,满足其需要。

2.身体状况

(1)评估患者有无意识障碍及其程度,是否出现意识障碍进行性加重的脑内血肿主要表现。

(2)评估患者有无血压增高,脉搏、呼吸缓慢等颅压增高反应。

(3)评估患者有无偏瘫、偏盲、失语、癫痫等脑局灶性症状。

(4)评估患者营养状况能否满足机体需要,有无电解质及酸碱平衡紊乱。

3.心理—社会状况

(1)评估患者及家属对疾病发生后的心理反应和对疾病的认识程度。

(2)评估患者及家属是否得到相关的健康指导。

(3)评估费用支付方式,是否存在法律纠纷。

(4)评估有无良好的社会支持系统,以便调动一切有利患者康复的因素。

(5)评估患者的个性特征,患者角色是否正常,以便提供针对性的指导。

(五)护理诊断

1.意识障碍 与脑内血肿、颅压增高有关。

2.潜在并发症 脑疝、昏迷、角膜溃疡、颅压增高、术后血肿复发。

(六)护理措施

1.病情监测 严密观察神志、瞳孔、生命体征的变化,若有异常及时报告医师给予对症处理。

2.保持呼吸道通畅 有意识障碍的患者要注意保持呼吸道通畅,及时吸痰,必要时行气管切开术。

3.安全护理 躁动不安者,注意安全保护,适当约束患者,防止意外发生,必要时复查CT。

4.饮食护理 术后给予高蛋白、高热量、高维生素的饮食,以增加患者抵抗力。对于昏迷、吞咽困难者,术后给予鼻饲饮食。

5.脑内血肿位于额叶、颞叶的患者的护理 护理上应注意:

(1)偏瘫的患者定时翻身,同时按摩受压部位皮肤,床单位保持清洁干燥,以防止压疮的发生。

（2）失语的患者，通过手势、笔写等方式与其进行有效的沟通，并注意语言功能训练。

（3）癫痫的患者，注意观察癫痫发作的先兆、类型、持续时间，遵医嘱按时给予抗癫痫药，防止因癫痫发作引起血肿增大。

6.高热护理 高热的患者，进行药物及物理降温处理，必要时给予人工冬眠。

7.药物护理 遵医嘱按时给予脱水药，并定时巡视。

8.脑内血肿位于颅后窝的患者的护理 应严密观察呼吸变化及是否出现颈强直症状。因颅后窝空隙较小，少量血肿即可引起猝死。

9.合并症的预防护理

（1）肢体偏瘫者，要保持肢体功能位，防止足下垂。

（2）眼睑闭合不全者，注意护眼，可涂眼药膏，防止角膜溃疡。

（3）加强口腔护理，每日2次，防止口腔疾患的发生。

第五节 开放性颅脑损伤的护理

开放性颅脑损伤是颅脑各层组织（头皮、颅骨、硬脑膜和脑组织）均开放的损伤，脑组织直接与外界相通。硬脑膜是保护脑组织的一层坚韧纤维屏障，此层破裂与否，是区分脑损伤为闭合性或开放性的标志。根据开放性颅脑损伤的原因不同可分为非火器性伤和火器性伤，皆伴有头皮裂伤、颅骨骨折、硬脑膜破裂和脑脊液漏，可发生失血性休克、颅内感染。

一、临床表现

1.头部伤口 非火器所致开放性颅脑损伤，伤口往往掺杂有大量异物如头发、布片、泥沙和碎骨片等，有脑脊液和脑组织从伤口溢出，或脑组织由硬脑膜和颅骨缺损处向外膨出。火器所致开放性颅脑损伤可见弹片或弹头所形成的伤道。

2.脑损伤症状 与闭合性脑损伤区别不大，患者出现意识障碍、生命体征改变。伤及皮质功能区或其邻近部位时，局灶症状和体征明显，如瘫痪、感觉障碍、失语、偏盲等。外伤性癫痫发生率较高。

3.颅压增高与脑疝 开放性颅脑损伤在一定程度上缓和了颅压增高，但大部分合并存在凹陷骨折，骨折片镶嵌重叠和硬脑膜裂口较小时，仍然会出现明显颅压增高甚至脑疝。

4.失血性休克 伤口大量出血者，可出现休克征象。

二、辅助检查

1.颅骨X线平片检查 可明确是非贯通伤还是贯通伤，有助于了解骨碎片等异物在颅内的存留情况，对指导清创手术有重要作用。

2.CT检查 可确定脑损伤的部位和范围，以及是否有继发颅内血肿和脑水肿，对存留的骨折片和异物做出精确定位。

3.脑血管造影 主要针对开放性颅脑损伤后期的并发症和后遗症，如外伤性动脉瘤或动静脉瘘。

4.腰椎穿刺　了解颅内有无感染征象。

三、治疗原则

1.现场紧急救治　积极抢救患者生命：①保持呼吸道通畅。②保持循环稳定，积极防治休克。③妥善保护伤口或膨出脑组织。

2.彻底清除异物　争取在伤后 6～8 小时内施行清创术，在无明显污染并应用抗生素的前提下，清创时限可延长到 72 小时。彻底清除异物，严密缝合硬脑膜。如有困难，可取自体帽状腱膜或颞肌筋膜修补。

3.积极预防感染　应用抗生素及破伤风抗毒素预防感染。

四、护理评估

1.健康史　评估包括患者年龄、性别、职业、家庭状况、文化程度、宗教信仰、入院方式等。了解受伤经过、受伤时间、原因，暴力大小、性质、方向、着力点及次数，头颅是静止还是运动状况下受伤；受伤后的表现，有无癫痫发作等。了解患者及家族是否有高血压、冠心病、短暂性脑缺血发作和癫痫等疾病，是否由此跌倒而引起脑损伤；患者有无各种血液病的出血史，其他脏器的严重疾病史。有无某种药物或食物过敏，有无家族遗传性疾病。是否服用过阿司匹林等抗凝药物，有无接受过治疗及具体用药情况。有无吸烟、饮酒史，饮食习惯及排泄状态。了解患者在疾病各个阶段的自理需要和自理能力，以便采取不同的连续的护理支持系统，满足其需要。

2.身体状况

(1)评估患者有无意识障碍及其程度、持续时间：如患者受伤当时无昏迷随后转入昏迷，或意识障碍呈进行性加重，都反映患者存在急性脑受压征象，在急性期可能为血肿或脑肿胀，慢性期可能为脓肿。

(2)评估患者生命体征是否平稳：重伤者多数伤后立即出现呼吸、脉搏、血压的变化，大量失血可导致休克发生。

(3)评估患者有无头痛、恶心、呕吐及脑膨出等颅内压增高症状：早期常因颅内血肿、急性脑水肿和脑内感染引起，晚期主要由于脑脓肿。

(4)评估患者有无头痛、呕吐、颈强直、高热及脉速等颅内感染毒性反应。

(5)评估患者有无偏瘫、失语、偏身感觉障碍及视野缺损等脑损伤症状：当损伤位于脑功能区累及脑神经时，可引起不同程度的脑神经功能损害。

(6)评估创伤局部情况：伤口的部位、大小、数目、性质，伤口是否整齐或参差不齐，是否存在静脉窦破裂引起大量出血，穿通伤出入口的连线是否横过重要结构，有无脑脊液外漏，是否粘有头发、泥沙及其他污物，有无骨折片外露，有无致伤物嵌顿于骨折处或颅内。

3.心理—社会状况

(1)评估患者及家属对疾病发生后的心理反应和对疾病的认识程度。

(2)评估患者及家属是否得到相关的健康指导。

(3)评估费用支付方式，是否存在法律纠纷。

(4)评估有无良好的社会支持系统,以便调动一切有利患者康复的因素。

(5)评估患者的个性特征、患者角色是否正常,以便提供针对性的指导。

五、护理诊断

1.意识障碍　与脑损伤、颅压增高有关。

2.潜在并发症　颅压增高、脑疝、颅内感染、失血性休克。

六、护理措施

1.急救护理

(1)紧急救治:首先争分夺秒地抢救心跳呼吸骤停、开放性气胸、大出血等危及患者生命的伤情。无外出血表现而有休克征象者,应查明有无头部以外部位损伤,如合并内脏破裂等,并及时补充血容量。

(2)伤口处理:有脑组织从伤口膨出时,外露的脑组织周围用消毒纱布卷保护,再用纱布架空包扎,避免脑组织受压。对插入颅腔的致伤物不可贸然撼动或拔出,以免引起颅内大出血。遵医嘱使用抗生素和破伤风抗毒素(TAT)。

(3)保持呼吸道通畅:及时清除口、鼻腔分泌物。禁用吗啡镇痛,以防抑制呼吸。

(4)病情观察:密切观察病情变化,及时发现和处理并发症。如患者意识障碍进行性加重,出现喷射性呕吐、瞳孔散大,应警惕脑疝可能。

2.手术前的护理

(1)止血及补充血容量:创伤部位出血过多易造成失血性休克,应迅速控制出血,补充血容量。

(2)病情观察:严密观察患者意识状态、生命体征、瞳孔、神经系统病症等,结合其他临床表现评估颅内血肿或脑水肿的进展情况。

(3)完善术前准备:除按闭合性脑挫裂伤患者护理外,还应做好紧急手术准备。

3.手术后的护理

(1)术后送 ICD 病房严密监护。

(2)保持呼吸道通畅。

(3)继续实施降低颅压的措施。

(4)做好创口和引流管的护理,注意有无颅内再出血和感染迹象。

(5)加强基础护理。

七、健康教育

1.加强营养,进食高热量、高蛋白、富含纤维素、维生素丰富的清淡饮食,发热时多饮水。

2.遵医嘱按时、按量服药,不可突然停药、改药及增减药量(尤其是抗癫痫、抗菌药及激素治疗),以免加重病情。

3.生活有规律,注意气候变化,预防感冒,保持个人卫生,保持室内空气清新。

4.神经功能缺损者应坚持进行康复训练,可同时选择行辅助治疗(如高压氧、针灸、理疗、按摩、中医药、助听器等)。

5.癫痫患者不宜单独外出、登高、游泳、驾驶车辆及高空作业;发作时就地平卧,头偏向一侧,解开衣领及裤带,上下齿间放置手帕类物品,不强行按压肢体,不喂水和食物。

6.避免搔抓伤口,可用 75%酒精或络合碘擦拭伤口,待拆线 1 个月后方可洗头。

7.颅骨缺损者注意保护骨窗局部,外出戴防护帽,尽量少去公共场所,一般术后半年可行颅骨修补术。

8.3～6 个月门诊复查,如原有症状加重、头痛、呕吐、抽搐、不明原因发热,手术部位发红、积液、渗液等应及时就诊。

第六节 鞍区肿瘤的护理

一、垂体腺瘤

垂体位于颅内蝶鞍的垂体窝内,呈卵圆形,约 1.2cm×1.0cm×0.5cm 大小,平均重量为750mg。周围有硬脑膜包围,上面以鞍膈与颅腔隔开。垂体又分前后两叶,前叶为腺垂体,后叶为神经垂体。

腺垂体分泌 6 种激素,这些激素具有明显的生理活性,因此按垂体腺瘤有无分泌功能分为两类共 7 种腺瘤。即:①非功能性垂体腺瘤。②功能性垂体腺瘤:催乳素(PRL)腺瘤;生长激素(GH)腺瘤;促肾上腺皮质激素(ACTH)腺瘤;促甲状腺素(TSH)腺瘤;促性腺激素(GTH)腺瘤;多分泌功能腺瘤。

垂体腺瘤是颅内最常见的肿瘤之一,发病率占颅内肿瘤的 8.5%～13%,近年来有上升趋势。垂体腺瘤大多为良性肿瘤,生长缓慢,易诊断,疗效好。

垂体腺瘤好发于青壮年,20～45 岁居多,约占 85%,童年和青春期约占 10%,男性多于女性,垂体腺瘤可引起垂体激素分泌异常,对患者的生长、发育、劳动能力、生育功能有严重的损害,并造成一系列社会心理影响。

(一)临床表现

1.内分泌功能紊乱

(1)功能性垂体腺瘤:①催乳素腺瘤:表现为闭经、溢乳、不育。②生长激素腺瘤:表现为巨人症、肢端肥大。③促肾上腺皮质激素腺瘤:表现为库欣综合征。多见于青年女性,患者体重增加,呈向心性肥胖,水牛背,满月脸,皮下紫纹,容易出现淤斑、糖尿病、继发心脏病变,常伴有高血压。④促甲状腺素腺瘤:患者有甲亢的症状和体征。⑤促性腺激素腺瘤:早期可无症状,晚期有性功能减低、闭经、不育、阳痿,睾丸萎缩。

(2)非功能性垂体腺瘤:症状出现较晚,主要表现为压迫症状,可有视力降低、视野缺陷、尿崩症、性欲降低等。

2.头痛 约有 2/3 患者有头痛症状,主要位于眶后、前额和双颞部,程度较轻,呈间歇性发作。多系肿瘤直接刺激或鞍内压增高,引起垂体硬膜囊及鞍膈受压所致。

3.视力视野障碍 约 60%～80%可因压迫视通路不同部位而致不同视功能障碍。

4.其他神经和脑损害 肿瘤向前方伸展至额叶引起精神症状、癫痫、嗅觉障碍。向后长入脚间池、斜坡压迫脑干,可出现交叉性麻痹,昏迷等。向后上发展压迫垂体柄和下丘脑可以出现尿崩症和下丘脑功能障碍。向下突入蝶窦、鼻腔和鼻咽部,可出现鼻出血、脑脊液漏,引起颅内感染。向侧方侵入海绵窦,可发生Ⅲ、Ⅳ、Ⅴ、Ⅵ脑神经麻痹。

(二)辅助检查

1.内分泌检查 应用内分泌放射免疫检查测定垂体和下丘脑多种内分泌激素,以确定肿瘤性质、判定疗效及预后。

(1)催乳素(PRL):PRL>100μg/L(正常最大值:女性为30μg/L,男性为20μg/L),为垂体腺瘤所致,典型的PRL腺瘤PRL>300μg/L。

(2)生长激素(GH):5~10μg/L(正常值2~4μg/L),多为GH腺瘤所致,且葡萄糖抑制试验多呈不能抑制现象(正常人口服葡萄糖100g 2小时后GH低于正常值,3~4小时后回升)。

(3)促肾上腺皮质激素(ACTH):垂体ACTH细胞分泌ACTH,ACTH很不稳定,进入血浆中迅速分解,含量极少。ACTH腺瘤患者血浆中ACTH中度或正常,ACTH刺激试验阳性。

(4)促甲状腺激素(TSH):垂体TSH腺瘤时TSH增高。

(5)促性腺激素(GTH):促卵泡素(FSH)腺瘤/促黄体素(LH)腺瘤患者FSH/LH水平高。

(6)促黑素(MSH):增高提示垂体功能低下。

(7)其他:甲状腺蛋白结合碘、甲状腺素、17-酮、17-羟、尿游离皮质醇均低下,睾酮、雌激素低下,精子数目减少;阴道涂片雌激素低于正常水平。

2.影像学检查 以明确肿瘤部位、性质、大小。

(1)颅骨X线平片:可见蝶鞍扩大或骨质破坏。

(2)脑血管造影:当肿瘤突破鞍膈时,可见颈内动脉向外推移等改变。

(3)CT检查:多数表现为鞍内低密度区>3mm的直接征象,少数呈高密度或等密度的微腺瘤;间接征象示垂体高度超过7mm且鞍膈饱满,不对称。垂体卒中者瘤内可见出血灶。

(4)MRI检查:鞍内垂体腺瘤常为短 T_1 及长 T_2,周边的海绵窦、大血管、视神经、视交叉、脑实质、鞍上池、脑脊液等结构清晰可见。

(三)治疗原则

1.手术治疗 是治疗垂体腺瘤的首选。主要有经额颞入路垂体腺瘤切除术和经口鼻蝶入路垂体腺瘤切除术。慢性鼻窦炎的患者,经蝶入路手术为禁忌证。

2.放射疗法 对垂体腺瘤有一定效果,可以控制肿瘤发展适用于手术不彻底或可能复发的垂体腺瘤及原发腺癌或转移病例。

3.药物治疗 有溴隐亭、生长抑素、雌激素或者双苯二氯乙烷等,但用药量大,疗效不理想。

4.免疫治疗 采用微生物或合成制剂接种,改善机体的免疫力。常用的有卡介苗、淋巴素、干扰素等。

（四）护理评估

1.健康史　询问患者一般情况,包括患者年龄、职业、民族、饮食营养是否合理,有无烟酒嗜好,有无尿便异常,睡眠是否正常,生活是否能自理,有无接受知识的能力。评估患者既往有无癫痫发作、家庭史、健康史、过敏史、用药史。询问患者是否有颅脑外伤和病毒感染史。

2.身体状况

（1）评估患者起病方式、首发症状:是否出现视力、视野改变,是否有头痛、呕吐、尿崩症、癫痫、下丘脑功能障碍、闭经溢乳或性功能低下,是否有肢端肥大、巨人症及库欣综合征,以了解肿瘤的类型及脑组织和神经受损的程度。

（2）评估患者有无颅压增高表现:垂体瘤早期约 2/3 患者有头痛,其发生原因为肿瘤直接刺激或颅压增高导致鞍膈硬膜受压。头痛剧烈,伴有呕吐为巨大腺瘤造成室间孔和导水管梗阻使颅压增高。突发剧烈头痛,并伴有其他神经系统表现提示垂体卒中。

（3）评估患者是否有视力视野障碍:双颞侧偏盲为肿瘤压迫视交叉所致视功能障碍的表现,占垂体腺瘤的 60～80%。当肿瘤不断增大可依次出现颞侧下、鼻侧下、鼻侧上象限受累,以致全盲。单眼偏盲或全盲多为腺瘤偏向一侧生长的表现。视力视野障碍提示肿瘤向鞍后上方发展。晚期肿瘤使视神经萎缩将致严重视力障碍。

（4）评估患者有无内分泌功能改变:不同类型肿瘤具体表现各异。①闭经、溢乳、不育为 PRL 腺瘤表现。②巨人症、成人肢端肥大症提示 GH 腺瘤。③高血压、向心性肥胖、满月脸提示 ACTH 腺瘤。④饥饿、多食多汗、畏寒、易激惹是 TSH 腺瘤表现。⑤促性腺激素腺瘤表现为性欲下降。

（5）评估患者有无其他神经和脑损害表现:尿崩症和下丘脑功能障碍提示肿瘤压迫垂体柄和下丘脑;精神症状、癫痫及嗅觉障碍说明肿瘤侵犯额叶;脑脊液漏、鼻出血等提示肿瘤向下突入蝶窦、鼻腔和鼻咽部。

3.心理-社会状况　了解患者文化程度或生活环境、宗教信仰、住址、家庭成员,患者在家中的地位和作用,陪护和患者的关系,经济状况及费用支付方式。了解患者及家庭成员对疾病的认识和期望值。了解患者的个性特点,有助于对患者进行针对性的心理指导和护理支持。

（五）护理诊断

1.舒适的改变　头痛与颅压增高或肿瘤压迫垂体周围组织有关。

2.自我形象的紊乱　与功能垂体瘤分泌过多激素有关。

3.有体液不足的危险　与呕吐、尿崩症和进食有关。

4.有受伤的危险　与意识程度的改变、视野障碍、共济失调等有关。

5.语言沟通障碍　与听、视神经减退或消失、声音嘶哑、舌肌运动障碍性萎缩等有关。

6.感知的改变　视力障碍与肿瘤压迫视神经、视交叉及视束有关。

7.活动无耐力　与肢体瘫痪、营养摄入不足有关。

8.躯体移动障碍　与肿瘤压迫神经系统有关。

9.潜在并发症　尿崩症与垂体功能异常、视丘下部功能受损有关;失用综合征与肢体偏瘫、意识障碍有关。

10. 焦虑、恐惧　与疾病过程导致健康改变及不良预后有关。

11. 知识的缺乏　缺乏相关疾病及康复锻炼知识。

12. 自卑　与性功能紊乱、溢乳、闭经有关。

(六)护理措施

1. 术前护理

(1)心理护理:当患者出现头痛、呕吐、视力障碍、容貌和体型改变时,患者产生恐惧、自卑心理,而难以接受的医疗费用及手术对生命的威胁又加重患者的恐惧,甚至产生绝望的心理。①应主动关心安慰患者,与患者及家属及时交流,了解患者的心理反应。②针对不同的原因给予相应的心理干预,如提供本病治愈病例的相关信息,激发患者治愈疾病的信心。③对患者出现的不适感,给予相应的治疗护理,以减轻不适反应。

(2)视力视野障碍的护理:视力视野障碍影响患者的日常生活自理能力,易发生摔倒,烫伤等意外。应做到:①协助患者刷牙洗脸、如厕等日常生活。除去通道上的障碍物,避免潮湿;将便器放置在患者能取得到的范围内。②不可将日常用物放置于视野障碍患者的盲侧。③指导患者不单独外出,防止摔倒。④患者按信号灯时,立即查看患者。

(3)尿崩症的护理:尿崩症常因肿瘤或手术操作累及下丘脑或视上核到神经垂体的纤维束所致。应准确记录 24 小时出入量,当患者连续 2 小时每小时尿量超过 300mL/h(儿童超过 150mL/h),尿比重<1.005 时,应通知医师并遵医嘱用药、观察用药后效果,以及时控制尿崩症。常用加压素 12U 深部肌内注射或垂体后叶素 12～15U 加入 500mL 液体中静脉滴注。低钠血症时,鼓励患者多饮盐开水及食用含钾、钠高的食物,如橙汁、咸菜,以补充丢失的钾、钠和水分。禁止经胃肠道或静脉摄入糖类物质,以免血糖增高,产生渗透性利尿,加重尿崩症。密切观察患者意识、生命体征及皮肤弹性,保持静脉输液通畅,以及早发现及防止脱水。当患者出现意识淡漠时,及时抽血监测血生化,以了解是否出现高钠血症或低钠血症。根据血生化结果,及时补充水分或电解质,鼓励并指导低钠血症患者饮盐开水或进食高钠食物如咸菜,高钠血症患者应喝白开水。同时正确记录 24 小时的出入量,监测尿比重。

(4)术前准备:经蝶入路手术者,术前 3 日应用抗生素液(0.25%氯霉素)滴鼻,清洁口腔,术前 1 日剪鼻毛。

2. 术后护理

(1)心理护理:在与患者沟通交流时,委婉告诉患者遗留的视力障碍、生长迟缓、性器官发育不全等不能完全恢复,但通过锻炼或药物治疗可部分改善。亲友应加强心理开导,多鼓励患者积极主动地进行康复训练,建立健康的人格,以提高生活质量,树立其生活信心。

(2)体位护理:①麻醉未清醒患者去枕平卧,头侧向健侧,防止呕吐物、分泌物引起误吸、窒息。麻醉清醒后,血压平稳患者取抬高床头 15～30°,头下不宜垫枕头,以利颅内静脉回流,减轻术后脑水肿。体积较大的肿瘤切除术,手术切口应保持在头部上方,以免脑组织突然移位。早期注意避免引流管受压,以免引流不畅。协助患者翻身 1 次/2 小时,翻身时应扶托患者头部防止头部突然移位或扭转。②术后 3～4 日,拔除引流管后,患者可半坐卧位,如无不适 5～6 日后下床,鼓励并协助患者下床活动。活动方法为先坐在床沿,足下置一小凳(每日 2～3 次),待适应后协助室内走动,以后逐渐增加活动范围不可突然离床活动,以免引起虚脱等意外。③术后经蝶入路手术患者或有脑脊液鼻漏者,全身麻醉清醒后,采用半坐卧位,防止脑脊液反流导致颅内感染。

(3)饮食护理:①麻醉清醒后 4～6 小时内不可饮水,以免进食引起呕吐,呕吐时头偏向一侧,排出呕吐物,不可吞下呕吐物,避免呕吐物进入气管或反流入胃内加重呕吐。患者感到口渴时,应做好解释并用棉签蘸水湿润唇舌,以缓解渴感。同时根据尿量多少及电解质情况,从静脉补充水分和电解质。②麻醉清醒 4～6 小时后,无呕吐者可少量进食流质。由于术后胃肠功能未完全恢复,宜先进食米汤,不宜进食牛奶等产气食物,以免引起肠胀气。以后逐渐过渡到去油汤类、牛奶,2 日后逐渐过渡到半流、软食、普食。手术 48 小时后,有意识障碍者鼻饲流质,以保证机体营养供给。③观察患者是否出现腹胀、呃逆、呕吐,呕吐物是否为咖啡色,粪便颜色是否正常,防止胃肠道出血。

(4)精神障碍的护理:巨大肿瘤侵犯额叶和(或)手术后常伴有精神障碍,患者可出现兴奋、易激惹、欣快感等表现。①指导家属陪伴不让患者独处,防止单独外出、走失。②患者周围无伤人物品,防止自伤或伤人。③必要时氟哌啶醇 10mg 肌内注射。④避免频繁干扰或刺激患者,让患者心情平静。

(5)视力、视野障碍的护理:垂体腺瘤手术过程中易损伤视通路,以致术后可遗留视力障碍或原有视力障碍加重。护理的重点是:①向患者解释视力障碍发生的原因以取得理解和配合。②开导患者正视现实,以尽快适应术后生活方式。③协助患者进行日常个人活动。④对于可能为术后脑水肿引起的暂时性视力障碍,遵医嘱使用甘油果糖 200mL 静脉滴注,2 次/日,并观察患者的视力是否有改善。

(6)尿崩症、高钠血症/低钠血症的护理:尿崩症易诱发尚钠血症/低钠血症。①应准确记录 24 小时出入量,当患者连续 2 小时尿量>300mL/h(儿童>l50mL/h),尿比重<1.005 应通知医师遵医嘱用药控制尿量。②区分不同类型的水电解质平衡紊乱。丘脑下部——垂体型主要表现为脑性盐耗综合征与尿崩症即低钠血症+高钠尿症。脑性盐潴留综合征多为反复使用降压药及利尿药所致,即高钠血症+低钠尿症。③观察患者皮肤弹性,严密观察意识、生命体征变化。患者表现为意识淡漠,系出现低钠血症或高钠血症所致。④鼓励低钠血症患者进食含钠高食物,如咸菜、盐开水;高钠血症患者多饮白开水,利于钠离子排出。⑤按时输液,禁止摄入含糖液体,防止渗透性利尿,加重尿崩。

(7)管道护理:术后患者常有氧气管、创腔引流管、气管插管、导尿管,应保持各种管道的通畅,防止外源性感染的发生。

①气管插管:a. 应随时吸痰保持呼吸道通畅。b. 预防和减轻拔管后喉头水肿,予以生理盐水 20mL+糜蛋白酶 5mg 雾化吸入每日 2 次。

②创腔引流管:引流袋内口应低于引流管出口位置,以免逆行感染;适当制动头部,防止引流管扭曲、脱出,注意引流管是否通畅,观察量、颜色并记录;引流管一般术后第 3 日即拔管,以免引起感染。注意伤口渗血、渗液,一旦发现头部伤口渗湿,应及时报告医师处理。

③留置导尿管:a. 原则上应尽早拔除导尿管。b. 留置导尿管期间以 0.1%苯扎溴铵溶液消毒尿道口 2 次/日。c. 神清合作者先夹管 3～4 小时,患者有尿意即可拔管。d. 如为气囊导尿管,拔管时需先放气囊,以免损伤尿道。

(8)脑脊液漏的护理:经蝶入路手术或肿瘤侵犯硬脑膜易发生脑脊液鼻漏。①密切观察脑脊液鼻漏量性质、色,并及时报告医师处理。②病情允许时,抬高床头 30～60°,使脑组织移向颅底封闭漏口。③及时以盐水棉球擦洗鼻腔血迹,不冲洗鼻腔防止逆行感染。④指导患者保暖,避免咳嗽、打喷嚏,防止高压气流的冲击加重漏口损伤。⑤避免用力排便以免使颅压升高。⑥防止感染监测体温 6 次/日,口腔护理 2～3 次/日,限制探视人员。遵医嘱合理使用抗生素。

(9)颅内出血的护理:颅内出血是术后最严重的并发症,未及时发现和处理可导致患者死亡术后 48 小时内特别注意患者的意识、瞳孔、生命体征。如患者出现瞳孔不等大、偏瘫或颅压显著升高表现,应立即报告医师,行脱水治疗。同时及早行 CT 复查,及时发现颅内出血,及早手术处理。

(10)中枢性高热的护理:下丘脑严重损伤时,可引起中枢性体温调节失常,患者表现为高热,体温可超过 40℃,高热增加脑耗氧代谢,加重脑水肿,应及时采取物理或药物降温。

(七)健康教育

1.多进食高蛋白、富含营养饮食以增强机体抵抗力,促进康复。

2.鼓励患者劳逸结合,加强体育锻炼,以促进骨骼的生长发育,增强体质。

3.视力障碍者注意防止烫伤。

4.垂体功能障碍患者遵医嘱坚持激素替代治疗,切不可随意漏服,更改剂量及间隔时间,更不可因症状好转而自行停药。

5.患者如出现原有症状加重或头痛、呕吐、抽搐、肢体麻木、尿崩症等异常,应及时就诊。

6.术后 3～6 个月患者应到门诊行 CT 或 MRI 复查。

二、颅咽管瘤

颅咽管瘤是一种良性的先天性颅内肿瘤,起源于原始口腔外胚层所形成的颅咽管残余上皮细胞。好发部位主要发生在鞍上、第三脑室内,也可发生在鞍内。发病率约占颅内肿瘤的 1～6.5%。本病是儿童最常见的先天性肿瘤,占鞍区肿瘤的第一位,可发在任何年龄,但 70% 发生于 15 岁以下的儿童和少年。男性与女性之比约为 2∶1。

(一)临床表现

根据肿瘤所在部位、生长快慢、发展方向及患者年龄的不同,其临床表现也不同。常见的可出现:视力视野改变、颅压增高、内分泌功能障碍和意识变化等。

1.视力视野改变　以视力视野障碍为首发症状者并不少见,约占颅咽管瘤的 18% 左右。肿瘤位于鞍上,常因直接压迫视神经,视交叉及视束,有 70～80% 的患者出现视力、视野障碍。

2.颅压增高　多见于儿童,也常常为患者的就诊原因。其发生原因多为肿瘤体积较大,阻塞脑脊液的循环通路。在临床上表现为头痛、恶心、呕吐、视盘水肿、复视和颈痛等。

3.垂体功能障碍　在颅咽管瘤患者中 2/3 出现内分泌紊乱症状,表现为性功能减退,第二性征发育迟缓,水、脂肪代谢障碍。

4.下丘脑损害　由于肿瘤向鞍上发展增大至第三脑室底部,下丘脑受压,其结果可出现体温调节障碍,表现为高热或体温低于正常,嗜睡,尿崩症。当肿瘤侵犯灰结节及漏斗,表现为向心性肥胖,少数可极度消瘦。

5.邻近症状 颅咽管瘤可向四周生长,引起各种邻近症状。向鞍旁生长可产生海绵窦综合征,可引起Ⅲ、Ⅳ、Ⅵ脑神经障碍等。向颅前窝生长可产生精神症状,如记忆力减退、定向力差、尿便不能自理、癫痫等。向颅中窝生长可产生颞叶癫痫和幻嗅、幻味等精神症状。少数患者可向后生长产生脑干症状,甚至长到颅后窝引起小脑症状。

(二)辅助检查

1.颅骨 X 线平片 表现为鞍区有钙化灶,钙化的形态多种多样,斑点状或团块状,有时沿肿瘤囊壁钙化呈蛋壳状。钙化是鞍内颅咽管瘤与垂体腺瘤的鉴别要点之一。平片还可见蝶鞍扩大、变形及前床突、鞍背骨质破坏等。

2.头颅 CT 检查 CT 扫描可以很好地反映骨质、肿瘤及其他组织的密度情况,显示蝶鞍、颅底及蝶骨的骨性解剖,对手术入路的选择很有帮助。CT 扫描有助于对实性肿瘤和囊性肿瘤进行分类,对颅咽管瘤的诊断十分重要。

3.MRI 检查 可以很好地显示肿瘤与周围结构的关系。

4.内分泌功能测定 颅咽管瘤的血清 GH、LH、FSH、ACTH 等可以减低,有时 PRL 增高。

(三)治疗原则

1.手术治疗 首选治疗方法为全切除术。颅咽管瘤为良性肿瘤,手术切除后可望治愈。在肿瘤周围组织内肿瘤细胞依然有残留的可能,全切除数年后有可能复发。手术效果与以下条件有关:①肿瘤的大小。②肿瘤的形状,囊性还是实性。③肿瘤与周围结构的关系,粘连程度。④患者一般情况。⑤手术医师的显微操作技术和手术经验。

2.放射治疗 颅咽管瘤术后应进行立体放射治疗,包括术中肿瘤全切的患者。行肿瘤次全切除后如不辅以放射治疗,结果不甚乐观,5 年复发率可到 75%,10 年生存率仅为 25%,而佐以放射治疗后,肿瘤的复发率明显下降,10 年生存率可到 75~80%。

3.内放射治疗 颅咽管瘤的内放射治疗是一种行之有效的治疗方法。主要药物有[198]金、[32]磷、[90]钇等,产生组织穿透性较弱但具较强瘤壁杀伤作用的放射线,放射性损伤囊性颅咽管瘤的内壁。

4.内化疗 采用博莱霉素等药物行内化疗也是治疗颅咽管瘤的方法之一,主要针对囊性颅咽管瘤。

(四)护理评估

1.健康史 询问患者一般情况,包括患者年龄、职业、民族、饮食营养是否合理,有无烟酒嗜好,有无尿便异常,睡眠是否正常,生活是否能自理,有无接受知识的能力。评估患者的既往有无癫痫发作、家庭史、健康史、过敏史、用药史。询问患者是否有颅脑外伤和病毒感染史。

2.身体状况

(1)询问患者起病方式或首发症状:是否出现视力、视野障碍,头痛,多饮,多尿,身高体重异常。儿童出现轻微视力减退和视野缺损时常因表达能力限制不被发现,随着病程逐渐进展,出现视物、阅读费力,坐姿改变或频繁眨眼甚至易摔跤才引起重视。

(2)观察患者有无意识障碍及其程度:瞳孔是否等大等圆,对光反射是否灵敏。颅咽管瘤生长缓慢,早期一般无颅压增高,而当患者出现剧烈头痛、呕吐、视盘水肿、外展麻痹,甚至意识障碍时,说明肿瘤累及第三脑室并闭塞室间孔,引起脑积水而导致颅压增高。巨大肿瘤可沿斜坡向颅后窝发展,伸入额叶或颞叶使脑受压,患者表现为意识障碍,一侧瞳孔散大,对光反射迟钝或消失,呼吸深慢,血压升高。如未及时发现和处理,则可能导致脑疝。

(3)评估患者有无神经功能受损:①患者是否有视力视野障碍:视力减退、视野障碍为肿瘤压近视神经、视交叉或视束所致,视盘长时间水肿而继发视神经萎缩时引起失明;肿瘤压迫视交叉则导致双颞侧偏盲,压迫一侧视束出现双眼同向性偏盲。②患者是否有下丘脑损害的表现:尿崩症、体温过低或过高、基础代谢率低下、意识淡漠或嗜睡、无月经、溢乳过多提示下丘脑受压。③患者有无侏儒症:患者身材矮小,貌似成人体型却如儿童,青春期性器官发育迟缓,第二性征缺乏;成人表现为性功能减退,男性阳痿,女性月经失调或停经等,为肿瘤压迫腺垂体使分泌的生长激素及促性腺激素不足所致。④患者是否出现精神异常,步态不稳等表现:患者出现精神异常,眼球运动障碍提示肿瘤累及脚间池,颅后窝受累则出现共济失调,患者表现为步态不稳。

3.心理-社会状况　了解患者文化程度或生活环境、宗教信仰、住址、家庭成员,患者在家中的地位和作用,陪护和患者的关系,经济状况及费用支付方式。了解患者及家庭成员对疾病的认识和期望值。了解患者的个性特点。有助于对患者进行针对性的心理指导和护理支持。

(五)护理诊断

1.感知的改变　视力障碍与肿瘤压迫视神经、视交叉及视束有关。

2.脑组织灌注不足　与疾病引起的局部压迫有关。

3.体温异常　与下丘脑损伤有关。

4.舒适的改变　头痛与颅压增高有关。

5.有体液不足的危险　与呕吐和进食有关。

6.有受伤的危险　与意识程度的改变、视野障碍、共济失调等有关。

7.自我形象的紊乱　与垂体功能障碍,导致面貌及体形改变有关。

8.焦虑/恐惧　与疾病过程导致健康改变及不良预后等有关。

9.知识的缺乏　缺乏相关疾病知识、康复锻炼知识及自我护理知识。

10.自卑　与性功能紊乱、溢乳、闭经有关。

(六)护理措施

1.术前护理

(1)心理护理:头痛、呕吐、视力下降、幼年身材、第二性征改变、难以承受的医疗费用及手术对生命的威胁,这些因素导致患者产生焦虑、恐惧甚至绝望的心理反应。应通过与患者及其家属的交流,观察了解其心理反应,针对不同的原因给予相应的心理干预。同情关心患者并细心的照顾,提供本病治愈病例的相关信息,激发患者的自信心。

(2)视力视野障碍的护理:见本节"垂体腺瘤"的相关内容。

(3)尿崩症的护理:见本节"垂体腺瘤"的相关内容。

(4)术前准备:①皮肤准备:剃光头后用肥皂水和热水洗净并用络合碘消毒,以免术后伤口或颅内感染;天冷时,备皮后戴帽,防感冒。②连续3日测量24小时出入量及基础代谢率。③检查视力视野,抽血作为分泌功能检查,小儿患者测量身高、体重、骨骼及第二性征及性器官发育情况,成人行性腺功能检查,以了解垂体下丘脑功能是否正常。④常规给予地塞米松口服。

2. 术后护理

(1)心理护理:术后麻醉反应、手术创伤、伤口疼痛及脑水肿,使患者出现头痛、呕吐、头面部肿胀等表现,加之伤口引流管、导尿管、静脉输液等各种管道限制了患者的躯体活动,使患者产生孤独、恐惧的心理反应。应指导患者正确配合,及时了解患者的孤独恐惧心理。①每1～2小时改变患者头部位置并向患者解释头痛的原因,必要时给予镇痛药减轻头痛。②术后早期及病重期间安排亲友探视,必要时陪护患者,指导其亲友鼓励、安慰患者,分担患者的痛苦,使之消除孤独感。③减少插管、穿刺等物理刺激给患者造成的恐惧,并宣教各种管道的自我护理方法。

(2)饮食护理:见本节"垂体腺瘤"的相关内容。

(3)体位护理:①麻醉未清醒患者去枕平卧,头侧向健侧,防止呕吐物、分泌物引起误吸、窒息麻醉清醒后,血压平稳患者取抬高床头15～30°,头下不宜垫枕头,以利颅内静脉回流,减轻术后脑水肿。体积较大的肿瘤切除术,手术切口应保持在头部上方,以免脑组织突然移位。早期注意避免引流管受压,以免引流不畅;协助患者翻身1次/2小时,翻身时应扶托患者头部防止头部突然移位或扭转。②术后3～4日,拔除引流管后,患者可半坐卧位,如无不适5～6日后下床,鼓励并协助患者下床活动。活动方法为先坐在床沿,足下置一小凳(每日2～3次),待适应后协助室内走动,以后逐渐增加活动范围。不可突然离床活动,以免引起虚脱等意外。

(4)视力、视野障碍的护理:颅咽管瘤手术过程中易损伤视通路,以致术后可遗留视力障碍或原有视力障碍加重。护理的重点是:①向患者解释视力障碍发生的原因以取得理解和配合。②开导患者正视现实,以尽快适应术后生活方式。③协助患者进行日常个人活动。④对于可能为术后脑水肿引起的暂时性视力障碍,遵医嘱使用甘油果糖200mL静脉滴注,2次/日,并观察患者的视力是否有改善。

(5)管道护理:妥善固定好各种管道,保持管道通畅,防止非计划性拔管造成意外或外源性感染的发生。术后患者常有氧气管、创腔引流管、气管插管、导尿管,应保持各种管道的通畅,防止外源性感染的发生。

①气管插管:a. 应随时吸痰保持呼吸道通畅。b. 预防和减轻拔管后喉头水肿,予以生理盐水20mL＋糜蛋白酶5mg雾化吸入每日2次。

②创腔引流管:引流袋内口应低于引流管出口位置,以免逆行感染;适当制动头部,防止引流管扭曲、脱出,注意引流管是否通畅,观察量、颜色并记录;引流管一般术后第3日即拔管,以免引起感染。注意伤口渗血、渗液,一旦发现头部伤口渗湿,应及时报告医师处理

③留置导尿管:a. 原则上应尽早拔除导尿管。b. 留置导尿管期间以0.1%苯扎溴铵溶液消毒尿道口2次/日。c. 神清合作者先夹管3～4小时,患者有尿意即可拔管。d. 如为气囊导尿管,拔管时需先放气囊,以免损伤尿道。

(6)潜在并发症——尿崩症的护理:见本节"垂体腺瘤"的相关内容。

(7)潜在并发症——中枢性高热的护理:下丘脑严重损伤时,可引起中枢性体温调节失常。患者表现为高热,体温可超过 40℃,高热增加脑耗氧代谢,加重脑水肿,应及时采取物理或药物降温。

(8)潜在并发症——垂体功能低下的护理:注意保暖,防止受凉感冒,遵医嘱给予激素治疗,并观察用药后的反应。指导患者应严格遵医嘱按时服用甲状腺素等激素类药物,不可自行停药、改药,以免加重病情。

(9)潜在并发症——颅内出血的护理:颅内出血是术后最严重的并发症,未及时发现和处理可导致患者死亡。术后 48 小时内特别注意患者的意识、瞳孔、生命体征,如患者出现瞳孔不等大、偏瘫或颅压显著升高表现,应立即报告医师,行脱水治疗的同时及早行 CT 复查,及时发现颅内出血,及早手术处理。

(七)健康教育

1.心理指导 在与患者沟通交流时委婉告诉患者遗留的视力障碍、生长迟缓、性器官发育不全等不能完全恢复,但通过锻炼或药物治疗可部分改善,亲友应加强心理开导,多鼓励患者积极主动地进行康复训练,建立健康的人格,以提高生活质量,树立其生活信心。

2.饮食指导 多进食高蛋白、富含营养饮食,以增强机体抵抗力,促进康复。

3.安全指导 视力障碍者注意防止烫伤。

4.康复指导 鼓励患者劳逸结合,加强体育锻炼,以促进骨骼的生长发育,增强体质。

5.用药指导 垂体功能障碍患者遵医嘱坚持激素替代治疗,切不可随意漏服,更改剂量及间隔时间,更不可因症状好转而自行停药。

6.就诊指导 患者如出现原有症状加重或头痛、呕吐、抽搐、肢体麻木、尿崩症等异常,应及时就诊。

7.复查 术后 3～6 个月患者应到门诊行 CT 或 MRI 复查。

三、鞍区脑膜瘤

鞍区脑膜瘤系指发生于鞍区脑膜及脑膜间隙肿瘤,包括起源于鞍结节、前床突、鞍膈和蝶骨平台的脑膜瘤。本病占颅内肿瘤的 4～10％,多见于女性,男女比例为 1∶1.7,发病年龄 21～68 岁。肿瘤血供丰富,为良性,生长慢,偶有恶变者,肿瘤呈致密的灰色或暗红色,膨胀性生长,与脑组织边界清楚。常见的病理类型有内皮型、成纤维型、血管型、沙粒型、混合型、恶性型。手术切除肿瘤术后部分视力障碍好转,但仍有视力恶化的报道。由于肿瘤大小、部位、组织学特点、未全切肿瘤、肿瘤变性、术前患者手术一般情况差等是手术后死亡主要原因。对于不能全切的肿瘤辅以放射治疗,可延缓肿瘤复发。

(一)临床表现

1.初期和症状前期,由于肿瘤体积较小,无明显症状表现。

2.当脑膜瘤体积增大压迫视神经和视交叉时可有视力减退,视物范围缺损等。视力减退多先由一眼开始,以后另一眼也出现障碍,两眼同时出现障碍者少,两眼视力减退的程度不同。

3.肿瘤继续增大压迫其他结构时,可出现尿崩症、嗜睡、眼肌麻痹、不全偏瘫、脑积水和颅压增高等。

4.最后视力完全丧失,颅压增高明显,甚至出现明显的脑干受损表现。

5.鞍膈脑膜瘤因较容易压迫下视丘,尿崩症状出现较早。

（二）辅助检查

1.头颅 X 线平片检查　可见鞍结节及其附近的蝶骨平台骨质增生,偶可见垂体窝变大。

2.脑血管造影　典型征象为大脑前动脉抬高,合成半圆形的双侧前动脉起始段,可见向上放射状的异常血管分布于肿瘤处。

3.CT 或 MRI 检查　CT 可见鞍上等密度或高密度区,CT 或 MRI 清晰显示肿瘤与视神经、颈内动脉及颅骨之间的关系。

（三）治疗原则

行肿瘤切除术,常见的手术入路为左或右额开颅、经蝶入路。无绝对禁忌证,肿瘤与视神经、颅内动脉粘连紧密,患者全身情况差或主要器官功能障碍则不应勉强全切肿瘤。

（四）护理评估

1.健康史　询问患者一般情况,包括患者年龄、职业、民族、饮食营养是否合理,有无烟酒嗜好,有无尿便异常,睡眠是否正常生活是否能自理,有无接受知识的能力。评估患者的既往有无癫痫发作、家庭史、健康史、过敏史、用药史。询问患者是否有颅脑外伤和病毒感染史。

2.身体状况

（1）询问患者起病方式和首发症状:头痛是鞍区脑膜瘤的常见症状,约 80% 以上患者首发症状为视力障碍,部分患者因精神障碍、内分泌功能改变而就诊,极少数患者因嗅觉丧失、动眼神经麻痹、癫痫,甚至出现锥体束征而就诊。

（2）评估患者有无颅压增高表现:头痛、呕吐、视力和眼底改变是鞍区脑膜瘤常见表现,疼痛以额部为多见,也可见于眼眶、双颞部。评估有无意识障碍及其程度,瞳孔、生命体征是否正常。少数患者可伴有精神障碍,表现为记忆力减退、焦虑,其发生原因可能与额叶底面受压有关。

（3）评估患者有无内分泌及其他神经功能受损:①内分泌功能障碍表现为性欲减退、阳痿、闭经,其发生原因是肿瘤压迫腺垂体使分泌的激素不足。②其他神经功能障碍如视力下降、视野缺损、眼球突出、嗅觉丧失、癫痫、动眼神经麻痹、锥体束征等相应神经功能受损表现。

3.心理－社会状况　了解患者文化程度或生活环境、宗教信仰、住址、家庭成员,患者在家中的地位和作用,陪护和患者的关系,经济状况及费用支付方式。了解患者及家庭成员对疾病的认识和期望值。了解患者的个性特点。有助于对患者进行针对性的心理指导和护理支持。

（五）护理诊断

1.恐惧　与担心疾病预后有关。

2.脑组织灌注异常　与颅内压增高有关。

3.自理缺陷　与疾病引起的视力下降、视野缺陷及眼球运动障碍有关。

4.潜在并发症　颅内出血、癫痫、脑脊液漏、中枢性高热、消化道出血。

（六）护理措施

1.术前护理

（1）心理护理:由于视力下降、视野缺陷、眼球运动障碍,导致个人自理能力受限,颅压增高症状、癫痫发作以及肢体运动障碍造成的身心痛苦,患者产生恐惧、孤独消沉的心理反应。加之渴望早期手术但又担心手术预后不佳的焦虑心理,患者无法安静休息甚至加重病情。护士应通过体检、交谈、与家属的交流,观察了解其心理反应,针对不同原因给予相应的心理干预和支持,主动关爱患者,耐心倾听患者主诉,激发患者的自信心,鼓励配合治疗和护理。

(2)视力视野障碍的护理:视神经受压、视力下降、甚至失明,系起源于前床突的脑膜瘤导致视路受压所致。①协助患者日常生活,防止摔倒、烫伤等意外损伤。②观察视力视野障碍的程度,患者出现视力进行性下降,视野障碍加重的神经明显受压表现,提示颅压进一步增高、病情加重应报告医师及早手术。

(3)癫痫的护理:约1/4的鞍区脑膜瘤患者早期表现为癫痫,应注意:①了解患者以前是否有癫痫发作史,每次发作表现有何异同,用药情况如何,以便判断癫痫类型,合理使用药物控制发作。②立即给予抗癫痫药或镇静剂如地西泮10mg肌内注射或静脉注射,或苯巴比妥0.1g肌内注射。③立即帮患者松解衣扣和裤带,头偏向一侧,清除呼吸道分泌物,保持呼吸道通畅,并予氧气吸入。④用纱布包裹的压舌板垫在患者上下牙齿之间,防止咬伤舌及颊部,同时必须避免舌后坠影响呼吸,发生窒息。⑤注意保护患者,避免过度用力按压患者,以防患者碰伤、肌肉撕裂、骨折或关节脱位。⑥注意观察意识、瞳孔及生命体征的变化。

(4)颅压增高的护理:持续颅压增高,可加重脑水肿、加剧颅压增高表现,导致脑疝发生。应做好以下护理减轻或控制颅压增高。①患者保持安静、睡眠充足,卧床休息时抬高床头15~30°以利颅内静脉回流,减轻脑水肿。②睡眠充足。重视患者的主诉,头痛影响睡眠和休息时遵医嘱给予罗通定60mg口服。③剧烈头痛、呕吐频繁者予以脱水降颅压治疗。④密切观察颅压增高表现及用药后症状是否缓解,防止脑危象发生。

2.术后护理

(1)心理护理:术后麻醉反应、手术创伤、伤口疼痛及脑水肿,使患者出现头痛、呕吐、头面部肿胀等表现,加之伤口引流管、导尿管、静脉输液等各种管道限制了患者的躯体活动,使患者产生孤独、恐惧的心理反应。应指导患者正确配合,及时了解患者的孤独恐惧心理。①每1~2小时改变患者头部位置并向患者解释头痛的原因,必要时给予镇痛药减轻头痛。②术后早期及病重期间安排亲友探视,必要时陪护患者,指导其亲友鼓励、安慰患者,分担患者的痛苦,使之消除孤独感。③减少插管、穿刺等物理刺激给患者造成的恐惧,并宣教各种管道的自我护理方法

(2)饮食护理:见本节"垂体腺瘤"的相关内容。

(3)体位护理:见本节"颅咽管瘤"的相关内容。

(4)管道护理:保护各种管道,保持管道通畅,防止非计划性拔管或感染发生。①全身麻醉未清醒或不合作患者,适当约束四肢,并注意使用专用约束带,松紧以容纳1~2指为宜,防止造成肢体损伤。②静脉留置针或深静脉插管患者,连续输液过程中,观察穿刺部位若出现外渗及红、肿、热、痛等炎症反应,应立即拔除。留置针保留时间不宜超过1周,防止静脉血栓及静脉炎发生。③气管插管:应随时吸痰保持呼吸道通畅。预防和减轻拔管后喉头水肿,予以生理盐水20mL+糜蛋白酶5mg雾化吸入每日2次。④创腔引流管:引流袋内口应低于引流管出口位置,以免逆行感染;适当制动头部,防止引流管扭曲、脱出,注意引流管是否通畅,

观察量、颜色并记录;引流管一般术后第3日即拔管,以免引起感染。注意伤口渗血、渗液,一旦发现头部伤口渗湿,应及时报告医师处理。⑤留置导尿管:原则上应尽早拔除导尿管留置导尿管期间以0.1‰苯扎溴铵溶液消毒尿道口2次/日。神清合作者先夹管3~4小时,患者有尿意即可拔管。如为气囊导尿管,拔管时需先放气囊,以免损伤尿道。

(5)潜在并发症护理

①尿崩症:见本节"垂体腺瘤"的相关内容。

②中枢性高热:下丘脑严重损伤时,可引起中枢性体温调节失常,患者表现为高热,体温可超过40℃,高热增加脑耗氧代谢,加重脑水肿,应及时采取物理或药物降温。

③垂体功能低下:注意保暖,防止受凉感冒,遵医嘱给予激素治疗,并观察用药后的反应,指导患者应严格遵医嘱按时服用甲状腺素等激素类药物,不可自行停药、改药,以免加重病情。

④颅内出血:颅内出血是术后最严重的并发症,未及时发现和处理,可导致患者死亡。术后48小时内特别注意患者的意识、瞳孔、生命体征,如患者出现瞳孔不等大、偏瘫或颅压显著升高表现,应立即报告医师,行脱水治疗的同时及早行CT复查,及时发现颅内出血,及早手术处理。

(七)健康教育

1.心理指导 指导患者保持良好的精神状态,坚持康复训练,以恢复最好的生活状态,逐渐提高生活质量,才能以乐观情绪,积极投入到社交活动中。

2.饮食指导 进食高蛋白,富含维生素、纤维素食物以促进体能的恢复,增加机体抵抗力,避免进食烟、酒、辛辣刺激的食物。

3.生活指导 参加适度的家务劳动,注意劳逸结合。

4.病情监测 教会患者观察记录出入量的方法,以及时发现尿崩。

5.用药指导 遵医嘱按时服药,不可擅自停药、改药、增减药量,以免诱发癫痫、加重病情。

6.就诊指导 若出现头痛、呕吐、视力下降、尿量增加等表现及时到医院就诊。

7.复查 3~6个月门诊复查,指导患者复诊时间,登记患者联系方式,便于疾病得到很好的随访和治疗。

四、鞍区脊索瘤

脊索瘤是指起源于胚胎脊索结构残余组织的良性肿瘤。肿瘤生长缓慢,病程在3年以上,本病男性比女性多见,其比例为3:2。发病年龄为10岁以上,高峰年龄男30~40岁。国内资料提示,该病发生率占颅内肿瘤的0.65~0.67%。占颅内先天性肿瘤的6.49~8.07%。肿瘤好发于蝶骨枕骨底部及其软骨结合处周围(约占35%)、骶尾部(约占50%),脊柱部(占15%)。肿瘤可有或无纤维包膜,晚期与正常组织界限不清,易浸润破坏颅底骨质及其邻近的脑神经和脑实质肉眼可见脊索瘤呈白色半透明的明胶状;镜下以富有染色质核的小泡性细胞构成,其特征表现为细胞内泡样坚壁化即囊泡状细胞。鞍区脊索瘤手术次全切除肿瘤加放射治疗,5年存活率约51%,10年存活率约35%。

（一）临床表现

1.鞍部脊索瘤　垂体功能低下,主要表现为阳痿、闭经、体重增加等。视神经受压产生原发性视神经萎缩、视力减退以及双颞侧偏盲等。

2.鞍旁部脊索瘤　主要表现为Ⅲ、Ⅳ、Ⅵ脑神经麻痹。其中,以展神经受累较为多见,这可能因为展神经行程过长。另外,展神经的近端常是肿瘤的起源部位,以致其发生率较高。一般均潜在缓慢进展,甚至要经历1～2年。脑神经麻痹可为双侧,但常为单侧,难以理解的是往往在左侧。

3.斜坡部脊索瘤　主要表现为脑干受压症状,即步行障碍,锥体束征,展、面神经功能损害。肿瘤发生于颅底可造成交通性脑积水,如肿瘤向脑桥小脑三角发展,出现听觉障碍,耳鸣、眩晕;若起源于鼻咽壁远处,常突入到鼻咽造成鼻不通气、疼痛,可见脓性或血性分泌物。

（二）辅助检查

1.内分泌功能检查　腺垂体受压可导致生长激素及促性腺激素分泌不足。

2.头颅X线平片检查　可见斜坡、蝶鞍、岩骨、眼眶、颅中窝底、颈静脉孔、鼻窦等广泛的骨质破坏及肿瘤钙化和软组织阴影。

3.CT及MRI检查　CT可显示低密度,34～86％可见结节钙化,肿瘤外缘有增强的效果。MRI检查可见T_1加权像显示等信号区,T_2加权像示中强度高信号。

4.脑血管造影　鞍上肿瘤可见大脑中动脉向上移位,颈内动脉虹吸段抬高拉直。

（三）治疗原则

1.手术治疗　脊索瘤原则上以手术治疗为主,但全切除肿瘤有导致死亡和致残的危险,因此主张手术行次全切除,以缓解症状或特殊紧急病情,术后辅以放射治疗。出现明显神经功能障碍、颅压增高、鼻咽部阻塞的肿瘤均为手术适应证,但靠近脑干的肿瘤不易暴露,预后较差,应慎重。手术方法:①肿瘤切除术。②脑脊液分流术。

2.放射治疗　肿瘤切除术后采用大剂量放射治疗,可明显缓解病情,延长患者生命,但不能根治肿瘤。对于复发肿瘤,重复放射治疗预后不佳,且易导致放射性损害。

（四）护理评估

1.健康史　询问患者一般情况,包括患者年龄、职业、民族、饮食营养是否合理,有无烟酒嗜好,有无尿便异常,睡眠是否正常,生活是否能自理,有无接受知识的能力。同时评估患者的既往有无癫痫发作、家庭史、健康史、过敏史、用药史。了解患者是否有颅脑外伤和病毒感染史。

2.身体状况

（1）询问患者起病方式或主要症状:询问患者是否有头痛、阳痿、闭经、体重增加、视力减退、偏盲等。了解患者发病后进行了何种检查及检查后的诊断,是否进行过相关治疗,具体治疗或服药方法,治疗后效果如何。

（2）观察患者头痛情况:脊索瘤生长缓慢,病程较长,头痛为最常见症状,其发生原因是缓慢而持久的颅底骨浸润。询问时应注意头痛的性质、部位。患者常常表现为向后枕部或颈部扩展的持续性钝痛,头痛多无明显的昼夜变化,故可影响患者的休息与睡眠,如有颅压增高则头痛加重。

（3）评估神经功能：了解患者是否有阳痿、闭经、体重增加等肿瘤浸润、压迫导致垂体功能低下表现。视力减退以及双颞侧偏盲等多为视神经受压时原发性视神经萎缩所致，患者出现周围性眼肌麻痹即上睑下垂，瞳孔散大，对光及调节反射消失，眼球固定于中间位置，向各方向运动均不能，多由鞍旁肿瘤使第Ⅲ、第Ⅳ、第Ⅵ对脑神经麻痹引起。鼻通气不畅、阻塞或疼痛，鼻腔分泌物为脓性或血性，甚至从鼻咽腔可见突出的肿块，是向鼻咽部发展的肿瘤突入鼻咽或浸润鼻窦的表现。肿瘤增大导致下丘脑受压可出现嗜睡、尿崩症，向鞍上发展的肿瘤可引起脑脊液循环梗阻引起颅压增高。患者可表现为步行障碍，锥体束征及第Ⅵ、第Ⅶ对脑神经障碍，提示肿瘤压迫脑干向斜坡发展。

3.心理-社会状况　了解患者的文化程度或生活环境、宗教信仰、住址、家庭成员及患者在家中的地位和作用，陪护和患者的关系，经济状况及费用支付方式。了解患者及家庭成员对疾病的认识和康复的期望值。了解患者的个性特点，有助于对患者进行针对性的心理指导和护理支持。

（五）护理诊断

1.疼痛　与肿瘤向颅底骨浸润及压迫有关。

3.知识缺乏　缺乏脊索瘤的相关自我保健知识。

2.自理缺陷　与疾病引起的神经功能障碍有关。

4.潜在并发症　出血、高热、脑脊液漏、颅压增高。

（六）护理措施

1.术前护理

（1）饮食护理：①进食高蛋白、高热量、富营养、易消化的清淡饮食，以提高机体抵抗力和术后组织修复能力。②术前2周戒烟酒，避免烟酒刺激呼吸道黏膜，引起上呼吸道感染，使呼吸道分泌物增加而影响手术和麻醉。③术前禁食10～12小时，禁饮6～8小时，以免麻醉后呕吐造成误吸。持续头痛影响患者食欲，先予以镇痛处理。

（2）心理护理：持续性全头痛，使患者无法正常睡眠、休息，视力视野障碍及阳痿、闭经等表现严重影响患者日常生活。加之难以承受的医疗费用及手术对生命的威胁，导致患者产生焦虑，恐惧甚至绝望的心理反应。应了解产生心理反应的原因，主动关爱安慰患者，并针对不同原因给予相应的心理干预，提供本病相关信息，激发患者的自信心。

（3）头痛的护理：头痛是脊索瘤的常见表现，系肿瘤缓慢而持久的颅底浸润所致除了耐心倾听患者感受，并给予关爱外，应注意加强镇痛处理，使患者头痛缓解。①给患者创造一个安静舒适的环境，避免频繁干扰患者的休息与睡眠。②治疗护理尽量集中时间，减少对患者的不良刺激。③遵医嘱予以罗通定60mg口服1～3次/日，对于颅压增高引起的剧烈头痛，予以脱水治疗。④指导患者避免感冒咳嗽，用力排便等加重头痛的诱因。⑤抬高床头15～30°以利颅内静脉回流。

（4）视力、视野障碍的护理：脊索瘤手术过程中易损伤视通路，以致术后可遗留视力障碍或原有视力障碍加重。护理的重点是：①向患者解释视力障碍发生的原因以取得理解和配合。②开导患者正视现实，以尽快适应术后生活方式。③协助患者日常个人生活。④对于可能为术后脑水肿引起的暂时性视力障碍，遵医嘱使用甘油果糖200mL静脉滴注，2次/日，并观察患者的视力是否有改善。

（6）鼻通气不畅的护理：患者出现鼻部通气不畅、有阻塞感、疼痛，甚至鼻腔有血性或脓性分泌物，为脊索瘤向鼻咽腔发展或浸润鼻窦所致。应注意：①指导患者及时用无菌棉签清理鼻腔分泌物。②遵医嘱使用抗生素滴鼻液。③指导患者取半坐卧位以减轻阻塞感，并防止感冒。

2. 术后护理

（1）心理护理：术后麻醉反应、手术创伤、伤口疼痛及脑水肿，使患者出现头痛、呕吐、头面部肿胀等表现，加之伤口引流管、导尿管、静脉输液等各种管道限制了患者的躯体活动，使患者产生孤独、恐惧的心理反应。应指导患者正确配合，及时了解患者的孤独恐惧心理。①每1～2小时改变患者头部位置并向患者解释头痛的原因，必要时给予镇痛药减轻头痛。②术后早期及病重期间安排亲友探视，必要时陪护患者，指导其亲友鼓励、安慰患者，分担患者的痛苦，使之消除孤独感。③减少插管、穿刺等物理刺激给患者造成的恐惧，并宣教各种管道的自我护理方法。

（2）饮食护理：①麻醉清醒后4～6小时内不可饮水，以免进食引起呕吐，呕吐时头偏向一侧，排出呕吐物。不可吞下呕吐物，避免呕吐物进入气管或反流入胃内加重呕吐。患者感到口渴时，应做好解释并用棉签蘸水湿润唇舌，以缓解渴感，同时根据尿量多少及电解质情况，从静脉补充水分和电解质。②麻醉清醒4～6小时后，无呕吐者可少量进食流质。由于术后胃肠功能未完全恢复，宜先进食米汤，不宜进食牛奶等产气食物，以免引起肠胀气。以后逐渐过渡到去油汤类、牛奶，2日后逐渐过渡到半流、软食、普食。手术48小时后意识障碍者，鼻饲流质，以保证机体营养供给。③观察患者是否出现腹胀、呃逆、呕吐，呕吐物是否为咖啡色，粪便颜色是否正常，防止胃肠道出血。经鼻咽手术者术后早期（48～72小时内）宜进食冷流质饮食，以减轻鼻部充血、水肿。意识障碍需留置胃管者不可经鼻插胃管以防引起逆行感染，应经口插胃管。

（3）体位护理：①麻醉未清醒患者去枕平卧，头侧向健侧，防止呕吐物、分泌物引起误吸、窒息。麻醉清醒后，血压平稳患者取抬高床头15°～30°，头下不宜垫枕头，以利颅内静脉回流，减轻术后脑水肿。体积较大的肿瘤切除术，手术切口应保持在头部上方，以免脑组织突然移位。早期注意避免引流管受压，以免引流不畅，协助患者翻身1次/2小时，翻身时应扶托患者头部防止头部突然移位或扭转。②术后3～4日，拔除引流管后，患者可半坐卧位，如无不适5～6日后下床，鼓励并协助患者下床活动。活动方法为先坐在床沿，足下置一小凳（每日2～3次），待适应后协助室内走动，以后逐渐增加活动范围不可突然离床活动，以免引起虚脱等意外。③经鼻咽手术者，术后血压平稳后，取抬高床头30～60°卧位，以利手术切口闭合，减少脑脊液漏发生。

（4）脑脊液鼻漏的护理：术后患者出现脑脊液鼻漏，系肿瘤浸润生长造成颅底硬脑膜破坏以及经鼻咽腔、经蝶入路手术对硬脑膜损伤所致。密切观察鼻腔是否有液体流出，流出液体的量、色。做好相应的护理处理。

（5）视力障碍加重的护理：视力障碍加重因术中不可避免的牵拉损伤及术后脑水肿所致。①应注意观察患者视力情况并与术前对比，是否视力障碍加重。②出现视力障碍加重及时报告医师。③耐心倾听患者主观感受,并给予心理安慰。④遵医嘱予以脱水药,以减轻对视路的压迫,并观察用药效果。⑤指导患者避免摔倒、烫伤等意外。⑥患者产生悲观绝望心理时予以耐心开导,防止意外发生。

(6)管道护理:术后患者常有氧气管、创腔引流管、气管插管、导尿管,应保持各种管道的通畅,防止外源性感染的发生。

①气管插管:a.应随时吸痰保持呼吸道通畅。b.预防和减轻拔管后喉头水肿,予以生理盐水 20mL＋糜蛋白酶 5mg 雾化吸入每日 2 次。

②创腔引流管:引流袋内口应低于引流管出口位置,以免逆行感染;适当制动头部,防止引流管扭曲、脱出,注意引流管是否通畅,观察量、颜色并记录;引流管一般术后第 3 日即拔管,以免引起感染。注意伤口渗血、渗液,一旦发现头部伤口渗湿,应及时报告医师处理。

③留置导尿管:a.原则上应尽早拔除导尿管。b.留置导尿管期间以 0.1％苯扎溴铵溶液消毒尿道口 2 次/日。c.神清合作者先夹管 3～4 小时,患者有尿意即可拔管。d.如为气囊导尿管,拔管时需先放气囊,以免损伤尿道。

第七节　大脑半球肿瘤的护理

一、胶质细胞瘤

脑胶质细胞瘤是由神经外胚叶衍化而来的胶质细胞发生的肿瘤,占脑肿瘤总数的 40～50％,是一种最常见的颅内恶性肿瘤。发病年龄在 20～50 岁间,以 30～40 岁为发病最高峰,男性多见本类肿瘤包括星形细胞瘤、多形性胶质母细胞瘤、少枝胶质细胞瘤、室管膜瘤、髓母细胞瘤、松果体瘤、脉络丛乳头状瘤、胶样囊肿及神经节细胞瘤。

本病发生原因可能是:①遗传因素。②胚胎原基的发育异常。③生物化学因素表现为头痛、呕吐、视盘水肿、癫痫、精神障碍及局灶定位症状手术治疗为主,术后辅以放射治疗、化学药物治疗、免疫治疗等可延缓复发及延长生存期。恶性程度高的肿瘤常于短期内复发。

(一)临床表现

1.星形细胞瘤

(1)良性星形细胞瘤:生长缓慢,病程较长。肿瘤位于幕上的患者多以头痛及癫痫为首发症状,其次表现为精神疲惫、乏力,再次表现为面肌及肢体肌力减退,颅压增高出现较晚。本疾病中肿瘤位于小脑半球的患者出现头昏眩晕、活动减少、步态不稳及肢体的共济失调颇为多见。

(2)间变型(恶性)星形细胞瘤:生长迅速,临床症状较重,以颅压增高、头痛以及局灶性神经功能障碍为主要表现。

(3)胶质母细胞瘤:起病常比较突然,病情进展快,以神经功能障碍为最初症状。以后相继出现颅压增高及头痛的症状。约 1/3 的患者有癫痫发作,部分患者表现为明显智力减退、表情淡漠、反应迟钝、认识障碍及记忆力衰退。

(4)多型性黄色星形细胞瘤:多见于青少年及儿童。

(5)室管膜下巨细胞性星形细胞瘤:有时可造成脑积水。

（6）毛细胞性星形细胞瘤：主要发生于儿童，偶见于成人。病程较为缓慢。临床表现根据不同肿瘤部位略有不同，表现为头痛、颅压增高、脑积水等，少数患者可有抽搐。位于前视路的肿瘤病例临床特征为单侧突眼伴视力损害及斜视。脑干部肿瘤病例可表现为头晕、患侧脑神经麻痹和对侧轻偏瘫，也有的以脑积水表现为主。

2.少枝胶质细胞瘤　病程长，除颅压增高症状外常有继发性癫痫发作。

3.室管膜瘤及间变型（恶性）室管膜瘤　临床表现取决于肿瘤的发生部位。主要症状为恶心、呕吐、头痛、眩晕、颈后部疼痛、行走不稳定等。

4.混合性胶质瘤　临床表现取决于肿瘤发生部位。

（二）辅助检查

1.CT和MRI扫描　是最有诊断价值的项目，显示肿瘤的部位、性质、大小及与周围组织的关系等。

2.腰椎穿刺检查　压力大多增高。

3.脑电图检查　90%可出现异常脑电波，相对良性的星形细胞瘤、少数胶质细胞瘤等主要表现为局限性 δ 纹，有的可见棘波或尖波等癫痫波形。

4.放射性核素扫描定位诊断　正确率可达80%以上。如多形性胶质细胞瘤显示放射性核素浓集影像，中间可有由于坏死囊变的低密度区。

（三）治疗原则

以手术治疗为主，术后辅以放射治疗、化学药物治疗、免疫治疗。

1.手术治疗　在保存神经功能的前提下尽可能切除肿瘤，解除脑脊液循环障碍，缓解和降低颅压。手术方法：肿瘤切除术。

2.非手术治疗

（1）放射治疗：对手术不能彻底切除、术后易复发的肿瘤，因部位深在而不易手术或因肿瘤侵及重要功能区而无法手术的肿瘤，患者全身状况不允许手术且肿瘤对放射线敏感者可为首选方法。

（2）化学药物治疗：原则上用于恶性肿瘤术后并与放疗协同进行，复发性恶性肿瘤亦可进行化疗，而对髓母细胞瘤的播散种植转移为首选治疗方法。常用药物有替尼泊苷（VM－26）、洛莫司汀（OCNU）。

（3）免疫治疗：常用免疫制剂有卡介苗、云芝多糖K、左旋咪唑、干扰素等。

（四）护理评估

1.健康史　进行个人史评估，包括患者年龄、职业、民族、饮食营养是否合理，有无烟酒嗜好，有无尿便异常，睡眠是否正常，生活是否能自理。评估其家族史，胶质细胞瘤的家族发生率很低，但近年来报道有遗传倾向。

2.身体状况

（1）询问患者是否有头痛、呕吐等首发症状；是否有性格改变、淡漠、言语及活动减少，注意力不集中，不知整洁等精神异常现象，精神异常多为进行性颅内压增高和脑实质受肿瘤的压迫和破坏所致。

（2）评估患者有无视盘水肿：视盘水肿是颅压增高的一个重要征象，可致视神经继发萎缩,视力下降,原发性视神经萎缩为肿瘤压迫视神经所致,亦致视力下降。

(3)评估患者有无癫痫:发作的原因多为肿瘤的直接刺激或压迫。运动区及其附近的肿瘤以及星形细胞瘤和少枝胶质细胞瘤癫痫发生率高。

(4)评估患者是否有共济失调:共济失调患者表现为身体平衡障碍,走路及站立不稳,提示肿瘤压迫小脑蚓部所致。

3.心理—社会状况 了解患者文化程度或生活环境、宗教信仰、住址、家庭成员,患者在家中的地位和作用,陪护和患者的关系,经济状况及费用支付方式。了解患者及家庭成员对疾病的认识和期望值。了解患者的个性特点。有助于对患者进行针对性的心理指导和护理支持。

(五)护理诊断

1.恐惧 与担心疾病预后有关。

2.意识障碍 与脑损伤、颅压增高有关。

3.自理缺陷 与疾病引起的视力下降、视野缺陷及眼球运动障碍有关。

4.预感性悲哀 与疾病晚期对疾病治疗丧失信心及担心预后有关。

5.潜在并发症 癫痫。

(六)护理措施

1.术前护理

(1)心理护理:胶质细胞瘤往往采取综合性治疗,疗程长,化疗、放疗副作用多,应加强与患者及家属的交流,详细做好健康宣教,使患者、家属积极配合,克服费用、家庭琐事带来的困扰。

(2)头痛的护理:头痛是早期常见症状之一。性质多为跳痛、胀痛,呈阵发性或持续性,主要在患侧,多发生于清晨。大多为肿瘤增长使颅压逐渐增高所致,注意头痛性质、部位,尽量避免引起颅压增高的因素,保持环境安静、患者睡眠充足等以利于减轻头痛。

(3)呕吐的护理:呕吐是延髓呕吐中枢或迷走神经受刺激所致,常伴发于严重头痛时,一般与饮食无关。应注意呕吐时头偏向一侧,及时清除呕吐物防止窒息。

(4)视盘水肿的护理:视盘水肿为颅压增高所致,持续颅压增高可致视神经继发萎缩,视力下降,应给予日常生活照顾,防止摔倒。

(5)癫痫的护理

①一般护理:保持环境安静安全,室内热水壶、火炉、锐利器械等应远离患者,避免强光刺激。癫痫发作时应有专人护理,并加以防护,以免坠床及碰伤。间歇期可以下床活动,出现先兆即刻卧床休息。

②饮食护理:饮食以清淡为宜少食辛辣食物,避免过饱,戒除烟、酒。因发作频繁不能进食者,给鼻饲流质,每日应供给 12500kJ(3000kcal)热量。食盐摄入应偏低,限制饮水量,24 小时内不得超过 1500mL。

③症状护理:a.抽搐发作时迅速解开衣领、衣扣,头偏向一侧保持呼吸道通畅,及时给氧尽快地将外裹纱布的压舌板或筷子、毛巾、小布卷等置于患者口腔的一侧上、下臼齿之间,以防咬伤舌和颊部。对抽搐肢体不能用暴力按压,以免骨折、脱臼等。b.如有呼吸困难,及时给低流量吸氧,无自主呼吸者应做人工呼吸,必要时行气管切开术。

④用药护理:a.有些抗癫痫药对肝、肾功能有损害,如苯巴比妥、苯妥英钠、丙戊酸钠等,

在按医嘱服药后,护理人员应观察患者有无药物的不良反应,如有无恶心、呕吐、食欲下降、全身不适、无力、昏睡等,疑有肝脏受损,应及时抽血检查肝功能。b.抗癫痫药物多是工业合成的有机化合物,可在服药后 1～2 周出现皮疹,以面部较多见,发痒、发红、压之褪色;重者可发生变态反应,低热、白细胞减少,甚至出现剥脱性皮炎对于上述情况应密切观察,及时通知医师处理。c.癫痫持续状态治疗时,地西泮 10～20mg 静脉注射,其速度不超过 2mg/min 或用 100～200mg 溶于 5％葡萄糖盐水 500mL 中缓慢静脉滴注,维持 12 小时。儿童一次静脉注射量为 0.25～1mg/kg,一般不超过 10mg。地西泮可抑制呼吸,注射时应注意有无呼吸抑制和血压降低情况,在给药的同时,必须保持呼吸道通畅,经常吸引痰液,必要时气管切开,发现换气不足时,行人工呼吸。患者伴有高热时应采取物理降温,血液酸碱度和电解质紊乱要及时纠正,并用甘露醇和呋塞米防治脑水肿,同时还要重视预防和控制感染。

⑤心理护理:癫痫患者常为服药而苦恼,若少服一次药有可能发病,而突然反复发作常使患者无法正常生活和工作,故精神负担加重,患者感到无能为力。护理人员应了解患者的心理状态,有针对性地提供帮助。向患者介绍癫痫疾病的有关知识,让患者面对现实,做好长期同疾病做斗争的思想准备,鼓励患者正确认识疾病,具备良好的心理素质,努力消除诱发因素,以乐观心态接受治疗。

(6)精神障碍的护理:进行性颅压增高及脑实质受肿瘤的压迫和破坏可导致精神障碍,肿瘤位于额叶者易出现。患者表现为性格改变、淡漠、言语及活动减少、注意力不集中、记忆力减退、对事物不关心等。应注意采取保护措施,并指导家属不让患者独处及单独外出。

2.术后护理

(1)心理护理:①了解患者的心理状态,针对存在的心理问题,给予心理疏导和精神上的安慰,耐心讲解疾病的有关知识,稳定患者的情绪,鼓励患者增强战胜疾病的信心,使之积极配合治疗。②采取保护性医疗措施。在严格执行医疗保护制度的前提下,对一些心理适应能力较差、反应敏感者,应重视患者主观感受,在护患沟通时认真倾听、耐心解释、态度可亲,给患者以心理安慰,取得患者的信任与合作。

(2)饮食护理:①麻醉清醒后 6 小时,无吞咽障碍即可进食少量流质饮食。②术后早期胃肠功能未完全恢复,尽量少进牛奶、糖类食物,防止其消化时产气过多,引起肠胀气。以后逐渐过渡到高热量、高蛋白、富营养、易消化饮食。

(3)体位护理:①麻醉未清醒前去枕平卧,头偏向健侧,以防呕吐物吸入呼吸道。②清醒后血压平稳者,抬高床头 15～30°,以利颅内静脉回流。③较大肿瘤切除术后,局部留有较大腔隙时,应禁患侧卧位,以防脑组织移位及脑水肿发生。

(4)精神症状的护理:患者对外界反应较为敏感,在交谈中态度要诚恳、和蔼,做好耐心、细致的解释,以建立良好的护患关系。患者兴奋、狂躁时避免环境不良的刺激,如保持病室安静、安排陪护,同时加强巡视,并指导陪护注意安全防护措施,防止患者自伤及伤人。

(5)营养不良的护理:营养不良和水电解质紊乱是颅压增高引起频繁呕吐与脱水治疗所致。营养不良降低患者对手术的耐受力,并影响组织的修复,从而使手术的危险性增加。因此,手术前后应指导患者进食营养丰富、易消化的高蛋白、高热量饮食如鸡、鱼等,必要时静脉补充营养液,如静脉滴注脂肪乳剂和复方氨基酸。

(6)化疗反应的护理:术后行化学药物治疗应注意:①静脉滴注 VM－26 时可抑制骨髓,引起低血压,要注意治疗前后查血常规,静脉滴注时监测血压。②服用 CCNU 有胃肠道反应,应指导患者饭后服药,并加强观察,饮食以易消化无刺激食物为宜。

(7)管道护理:需在颅内置放管道行放疗者,除操作者严格无菌操作及管道消毒外,应保持置管的密闭性,防止感染;指导患者勿牵拉管道,防止滑脱。

①气管插管:a.应随时吸痰保持呼吸道通畅。b.预防和减轻拔管后喉头水肿,予以生理盐水 20mL＋糜蛋白酶 5mg 雾化吸入每日 2 次。

②创腔引流管:引流袋内口应低于引流管出口位置,以免逆行感染;适当制动头部,防止引流管扭曲、脱出,注意引流管是否通畅,观察量、颜色并记录;引流管一般术后第 3 日即拔管,以免引起感染。注意伤口渗血、渗液,一旦发现头部伤口渗湿,应及时报告医师处理。

③留置导尿管:a.原则上应尽早拔除导尿管。b.留置导尿管期间以 0.1％苯扎溴铵溶液消毒尿道口 2 次/日。c.神清合作者先夹管 3～4 小时,患者有尿意即可拔管。d.如为气囊导尿管,拔管时需先放气囊,以免损伤尿道。

(8)放射治疗的护理

①延迟性颅内高压:放射治疗引起颅压增高是因为治疗对周围正常脑组织损害而产生脑水肿,比肿瘤切除后颅压增高发生时间晚。肿瘤切除术后,脑水肿常在术后 3～4 日出现,而放疗后的患者产生脑水肿常在术后 8～10 日,3～4 周后缓慢消失。a.应注意观察患者是否有头痛、呕吐等颅内高压表现。b.遵医嘱使用脱水疗法,时间相应延长,应注意有计划安排输液,妥善保护外周静脉,以保证脱水治疗计划的实施。

②伤口灼痛:放疗患者切口无红肿,但有头皮肿胀感,甚至疼痛难以忍受,是头皮放射性损伤所致。在排除颅压增高的情况下,应主动关心患者,遵医嘱定时给予镇痛药。

③伤口愈合不良:伤口周围皮肤血运变差、愈合不佳,伤口易感染,甚至出现脑脊液漏,是因为放射线对组织损伤。应保持伤口敷料干燥固定,包扎不宜过紧,并注意防止伤口受压,遵医嘱合理使用抗生素。

④视力下降:视力下降是由于颅压增高持续时间长,压迫视神经或放射线损伤视神经。护理上注意观察患者视力情况,与术前对比;遵医嘱早期采用降颅压措施,以减轻视神经受压与损伤。

(9)潜在并发症的护理

①神经功能缺失:由于肿瘤压迫或手术中牵拉可引起肢体活动障碍等神经功能缺失,应遵医嘱服用促进神经功能恢复的药物,并进行辅助治疗(如高压氧、针灸、理疗等)

②肺部感染:合理使用抗生素;鼓励患者咳嗽排痰,以增加肺活量并随时清除口鼻腔分泌物,保持呼吸道通畅;对咳嗽反射减弱或消失,痰多且黏稠不易抽吸的患者,吸痰前先行雾化吸入;动脉血氧饱和度(SaO_2)＜90％的患者应做气管切开。

③颅内出血:颅内出血是术后最严重的并发症,未及时发现和处理可导致患者死亡。术后 48 小时内特别注意患者的意识、瞳孔、生命体征,如患者出现瞳孔不等大、偏瘫或颅压显著升高表现,应立即报告医师,行脱水治疗的同时及早行 CT 复查,及时发现颅内出血,及早手术处理。

④失语:a.遵医嘱使用促脑功能恢复的药物。b.进行语言、智力训练,促进康复。c.语言训练时从教发单音节开始由简单到复杂、循序渐进、发声练习多次重复进行。d.智力训练从数数训练开始,不可急于求成。

(七)健康教育

1.**心理护理**　患者在住院期间受到医护人员全方位的治疗、护理和照顾,易产生依赖心理。但出院后,观察病情和自理生活要靠自己。在取得家属的密切配合下,必须进行心理调整,主动适应术后生活,保持积极、乐观的心态,积极自理个人生活。

2.**饮食护理**　进食下列饮食以增强机体的抵抗力,促进康复。①进食高热量、高蛋白(鱼、肉、鸡、蛋、牛奶、豆浆等)、富含纤维素(韭菜、麦糊、芹菜等)、维生素丰富(新鲜蔬菜、水果)、低脂肪、低胆固醇饮食。②少食动物脂肪、腌制品。③限制烟酒、浓茶、咖啡、辛辣等刺激性食物。

3.**药物护理**　遵医嘱按时、按量服药,不可突然停药、改药及增减药量(尤其是抗癫痫、抗炎、脱水及激素治疗),以免加重病情。

4.**康复护理**

(1)适当休息1～3个月后可恢复一般体力活动。

(2)坚持体能锻炼(如散步、太极拳等),劳逸结合,避免过度劳累。

(3)肢体活动障碍者,加强肢体功能锻炼。①瘫痪肢体应保持功能位置,防止足下垂。②按摩、理疗患肢,针灸疗法,2次/日。③练习行走,以减轻功能障碍,防止肌肉萎缩。

(4)指导家属经常鼓励患者树立信心,保持情绪稳定;鼓励适当参加社会活动,消除思想顾虑,但行动不便者需有人陪伴,防止跌伤。

(5)保持个人卫生,每日开窗通风,保持室内空气清新。

5.**特别护理指导**

(1)癫痫:进食宜清淡,避免过饱;不宜单独外出、登高、游泳、驾驶车辆及高空作业;随身带有疾病卡(注明姓名、诊断);发作时就地平卧,头偏向一侧,解开衣领及裤带,上下齿间放置手帕类物品,不强行按压肢体,不喂水和食物;坚持服抗癫痫药2年以上。

(2)意识障碍:预防压疮(定时翻身按摩,在骨突处垫软枕,有条件可卧气垫床);保持皮肤、口腔、会阴部清洁;留置胃管者,管喂流质6～7次/日,加强营养供给,活动肢体大小关节2～3次/日,30分钟/次。

(3)神经功能缺损:患者可进行辅助治疗(如高压氧、针灸、理疗、按摩、中医药、助听器等)。

(4)复查:术后3个月复查,并行化疗一疗程,化疗前后检查血常规,以了解化疗药物对骨髓造血功能抑制程度。

6.**及时就诊指征**　①原有症状加重。②头痛、头昏、恶心、呕吐。③抽搐。④不明原因持续高热。⑤肢体乏力、麻木。⑥手术部位发红、积液、渗液等。

二、脑膜瘤

脑膜瘤系起源于脑膜的中胚层肿瘤,属于良性肿瘤发病高峰年龄为30～50岁,女性多于男性为2:1。发病可能与颅脑外伤,病毒感染等因素有关。肿瘤多呈不规则球形或扁平形生长,包膜完整,良性,偶有恶性者。大脑半球脑膜瘤好发部位依次为矢状窦旁、大脑镰、大脑凸面、外侧裂等。脑膜瘤主要接受颈外动脉系统如脑膜动脉,板障血管供血,也可接受颈内动脉系统如大脑前动脉及大脑中动脉供血,或椎动脉系统的分支供血,故血供非常丰富。手术原则是控制出血、保护脑功能,力争全切。脑膜瘤绝大多数为良性,总体上预后好;脑膜肉瘤是脑膜瘤的恶性类型,约占5%,肿瘤切除后易复发,预后差。

(一)临床表现

脑膜瘤病程长、生长慢,因肿瘤呈膨胀性生长,患者往往以头痛和癫痫为首发症状。根据肿瘤位置不同,还可以出现视野、视力、嗅觉、听觉障碍及肢体运动障碍等。对于老年人,尤以癫痫发作为首发症状。颅压增高症状多不明显,尤其在高龄患者。许多患者仅有轻微头痛,甚至经CT扫描偶然发现为脑膜瘤。因肿瘤生长缓慢,所以肿瘤往往长得很大,而临床症状并不严重。邻近颅骨的脑膜瘤常可造成骨质的变化。

(二)辅助检查

1.头颅X线平片检查 显示慢性颅压增高征象,可见脑膜中动脉沟增宽,局部颅骨变薄或被侵蚀而缺损。

2.脑血管造影 可显示瘤周呈抱球状供应血管和肿瘤染色。

3.CT及MRI检查 扫描CT显示脑实质外圆形或类圆形高密度,或等密度肿块,边界清楚,瘤内可见钙化、出血或囊变。MRI见肿瘤多数与脑灰质等信号或斑点状,少数瘤内有隔,呈特征性轮辐状。

(三)治疗原则

1.手术治疗 颅压增高显著者需尽早手术。肿瘤与外侧裂血管等重要结构粘连紧密,则不宜强行全切肿瘤。若患者全身情况差或重要器官有严重器质性疾病,则需经治疗后方可手术。术前适当应用脱水及激素类药物,以减轻术后反应。术前晚上服用镇静药,术前1日使用抗生素。

手术方法:行气管插管全身麻醉下肿瘤切除术。根据肿瘤所在位置、发展方向及手术者操作习惯选择适宜的入路。

2.放射治疗 适用于恶性脑膜瘤切除后、未能全切的脑膜瘤,以及术后复发再手术困难者或无法手术切除的肿瘤。

(四)护理评估

1.健康史 询问患者一般情况,包括患者年龄、职业、民族、饮食营养是否合理,有无烟酒嗜好,有无尿便异常,睡眠是否正常,生活是否能自理,有无接受知识的能力。评估患者的既往有无癫痫发作、家庭史、健康史、过敏史、用药史。询问患者是否有颅脑外伤和病毒感染史。

2.身体状况

(1)询问患者起病方式:是否以头痛、呕吐、视力减退等为首发症状,因脑膜瘤生长较慢,数年或十余年后当肿瘤达到一定体积时才引起头痛、呕吐及视力改变。

(2)评估患者有无颅压增高:头痛、呕吐、视力和眼底改变是脑膜瘤常见的症状,头痛可分为阵发性、持续性、局限性和弥散性等不同类型。一般早期为阵发性头痛,病程进展间隔时间短,发病时间延长,最后演变为普遍性。高龄患者可表现为严重眼底水肿,甚至继发视神经萎缩,而无剧烈头痛和呕吐,颅压增高症状可不明显。

(3)评估患者是否有癫痫发作:颅盖部脑膜瘤经常表现为癫痫,其中额叶较为多见,其次为颞叶、顶叶。为全身阵发性大发作或局限性发作。老年人常为首发症状。

(4)评估患者是否有视野损害:枕叶及颞叶深部肿瘤累及视辐射,从而引起对侧同象限性视野缺损或对侧同向性偏盲。

(5)评估患者有无运动和感觉障碍:病程中晚期,随着肿瘤的不断生长,患者常出现对侧肢体麻木和无力,上肢常较下肢重,中枢性面瘫较为明显。感觉障碍为顶叶肿瘤常见症状。表现为两点辨别觉、实体觉及对侧肢体的位置觉障碍。

(6)评估患者是否有精神症状和失语症:痴呆和个性改变提示额叶受累;优势半球肿瘤可表现为命名性失语、运动性失语、感觉性失语和混合性失语等。

3.心理一社会状况　了解患者文化程度或生活环境、宗教信仰、住址、家庭成员,患者在家中的地位和作用,陪护和患者的关系,经济状况及费用支付方式。了解患者及家庭成员对疾病的认识和期望值。了解患者的个性特点,有助于对患者进行针对性的心理指导和护理支持。

(五)护理诊断

1.疼痛　与手术创伤有关。

2.恐惧　与疾病引起的不适及担心预后有关。

3.自理缺陷　与疾病引起的头痛、呕吐及视力下降等有关。

4.潜在并发症　癫痫、颅内出血、感染。

5.营养失调(低于机体需要量)　与术中机体消耗及术后禁食有关。

6.清理呼吸道无效　与咳嗽反射减弱或消失或呼吸道梗阻导致呼吸道分泌物积聚有关。

(六)护理措施

1.术前护理

(1)心理护理:头痛、呕吐、视力下降使患者自理能力受限,感到痛苦、恐慌。患者多为家中顶梁柱,而手术备血量大,治疗费用高,对疾病知识的缺乏,手术对生命的威胁,使患者焦虑、缺乏安全感。应耐心细致与患者沟通,详细介绍脑膜瘤的预后,鼓励安慰患者战胜疾病。使患者安心接受手术,家属积极配合做好充分准备。

(2)颅内压增高的护理:患者头痛、呕吐时,头偏向一侧,应注意呕吐的次数、呕吐物性状、量、色等。颅压增高出现严重阵发性黑矇,视力障碍时,必须尽快采取降低颅压的措施,防止失明,并给予日常生活护理。

(3)精神异常的护理:患者出现欣快、不拘礼节、淡漠不语,甚至痴呆、性格改变时,应留陪护,指导陪护守护患者,不让其单独外出。并在患者衣服上贴以特殊标志,包括患者姓名、年龄、所在医院及科室、联系电话等,以防患者走失。

(4)肢体运动障碍的护理:患者出现对侧肢体偏瘫,其发展过程由一侧足部无力开始,逐渐发展至下肢,继而上肢,最后累及到头面部,是肿瘤压迫所致。①应加强功能锻炼,被动活动肢体 3～4 次/日,15～30 分钟/次,防止肢体萎缩。②勤翻身,1 次/2 小时,防压疮。

(5)术前准备

①皮肤准备:剃光头后用肥皂水和热水洗净并用络合碘消毒,以免术后伤口引起颅内感

染;天冷时,备皮后戴帽,防感冒。

②下列情况暂不宜手术:术前半个月内服用阿司匹林类药物、女患者月经来潮,以免导致术中出血不止,术后伤口或颅内继发性出血;感冒发热、咳嗽,使机体抵抗力降低,呼吸道分泌物增加,易导致术后肺部感染。

③术前准备:取下活动义齿和贵重物品并妥善保管;指导患者排空尿便;术前30分钟给手术前用药;备好术中用药、病历等用物;有脑室引流者进手术室前要关闭引流管,并包以无菌纱布,进手术室途中不要随意松动调节夹,以免因体位的改变造成引流过量、逆行感染或颅内出血。

2. 术后护理

(1)心理护理:手术创伤、麻醉反应、疼痛刺激、头面部肿胀、监护室无亲人陪伴、担心疾病的预后等使患者产生恐惧、孤独无助感。应主动与患者交流,并针对原因进行护理干预。①头痛时,耐心倾听患者主观感受,告诉患者头痛是因为术后伤口疼痛或暂时性脑水肿。遵医嘱使用镇痛药物。颅脑手术后的头痛一般不使用吗啡类药物,因其不仅可使瞳孔缩小,不利于术后的病情观察,更重要的是还有抑制呼吸中枢的作用。可用罗通定60mg口服,严重时肌内注射布桂嗪100mg。②呕吐时,指导患者不要紧张,协助患者头偏向一侧,随时清除呕吐物,使患者感觉舒适。③保持环境安静,减少外界不良刺激,适当安排探视,使患者感受到亲人的关心。④头面部肿胀及各种管道的约束,使患者不舒适,应告诉患者各种管道的作用,如头部引流管是为了防止手术部位积血积液,消除患者顾虑。抬高床头15~30°,协助生活护理并指导患者不牵拉各种管道,必要时予以约束肢体。

(2)饮食护理:①麻醉清醒后6小时,无吞咽障碍即可进食少量流质饮食。②术后早期胃肠功能未完全恢复,尽量少进牛奶、糖类食物,防止其消化时产气过多,引起肠胀气以后逐渐过渡到高热量、高蛋白、富营养、易消化饮食。

(3)体位护理:①麻醉未清醒前去枕平卧,头偏向健侧,以防呕吐物吸入呼吸道。②清醒后,血压平稳者,抬高床头15~30°,以利颅内静脉回流。③较大脑膜瘤切除术后,局部留有较大腔隙时,应禁患侧卧位,以防脑组织移位及脑水肿发生。

(4)脑水肿的护理:术后出现不同程度的脑水肿,常为手术创伤后反应。①密切观察意识、瞳孔、生命体征及肢体活动情况,出现异常及时报告医师处理。②给予20%甘露醇100mL静脉滴注1次,地塞米松5mg静脉注射1次/8小时,可以减轻和消除脑水肿。③控制输液速度,有条件者使用微电脑输液泵,控制输液速度,既节省人力、时间,又能达到效果。

(5)癫痫的护理:癫痫常发生于肿瘤位于或靠近大脑中央前后区的患者,特别是术前有癫痫发作的患者。①术后应给予抗癫痫治疗,术后麻醉清醒前苯巴比妥0.1g肌内注射,直至患者能口服抗癫痫药。②癫痫发作时加强护理,防止意外损伤。

(6)精神症状的护理:应适当约束,充分镇静,并妥善保护各种管道,防止患者坠床,自行拔管,自伤或伤人。

(7)管道护理:术后患者常有氧气管、创腔引流管、气管插管、导尿管,应保持各种管道的通畅,防止外源性感染的发生。

①气管插管:a. 应随时吸痰保持呼吸道通畅。b. 预防和减轻拔管后喉头水肿,予以生理

盐水 20mL＋糜蛋白酶 5mg 雾化吸入每日 2 次。

②创腔引流管：引流袋内口应低于引流管出口位置，以免逆行感染；适当制动头部，防止引流管扭曲、脱出，注意引流管是否通畅，观察量、颜色并记录；引流管一般术后第 3 日即拔管，以免引起感染。注意伤口渗血、渗液，一旦发现头部伤口渗湿，应及时报告医师处理。

③留置导尿管：a. 原则上应尽早拔除导尿管。b. 留置导尿管期间以 0.1％苯扎溴铵溶液消毒尿道口 2 次／日。c. 神清合作者先夹管 3～4 小时，患者有尿意即可拔管。d. 如为气囊导尿管，拔管时需先放气囊，以免损伤尿道。

（8）潜在并发症的护理

①肺部感染：合理使用抗生素；鼓励患者咳嗽排痰，以增加肺活量并随时清除口鼻腔分泌物，保持呼吸道通畅；对咳嗽反射减弱或消失，痰多且黏稠不易抽吸的患者，吸痰前先行雾化吸入；$SaO_2<90％$的患者应做气管切开。

②颅内出血：颅内出血是术后最严重的并发症，未及时发现和处理可导致患者死亡。术后 48 小时内特别注意患者的意识、瞳孔、生命体征，如患者出现瞳孔不等大、偏瘫或颅压显著升高表现，应立即报告医师，行脱水治疗的同时及早行 CT 复查，及时发现颅内出血，及早手术处理。

③失语：a. 遵医嘱使用促脑功能恢复的药物。b. 进行语言、智力训练，促进康复。c. 语言训练时从教发单音节开始由简单到复杂、循序渐进、发声练习多次重复进行。d. 智力训练从数数训练开始，不可急于求成。

三、脑转移瘤

脑转移瘤是颅外肿瘤细胞经血流、脑脊液循环、淋巴系统或直接侵入等途径转移到颅内而形成的肿瘤。通常男性多于女性，40～60 岁多见，肺癌、黑色素瘤和胃癌易早期向颅内转移，肿瘤好发于脑实质内，脑膜和颅骨转移也可见到。肿瘤多位于幕上大脑中动脉供血区，幕下仅占 6～15％。额叶多见，顶叶次之，枕叶、颞叶、小脑半球较少，偶见于脑干、脑室、垂体等部位。国内外均认为脑转移瘤中以肺癌脑转移最多见，有相当部分患者找不到原发灶，即使行脑转移瘤手术仍不能确定肿瘤来源。

（一）临床表现

由于脑转移瘤周围脑水肿严重，瘤内可有出血或坏死，大多发病较急，病程很短，自发病到症状明显平均 3～6 个月。

1.颅压增高　症状较一般原发性颅内肿瘤出现早，而且常为部分患者的主要症状。

2.局灶性神经损害　该症状取决于肿瘤的部位，常见症状有偏瘫、偏身感觉障碍、失语、同向偏盲和局限性癫痫等。

3.精神症状　为脑转移瘤的突出表现，表现为淡漠、幻觉、抑郁、性格变化和智力减退等，严重时有精神失常。

4.脑膜刺激症状　见于肿瘤沿蛛网膜下隙播散或肿瘤引起蛛网膜下隙出血的患者。

5.原发肿瘤的表现　脑转移瘤以来自肺部者最多，男性其次为消化系统恶性肿瘤，女性则为乳癌和子宫癌等。

(二)辅助检查

1.CT检查　对怀疑脑转移瘤的患者首选CT检查,可显示肿瘤的部位、数量、范围和周围脑组织水肿及移位情况,从而判断肿瘤的种类。转移瘤病变呈圆形,为高密度和混杂密度,中心时有坏死、囊变,增强后多数呈团块状或环状强化,周围水肿明显,相邻结构受压移位。

2.MRI扫描检查　显示 T_1 加权像为低信号灶,T_2 加权像呈高信号和与灰质信号相仿。

3.X线平片检查　表现为颅压增高征,对颅骨转移瘤的诊断价值较大。

(三)治疗原则

1.非手术治疗

(1)药物治疗:对病情危重不能耐受手术或急性恶性垂危的患者首选药物治疗。①激素如地塞米松,静脉滴注。②脱水治疗如20％甘露醇静脉滴注。

(2)放射治疗、化学药物治疗:用于手术不能全部切除的颅内多发转移瘤治疗。

2.手术治疗　手术的主要适应证:①单发的,原发病灶已切除,未发现其他部位转移者。②多发转移瘤患者,药物不能缓解颅压增高,行手术协助去除较大的肿瘤,待颅压增高缓解后,再行放射治疗、化学药物治疗。③先、后发现脑转移瘤与原发瘤的患者,一般先切除原发灶,后切除转移灶。④原发病灶不能切除的患者,为缓解症状,延长生命,只切除脑转移瘤。⑤单发但其他重要脏器功能不佳的患者不宜手术治疗。

(四)护理评估

1.健康史　了解患者既往是否患有慢性病及其他脏器功能障碍或肿瘤,有无手术、外伤及住院史,有无药物、食物过敏史。

2.身体状况

(1)了解患者是否在短期内出现症状,并呈逐渐加重的趋势:由于肿瘤生长迅速,脑组织反应严重,病程一般相当短,若发生肿瘤出血、坏死,病情可突然加重,也可呈卒中样发病。早期表现为晨起头痛,20～30分钟后自行缓解,次日仍痛,日渐加重。了解患者是否出现癫痫发作和局灶性症状如偏瘫、失语、眼震等表现。

(2)评估患者是否有意识、瞳孔、生命体征的改变:由于脑转移瘤的患者肿瘤生长迅速,需监测意识、瞳孔、生命体征,以及时发现脑疝的征象。

(3)评估神经功能:患者是否出现精神异常、癫痫发作、运动性失语等症状,注意评估患者的四肢肌力有无一侧肢力弱,语言表达是否流畅等,脑转移瘤多位于幕上大脑半球,额叶最多见,顶叶次之。

3.心理—社会状况　了解患者的文化程度,有无接受医疗知识的能力,以及患者对健康知识需求的程度。询问患者居住环境,有无污水、污物的污染,是否存在有疫区疫地的接触史。了解家庭成员的关系,患者在家庭、社会中的地位,是否有独立应对各种突发事件的能力。家庭的经济情况以及医疗费用支付的方式,有无过重的心理负担。

(五)护理诊断

1.潜在并发症　脑疝、癫痫。

2.有受伤的危险　与意识程度的改变、视野障碍、共济失调等有关。

3.自理缺陷 与疾病引起的神经功能障碍有关。

4.焦虑/恐惧 与担心疾病预后有关。

5.知识缺乏 缺乏转移瘤的相关自我保健知识。

(六)护理措施

1.术前护理

(1)心理护理:一旦确诊为脑转移瘤,患者承受疾病的折磨与面临死亡威胁的双重打击,产生恐惧、绝望的心理反应。应向患者耐心讲解疾病相关知识,传达积极的疾病信息,告诉患者此类肿瘤对放射治疗非常敏感,增加患者配合治疗的信心。讲述手术前的必要准备,介绍患者与同室手术后病友交流,使患者对神经外科手术有初步的感性认识。指导亲友多陪伴、安慰患者,使患者感受到亲人的关怀,珍惜生命。

(2)饮食护理:无颅压增高的患者可给予清淡、高蛋白、高维生素的饮食。颅内压增高患者应给予流质或半流质饮食,必要时少量多餐,预防饮食过饱,导致呕吐造成误吸的发生。

(3)体位护理:颅压增高的患者抬高床头 15～30°,利用重力的作用,降低颅内压力,缓解症状无颅压增高症状以及功能障碍的患者可采取自由卧位。

(4)颅压增高的护理:①严密观察意识、瞳孔、生体征的变化,及时发现脑疝早期征象。②将床头抬高 15～30°,给予半坐位,减轻脑水肿,降低颅内压。③遵医嘱按时给予脱水药。甘露醇脱水效果明显,但可出现一过性头痛、眩晕、视物模糊,偶见肾毒性反应,呋塞米易诱发电解质紊乱,应注意观察用药后反应。

(5)运动障碍的护理:①观察四肢肌力的变化及共济失调的改变,以了解肿瘤所在部位及病变程度。②对病房内、走廊、卫生间的安全设施进行检查,患者外出时有专人陪送,防止肢体运动障碍或共济失调造成外伤的发生。③一侧肢体严重瘫痪的患者,由于患侧支撑力的降低,常向患侧卧位或挫动,极易出现压疮或挫伤,应随时注意患者的卧位,协助患者翻身 1 次/2 小时。

(6)失语的护理:教会失语的患者使用肢体语言进行生活需要的表达,耐心解决患者日常生活需要。

2.术后护理

(1)心理护理:手术后患者身体极度虚弱,产生强烈的无助感,急需亲情般的关怀。护士应亲切地与患者进行交谈,讲述其手术经过以及家人的态度。在治疗允许的情况下让家属探视,家属探视时只限一人,需穿好隔离衣,预防隔离病房的污染。指导亲友不在患者面前流露悲伤情绪,以免:加重患者的心理压力。

(2)饮食护理:手术当日禁食,次日试喂少量水,吞咽正常者给予流质或半流质,3 日后若患者无异常改为普食。

(3)体位护理:手术当日为防止术后呕吐造成误吸,需去枕平卧头偏向一侧。次日给予平卧位或半坐位。

(4)颅压增高的护理:麻醉未清醒时,每 15～30 分钟观察一次意识、瞳孔、血压、脉搏、呼吸变化,清醒后观察 1 次/1～2 小时,并及时记录。

(5)偏瘫的护理:①加床挡,保护患者的安全,躁动患者适当约束四肢。②翻身、叩背 1

次/2 小时,防止压疮及肺部感染的发生。③鼓励早日进行肢体的锻炼,协助下床活动,促进身体的康复。④患者进行肢体锻炼时借助拐杖、扶手等辅助工具,示范正确的行走姿势,嘱患者穿鞋底摩擦力较大的鞋,专人陪伴保护,防止摔伤等意外发生。

(6)管道护理:术后患者常有氧气管、创腔引流管、气管插管、导尿管,应保持各种管道的通畅,防止外源性感染的发生。

①气管插管:a.应随时吸痰保持呼吸道通畅。b.预防和减轻拔管后喉头水肿,予以生理盐水 20mL+糜蛋白酶 5mg 雾化吸入每日 2 次。

②创腔引流管:引流袋内口应低于引流管出口位置,以免逆行感染;适当制动头部,防止引流管扭曲、脱出,注意引流管是否通畅,观察量、颜色并记录;引流管一般术后第 3 日即拔管,以免引起感染。注意伤口渗血、渗液,一旦发现头部伤口渗湿,应及时报告医师处理。

③留置导尿管:a.原则上应尽早拔除导尿管。b.留置导尿管期间以 0.1%苯扎溴铵溶液消毒尿道口 2 次/日。c.神清合作者先夹管 3～4 小时,患者有尿意即可拔管。d.如为气囊导尿管,拔管时需先放气囊,以免损伤尿道。

第八节　颅内动脉瘤的护理

颅内动脉瘤是颅内动脉壁的囊性膨出,因动脉壁局部薄弱和血流冲击而形成,极易破裂出血,是蛛网膜下腔出血最常见的原因。以 40～60 岁人群多见,在脑血管意外的发病率中,仅次于脑血栓形成和高血压脑出血。动脉瘤破裂出血死亡率很高,初次出血死亡率为 15%,再次出血死亡率为 40～65%,再次出血最常出现在 7 日之内。出血的诱因大致为各种运动后、情绪激动、排便用力、分娩等。预后与患者年龄,以往的健康状态,动脉瘤的大小、部位、性质,术前的临床分级状态,手术时间的选择,有无血管痉挛及其严重程度有关。动脉瘤患者蛛网膜下腔出血后伴有血管痉挛和颅内血肿均是影响预后的重要因素,预后也与手术者的经验和技术娴熟程度有关。

一、临床表现

1.局灶症状　小的动脉瘤可无症状。较大的动脉瘤可压迫邻近结构出现相应的局灶症状,如动眼神经麻痹,表现为病侧上睑下垂、瞳孔散大,眼球不能向上、下,内转动,眼球处于外下斜位,直接和间接对光反应消失。

2.动脉瘤破裂出血症状　多突然发生,患者可有运动、情绪激动、用力排便、咳嗽等诱因,部分患者则无明显诱因或在睡眠中发生。一旦破裂出血,血液流至蛛网膜下腔,患者可出现剧烈头痛、呕吐、意识障碍、脑膜刺激征等,严重者可因急性颅压增高而引发枕骨大孔疝,导致呼吸骤停。

多数动脉瘤破口会被凝血封闭而出血停止,病情逐渐稳定。如未及时治疗,随着破口周围血块溶解,动脉瘤可能在 2 周内再次破溃出血,再出血率为 15%～20%。

蛛网膜下腔内的血液可诱发脑动脉痉挛,发生率为 21%～62%,多发生在出血后 3～15日。局部血管痉挛只发生在动脉瘤附近,患者症状不明显;广泛脑血管痉挛可致脑梗死,患者出现意识障碍、偏瘫、失语甚至死亡。

二、辅助检查

1.腰椎穿刺检查 怀疑蛛网膜下腔出血时,常需行腰穿检查。脑脊液呈粉红色或血色,红细胞在每立方毫米几十至几十万不等,甚至高达百万。无红细胞者亦不能完全除外动脉瘤的出血存在。注意,腰穿前应首先确定患者是否存在颅压增高及脑疝,以免行腰穿检查造成病情恶化而死亡。腰椎穿刺可能诱发动脉瘤破裂出血,故不再作为确诊蛛网膜下腔出血(SAH)的首选。

2.CT 检查 可明确有无蛛网膜下腔出血,是确诊 SAH 首选。

3.MRI 检查 可初步了解动脉瘤的大小及位置。

4.脑血管造影 是确诊颅内动脉瘤的金标准,对判明动脉瘤的准确位置、形态、内径、数目、血管痉挛和确定手术方案都十分重要。

5.其他检查 经颅多普勒超声(TCD)、MRA、CT 血管成像(CTA)等。

三、治疗原则

1.非手术治疗 主要是防止出血或再出血,控制动脉痉挛。卧床休息,对症处理,控制血压,降低颅压。经颅多普勒超声监测脑血流变化,发现脑血管痉挛时,早期使用钙通道阻滞药等扩血管药物治疗。使用氨基己酸抑制纤溶酶的形成,预防再次出血。

2.手术治疗 开颅动脉瘤蒂夹闭术是首选方法,既不阻断载瘤动脉,又完全彻底消除动脉瘤。也可采用颅内动脉瘤介入栓塞治疗,具有微创、简便、相对安全、恢复快等优点。

四、护理评估

1.健康史

(1)了解患者一般情况,如有无特殊嗜好与宗教信仰,饮食、睡眠、排便习惯,评估患者自理能力。

(2)询问患者既往是否患有原发性高血压、糖尿病、心脏病等慢性病及肝炎、结核等传染性疾病。是否有手术、外伤及住院史,有无药物、食物的过敏史。患者家族成员中有无患有同类疾病的人员。

2.身体状况

(1)询问患者症状出现的时间及原因:小而未破裂的动脉瘤无症状,但有 71% 的患者发生颅内出血,表现为突起头痛、呕吐,意识障碍、癫痫发作、脑膜刺激症状等。32% 的患者出血前有运动、情绪激动、排便、咳嗽、头部创伤、性交或分娩等明显的诱因,在向患者疗解疾病发生的原因时,应详细询问患者是否以上原因造成症状出现。

(2)意识、瞳孔、生命体征的评估:大多颅内动脉瘤都因为破裂引起急性蛛网膜下腔出血才发现此病,颅内出血或部分巨大动脉瘤本身的占位效应可造成颅压增高,严重者可出现脑疝,威胁患者生命安全。通过对意识、瞳孔、生命体征的监测可以对疾病发展以及患者目前的病情变化有所了解。

(3)神经功能的评估:临床上将动脉瘤的症状和体征分为五级。Ⅰ级:无症状,或轻微的头痛及轻度颈强直;Ⅱ级:中度至重度的头痛、颈强直,除有神经麻痹外,无其他神经功能缺失;Ⅲ级:嗜睡、意识模糊,或轻微的局灶性神经功能缺失;Ⅳ级:木僵,中度至重度偏身不全麻痹,可能有早期的去脑强直及自主神经系统功能障碍;Ⅴ级:深昏迷,去脑强直,濒死状态。此外,少数出血的动脉瘤因影响到邻近的神经或脑部结构而产生特殊的综合征,主要的神经损害与动脉瘤的部位有着密切的关系,常见的症状有眼眶、额部疼痛、复视、双侧瞳孔不等大、垂体功能不全、视力视野障碍、言语困难、动眼神经麻痹等。进行体查评估时应判断患者出现了哪些中枢神经受损的症状,进而能够初步了解到患者病变的部位,便于进行针对性的观察及处理。

3.心理—社会状况　评估患者家庭生活是否和谐,家庭成员对患者关爱程度,患者对卫生及疾病知识期望了解的程度,患病后患者的心理应激反应。是否对支付医疗费用感到难以承受。

五、护理诊断

1.舒适的改变　与疼痛有关。
2.焦虑/恐惧　与患者对疾病的恐惧、担心预后有关。
3.知识缺乏　缺乏颅内动脉瘤破裂的防治知识。
4.潜在并发症　颅内动脉瘤破裂、颅压增高、脑血管痉挛、脑缺血。

六、护理措施

1.预防出血或再次出血

(1)卧床休息:抬高床头 15～30°以利静脉回流,减少不必要的活动。保持病房安静,尽量减少外界不良因素的刺激,稳定患者情绪,保证充足睡眠,预防再出血。

(2)保持适宜的颅压:①预防颅压骤降:颅压骤降会加大颅内血管壁内外压力差,诱发动脉瘤破裂,应维持颅压在 $100mmH_2O$ 左右;应用脱水药时,控制输注速度,不能加压输入;脑脊液引流者引流速度要慢,脑室引流者引流瓶位置不能过低。②避免颅压增高的诱因,如便秘、咳嗽、癫痫发作等。

(3)维持血压稳定:动脉瘤破裂可因血压波动引起,应避免引发血压骤升骤降的因素。一旦发现血压升高,遵医嘱使用降压药,使血压下降10%即可。用药期间注意血压的变化,避免血压偏低造成脑缺血。

2.术前护理

(1)心理护理:①安慰患者,嘱患者不可过度紧张,保持情绪稳定,以利于控制病情。②向患者介绍相关的疾病知识,解释出现头痛、呕吐等症状是动脉瘤出血所致。③交谈时语言简练、温和、轻松,不要夸大病情,避免造成或加重患者焦虑、恐惧的心理。④提供真实、准确的医疗程序信息(包括主观信息、客观信息)。

(2)体位护理:①为防止动脉瘤破裂,指导并监督患者绝对卧床休息。②脑血管造影后嘱患者患肢制动平卧 6 小时,防止穿刺处出血。③由于动脉瘤破裂出血造成肢体偏瘫的患者,尽量避免患侧卧位,患肢摆放功能位,加放床挡并及时予以翻身,防止压疮形成。④颅压增高患者,呕吐时侧卧位或平卧位,头偏向一侧。

（3）饮食护理：给予清淡、低盐、富含纤维素饮食，保证营养供给，防止便秘。

（4）症状护理：颅压增高者：①巡视病房 1 次/15～30 分钟，观察患者的精神、情绪状态，询问患者有无头痛、眼眶疼痛的表现，及时发现动脉瘤破裂的先兆。②遵医嘱定时观察与记录意识、瞳孔、生命体征，当患者出现呕吐时，观察呕吐特点、时间、呕吐物的性质、颜色、量并记录。③注意患者排便是否顺利，防止因便秘造成患者的出血或再出血。④观察临床症状的改变，如视、听、运动等功能有无逐渐下降的趋势。⑤观察患者有无癫痫发作。⑥动脉造影术后密切观察足背动脉的搏动、患肢皮肤的温度及血运以及穿刺肢体伤口敷料颜色情况。⑦遵医嘱控制性降血压时，监测用药效果与反应，一般将收缩压降低 10～20％即可，原发性高血压患者则降低收缩压 30～35％，防止血压过低造成脑供血不足而引起脑缺血性损害。正确使用甘露醇以达到脱水降颅压的作用，了解用药的效果，使用药物 30 分钟后注意观察患者症状有无改善。

3. 术后护理

（1）心理护理：向患者讲述手术的过程，以及术后的确切诊断，告诉患者动脉瘤手术治疗后可治愈。向患者讲解手术后的康复及神经功能恢复的知识，鼓励患者坚持进行锻炼，逐步达到生活自理，最终回到工作岗位。

（2）饮食护理：术后当日禁食，次日给予流质或半流饮食连续 3 日，观察患者无异常反应后，改为普食，饮食以清淡、营养丰富、富含纤维素的食物为主。意识障碍、吞咽困难的患者要保证机体的营养需要，给予鼻饲饮食。

（3）体位护理：①麻醉未清醒前去枕平卧，头偏向健侧，以防呕吐物吸入呼吸道。②清醒后，血压平稳者，抬高床头 15～30°，以利颅内静脉回流。头部应处于中间位，避免转向两侧。

（4）潜在并发症的护理

①继发性出血：a. 观察意识、瞳孔、血压、呼吸、脉搏 1 次/2 小时并及时记录，尤其需要注意血压的变化。b. 观察临床症状的改变，如视、听、运动等功能有逐渐地下降趋势，提示有脑水肿或再出血。c. 避免一切致出血的诱发因素，防止出血或再出血的发生。d. 遵医嘱正确使用药物控制血压及镇静。e. 限制探视人员，保持病房安静。告诫家属不要刺激患者，以免造成患者情绪波动。f. 鼓励患者多饮水、多食新鲜的蔬菜、水果，保证排便的通畅。g. 尽量将治疗和护理时间集中，保证患者充分的睡眠。

②脑缺血及脑动脉痉挛：蛛网膜下腔出血、穿刺脑动脉、注射造影剂、手术器械接触动脉等均可诱发脑动脉痉挛，动脉痉挛是动脉瘤破裂出血后发生脑缺血的重要原因。a. 密切观察病情变化，如患者出现头痛、失语、偏瘫等表现，及时报告医师处理。b. 遵医嘱使用钙通道阻滞药、升压、扩容、稀释血液、控制性降血乐等有效的方法，防治脑血管痉挛和缺血。

七、健康教育

1. 心理指导　多鼓励患者坚持进行康复训练，保持乐观的情绪和心态的平衡。无功能障碍或轻度功能障碍的患者，尽量要从事一些力所能及的工作，不要强化患者角色。

2. 用药指导　嘱患者坚持服用抗高血压、抗癫痫、抗痉挛等药物，不可擅自停药、改药，以免病情波动。

3.病情监测　应教会患者测量血压,便于血压的观察和控制。

4.饮食指导　宣教患者饮食要清淡、少盐、富含纤维素,保持排便通畅。

5.就诊指导　嘱患者若再次出现症状,及时就诊。

6.复查　嘱患者每3~6个月复查1次。

第九节　颅内血管畸形的护理

一、脑动静脉畸形

脑动静脉畸形(AVM),也称脑血管瘤,是脑血管畸形中最为常见的一种,是先天性发育异常,其动脉与静脉之间没有毛细血管网,动脉血管与静脉血管直接沟通,形成动静脉短路。AVM是一种先天性疾病,是胚胎发育过程中脑血管发生变异而形成的。

(一)临床表现

脑动静脉畸形可见于任何年龄,约72%的患者在40岁以前发病,男性多于女性。其临床表现与部位、大小、是否破裂有关。

1.出血　一般多发生于青年人。患者剧烈头痛、呕吐,严重者出现意识障碍,脑膜刺激征阳性。深部的脑血管瘤出血可产生压迫症状,出现偏瘫、语言障碍、痴呆等。

2.癫痫　为脑血管畸形的常见症状,约占40~50%,多为单纯部分性发作,也可为全面性发作。患者有发作性局部肢体的抽动,发作性肢体麻木或发作性视觉障碍,额顶叶的脑血管畸形患者中86%有癫痫发作。

3.头痛　半数以上患者有长期头痛史,类似偏头痛,多位于病变处。如果头痛伴视盘水肿,要考虑颅压增高,这是因为动静脉畸形有一定的扩张能力,引起脑脊液流通阻塞。出血时头痛较平时剧烈,多伴呕吐。

4.进行性神经障碍　病变对侧的偏瘫多见,也可有偏身感觉障碍。痴呆多见于较大的动静脉畸形,这是脑发育障碍及脑部弥漫性缺血所致。

5.颅内杂音　10~15%的患者会出现颅内杂音。如果病变较大并且位于脑表浅部位,可在病变处听到杂音。

(二)辅助检查

1.数字减影血管造影(DSA)检查　对诊断有重要价值,可清晰显示异常的血管团,可显示供血动脉及引流静脉,但并非所有的AVM都可以显影,隐匿性血管畸形DSA为阴性。

2.头颅CT扫描　显示多数有脑内及脑室内出血或蛛网膜下腔出血。

3.头颅MRI　显示蜂窝状或葡萄状血管流空低信号影。

4.经颅多普勒超声检查　供血动脉的血流速度加快。

(三)治疗原则

治疗的目的是防止和杜绝病灶破裂出血,减轻或纠正脑窃血现象,改善脑组织的血供,缓解神经功能障碍,减少癫痫的发作,提高患者的生活质量。

1.手术治疗　是最根本的治疗方法。常见手术方式有两种：①动静脉畸形血管切除术。②供血动脉结扎术。目前,动静脉畸形血管切除术仍是最可靠的治疗方法。

2.介入治疗　对血流丰富且体积较大者可进行血管内栓塞术。现在通常用人工栓塞作为切除术前的辅助手段。

3.放射治疗　主要应用于直径小于 3cm、位置深、风险大、不易手术者,也用于手术后残留病灶的补充治疗。

(四)护理评估

1.健康史　了解患者的一般情况,既往饮食、睡眠、排便习惯,自理能力与心理状态。患者及其亲友对于疾病知识了解程度,家庭经济状况及费用支付方式。

2.身体状况

(1)了解患者症状出现的时间及原因:由于脑血管畸形所产生的症状主要是出血症状和与畸形及血肿压迫部位有关的症状,了解患者发病初期有无持续、反复发作的头痛,是否出现癫痫,运动、语言、听力、感觉等神经系统功能障碍的表现。

(2)意识、瞳孔、生命体征的评估:通过对意识、瞳孔、生命体征的监测以及时发现和处理脑血管畸形出血导致的颅压增高,以及威胁患者生命的脑疝。

(3)神经功能的评估:有无肢体偏瘫、失语、幻视、幻嗅等特定部位功能损伤表现,是否出现震颤、不自主运动、肢体笨拙等基底核损害的症状,以及共济失调、听力减退、呼吸障碍等脑桥及延髓病变的表现。血管畸形可发生在不同部位,45～80% 在大脑半球,8～18% 在内囊、基底核或脑室,约有 6% 的颅内血管畸形是多发的,它对于神经功能造成的伤害与发生的部位有着密切的关系。

3.心理一社会状况　患者家庭生活是否和谐,家庭成员对患者关爱程度,患者对卫生及疾病知识期望了解的程度,患病后患者的心理应激反应,是否对支付医疗费用感到难以承受。

(五)护理诊断

1.舒适的改变　与头痛有关。

2.有受伤的危险　与癫痫发作有关。

3.潜在并发症　颅内出血、颅压增高、脑疝、癫痫发作、术后血肿。

(六)护理措施

1.常见症状护理

(1)癫痫大发作:①保持呼吸道通畅。发作时立即松解衣领、裤带,取下义齿。取头低侧卧或平卧头侧位,必要时置口咽通气道或气管插管/切开。②病情观察:应注意观察发作类型,记录发作时间与频率,以及患者发作停止后意识的恢复、有无头痛乏力、行为异常等。③做好安全防护:告知患者有前驱症状时立即平卧,发作时应注意防舌咬伤、防骨折、防关节脱臼、防坠床或跌伤。④健康指导:指导患者建立良好的生活习惯,注意劳逸结合,保持睡眠充足,减少精神刺激,禁止从事危险工作,如高空作业或司机,禁忌游泳、蒸汽浴等。避免各种诱因,如疲劳、饥饿、便秘、经期、饮酒等。

(2)颅压增高:①体位:抬高床头 15～30°。②给氧:持续或间断给氧,使脑血管收缩,降低脑血流量。③维持正常体温:高热可使机体代谢率增高,加重脑缺氧。④防止颅压骤然增高,避免情绪激动,保持呼吸道通畅,避免剧烈咳嗽和便秘,处理躁动。

(3)头痛:①保持良好的环境:安静,光线柔和,适宜的温度和湿度。②头痛的观察:应观察患者头痛部位、性质、持续时间、发作频率以及有无伴随症状,并做好详细的观察书面记录。③健康教育:指导患者写头痛日记,包括头痛时间、部位、诱因等,教育患者配合规范治疗的重要性,指导正确用药,讲解过量和经常使用某些药物可能产生的不良作用。

2. 术前护理

(1)心理护理:①解释手术的必要性、手术方式、注意事项。②了解患者的心理状态,鼓励患者表达自身感受。③根据患者心理状态进行针对性的心理护理。④鼓励患者家属和朋友给予患者关心和支持。

(2)营养及胃肠道准备:①鼓励患者进食高蛋白、高热量、高维生素、易消化食物。②不能进食患者遵医嘱静脉补充热量及其他营养。③术前8小时禁饮禁食。

(3)病情观察及护理:观察并记录患者生命体征、神志、瞳孔、肌力、肌张力等情况,以及患者有无癫痫发作,发作类型等。

(4)术前常规准备:①术前进行抗生素皮试,术晨遵医嘱带入术中用药。②协助完善相关术前检查:心电图、CT、MRI、DSA、出凝血试验等。③术晨更换清洁病员服。④术晨备皮:以往认为备皮应在术前1日进行,现有学者认为皮肤清洁时间离手术时间越近越好,有利于预防切口感染。⑤术晨建立静脉通道。⑥术晨与手术室人员进行患者、药物核对后,送入手术室。⑦麻醉后置尿管。

3. 术后护理

(1)全麻术后护理常规:了解麻醉和手术方式、术中情况、切口和引流情况。吸氧,持续心电监护,床挡保护防坠床,严密监测生命体征。

(2)伤口观察及护理:观察伤口有无渗血渗液,若有,应及时通知医师并更换敷料。

(3)各管道观察及护理:①输液管保持通畅,留置针妥善固定,注意观察穿刺部位皮肤。②尿管按照尿管护理常规进行,一般术后第1日可拔除尿管,拔管后注意关注患者自行排尿情况。③保持引流管通畅,观察引流量及颜色性状。

(4)疼痛护理:评估患者疼痛情况。遵医嘱给予镇痛药。提供安静舒适的环境。

(5)基础护理:做好口腔护理、尿管护理、定时翻身、雾化、患者清洁等工作。

4. 介入手术护理

(1)术前护理:①术前禁饮禁食8小时。②术区备皮(腹股沟及会阴部)。③术前1~2日要让患者练习在床上排便,防止患者因为术后不习惯在床上排便而导致充盈性尿失禁。④建立静脉通道时最好能选择左侧上肢,以免影响医师术中操作。⑤术前应记录患者肌力和足背动脉搏动情况,作为术后观察对照,便于及早判断是否有并发症发生。

(2)术后护理:①术后观察:神志、瞳孔、生命体征、四肢活动度以及穿刺点出血征象。②术后患者需平卧24小时,穿刺肢体伸直,禁止蜷曲。③穿刺部位护理:术中全身肝素化会导致穿刺点和全身出血风险的增加,局部加压是防止穿刺部位出血最为简便有效的方法。可选择用手按压穿刺点或动脉压迫止血器进行压迫,注意用力适度。注意观察局部穿刺处有无渗血、淤斑、血肿。④注意观察穿刺肢体动脉搏动及色泽,询问患者有无下肢疼痛、麻木现象。

若术侧足背动脉搏动较对侧明显减弱和(或)下肢疼痛明显,皮肤色泽发绀,提示有下肢栓塞可能。穿刺点加压包扎过度也可致动脉血运不良,应迅速松解加压包扎绷带。⑤加强凝血机制及血生化的检测。

5.手术并发症的护理

(1)脑血管痉挛:①尼莫地平的应用:术后通常会应用尼莫地平以防止脑血管痉挛。尼莫地平为酒精溶媒,使用前首先询问患者有无过敏史;输入时应注意速度并随时观察血压,防止出现低血压,甚至休克,并应避光输入。②密切警惕有无肢体瘫痪程度加重和出现新的瘫痪,注意患者有无头痛呕吐、失语以及癫痫等神经系统症状。③血压调控:血压变化可引起脑灌注流量改变,从而诱发脑血管痉挛,术后应根据患者情况调控血压为稳定、适中水平。

(2)再出血:①术后动态观察患者的意识、瞳孔、生命体征,观察有无新增神经功能缺损表现或原有神经症状的恶化。②应注意保护头部,防止外力作用引起出血。③头部引流管一般于术后 24~48 小时拔除。在此期间,应密切观察并记录引流液的颜色、性质及量。如引流液颜色由浅变深,提示有再出血的可能,需及时报告医师。④遵医嘱应用镇静药和抗癫痫药,防止患者躁动和癫痫发作。⑤采用护理干预手段,避免引起血压和颅压增高的因素,如用力咳嗽、排便、情绪激动等。

(七)健康教育

1.心理指导 鼓励患者早日并坚持进行康复训练,保持乐观的情绪和心态的平衡,不可因某种事情而烦恼。无功能障碍或轻度功能障碍的患者,尽量从事一些力所能及的工作,不要强化患者角色。

2.用药指导 坚持服用各种药,如抗癫痫药物,不可擅自停药、改药,以免加重病情。

3.就诊指导 若再次出现头痛、呕吐、神经功能障碍等症状,应及时就诊。

4.复查 每 3~6 个月复查 1 次。

二、硬脑膜动静脉畸形

硬脑膜动静脉畸形(DAVM)又称硬脑膜动静脉瘘(DAVF),为硬脑膜动静脉之间的短路,是硬脑膜内的动静脉沟通或动静脉瘘,由硬脑膜动脉或颅内动脉的硬脑膜支供血,并回流至静脉窦或动脉化的脑膜静脉,约占颅内血管畸形的 5~20%。以横窦乙状窦区最为常见。

(一)临床表现

临床表现主要取决于引流静脉的部位、大小,而与供血动脉的来源无关。绝大部分DAVM 没有症状或仅有颅内杂音。头痛常是患者的主诉。

1.搏动性耳鸣及颅内杂音 约 70%患者有搏动性颅内杂音,杂音可在病变部位,也可遍及整个头部。杂音高低取决于动静脉短路情况,若血流量大,瘘口小,则可闻及高调杂音;反之,杂音较小或无杂音。

2.头痛 约 50%出现头痛,可在病变局部,也可遍及整个头部,呈持续性、搏动性剧烈头痛,活动、体位变化或血压高时加重。

3.颅内压增高 各种因素引起静脉窦阻塞,静脉回流受阻,甚至逆流至软脑膜静脉,影响脑脊液吸收,引起颅压增高。患者会出现头痛、呕吐和视盘水肿的等高颅压症。

4.颅内出血 约有20％的患者在病程中出现颅内出血。

5.脑窃血症状 大量动脉血直接回流静脉窦,脑组织血供减少,造成脑缺血。主要有癫痫和局灶性神经功能障碍症状,与AVM引起的窃血症状相似。

6.其他症状 不同部位的DAVM,静脉回流不同,出现相应定位症状。如海绵窦内DAVM由于静脉高压,眼静脉回流减少,出现突眼、结膜充血水肿等症状。

(二)辅助检查

1.脑血管造影 是DAVM诊断和分型的最重要手段,可以清楚地显示畸形血管自动脉期至静脉期各阶段表现,对治疗方案的设计具有决定作用。

2.磁共振血管成像检查(MRA/MRV) 能无创显示硬脑膜动静脉的解剖结构。分辨率较差,目前仅作为筛选和随访DAVM的手段之一。

3.CT扫描 有助于发现病变和颅内出血。

4.MRI检查 可作为DAVM筛选和鉴别诊断的手段,但对治疗方法的选择和预后判断帮助不大。

(三)治疗原则

应根据患者过去的临床表现、目前的临床状况和血管造影表现,选择和制定治疗方案。

1.内科治疗。

2.外科手术治疗 仍是目前治疗DAVM的最有效的方法,适用于有皮质引流静脉或近期内出现进行性神经功能障碍的病变。由于手术操作难度较大,术中止血较困难,据统计,横窦乙状窦区DAVM的手术死亡率和严重病残率约为15％。因此,术前要进行详尽的血管造影检查和周到的术前准备工作。

3.血管内介入治疗

(1)经动脉血管内栓塞治疗。

(2)经静脉血管内栓塞治疗。

4.放射治疗。

(四)护理诊断

1.舒适的改变 与头痛有关。

2.有受伤的危险 与癫痫发作有关。

3.潜在并发症 颅内出血、颅压增高、脑疝、癫痫发作、球结膜溃疡。

(五)护理措施

1.头痛的护理 多数患者存在头痛,且头痛与劳累、紧张、睡眠、血压等有关,嘱患者注意劳逸结合、生活规律,避免情绪激动,有高血压的患者应注意控制血压。头痛发作时应保持环境安静,观察头痛性质、部位、时间,必要时遵医嘱服用镇痛药。

2.眼部护理 部分患者因海绵窦内DAVM向眼静脉回流,会出现突眼、结膜充血等症状,易导致眼球干燥,继发感染,而出现球结膜溃疡。可涂抗生素眼膏或滴入甲基纤维素滴眼液,可用手协助患者眼睑闭合后以胶带封眼睑,或以0.9％氯化钠溶液纱布覆盖眼睑。

3.颅压增高的护理

(1)体位:抬高床头15～30°。

（2）给氧：持续或间断给氧，使脑血管收缩，降低脑血流量。

（3）维持正常体温：高热可使机体代谢率增高，加重脑缺氧。

（4）防止颅压骤然增高：避免情绪激动；保持呼吸道通畅；避免剧烈咳嗽和便秘；处理躁动。

4.癫痫大发作的护理

（1）保持呼吸道通畅：发作时立即松解衣领、裤带，取下义齿。取头低侧卧或平卧头侧位，必要时置口咽通气道或气管插管/切开。

（2）病情观察：应注意观察发作类型，记录发作时间与频率，以及患者发作停止后意识的恢复、有无头痛乏力、行为异常等。

（3）做好安全防护：告知患者有前驱症状时立即平卧，发作时注意防舌咬伤、防骨折、防关节脱臼、防坠床或跌伤。

（4）健康指导：指导患者建立良好的生活习惯，注意劳逸结合，保持睡眠充足，减少精神刺激，禁止从事危险工作，如高空作业或司机，禁忌游泳、蒸汽浴等。避免各种诱因，如疲劳、饥饿、便秘、经期、饮酒等。

三、颅内海绵状血管瘤

海绵状血管瘤是指由众多薄壁血管组成的海绵状异常血管团，这些畸形血管紧密相贴，血管间没有或极少有脑实质组织。它们并非真性肿瘤，按组织学分类属于脑血管畸形。

（一）临床表现

1.无症状　占总数的 $11\sim44\%$。轻微头痛可能是唯一主诉，常因此或体检做影像学检查而发现本病。

2.癫痫　占 $40\sim100\%$。见于大多数幕上颅内海绵状血管瘤，表现为各种形式的癫痫。其中约 40% 为难治性癫痫。

3.出血　一般发生在病灶周围脑组织内，较少进入蛛网膜下腔或脑室。女性患者尤其是怀孕的女性海绵状血管瘤患者的出血率较高。反复出血可引起病灶增大并加重局部神经功能障碍。

4.局部神经功能缺失　占 $15.4\sim46.6\%$。急性及进行性局部神经功能缺失常继发于病灶出血。症状取决于病灶部位与体积。可表现为静止性、进行性或混合性。

（二）辅助检查

1.CT 扫描　诊断海绵状血管瘤的敏感性为 $70\sim100\%$，但特异性小于 50%。

2.MRI 扫描　是诊断海绵状血管瘤最敏感的方法。其与病理符合率达 $80\sim100\%$。

3.其他检查　颅骨 X 线平片、正电子发射层析术（PET）。

（三）治疗原则

1.保守治疗　对无症状或仅有轻微头痛的海绵状血管瘤患者可保守治疗，并定期随访。

2.手术治疗　有明显症状如神经功能缺失、显性出血（即使仅有 1 次）、难治性癫痫、病灶增大或有高颅压者均应手术治疗。

3.放射治疗。

（四）护理诊断

1.舒适的改变　与头痛有关。

2.有受伤的危险　与癫痫发作有关。

3.潜在并发症　颅内出血、脑积水、颅压增高、脑疝、癫痫发作。

"护理措施"和"健康教育"见本节"脑动静脉畸形"的相关内容。

四、脑静脉畸形

脑静脉畸形也称脑静脉瘤，是先天性正常局部脑引流静脉的异常扩张，其外形异常，但生理功能上为引流静脉。多见于 30～40 岁成人，男性稍多于女性。最常见的临床表现主要为癫痫大发作。静脉畸形可分为浅表型和深部型。浅表型指深部髓静脉区域通过浅表髓静脉引流入皮质静脉；深部型指皮质下区域引流入深部静脉系统。

（一）临床表现

大多数患者临床上很少有症状或出血表现，症状的发生依其部位而定，脑静脉畸形发生的出血主要为脑内和脑室内出血。主要临床表现有：

1.癫痫　是最常见的临床表现，主要为癫痫大发作。

2.局限性神经功能障碍　表现为单侧肢体轻瘫，可伴有感觉障碍。

3.慢性头痛。

4.颅内出血　一般认为脑静脉畸形出血率在 15～20％，幕下病灶比幕上病灶更易于出血。患者突然剧烈头痛，昏迷或偏瘫。

（二）辅助检查

1.脑血管造影。

2.CT 扫描。

3.MRI 扫描。

（三）治疗原则

1.对有癫痫的脑静脉畸形者，给予抗癫痫治疗效果良好。

2.一般的对症治疗。

3.手术治疗　有出血者可做开颅血肿清除或脑室内血肿清除引流术。

（四）护理评估

见本节"脑动静脉畸形"的相关内容。

（五）护理诊断

1.舒适的改变　与头痛有关。

2.有受伤的危险　与癫痫发作有关。

"护理措施"和"健康教育"见本节"脑动静脉畸形"的相关内容。

第十节　颈内动脉海绵窦瘘的护理

海绵窦是一对位于蝶鞍两旁的较大静脉腔隙，任何原因造成的该窦内颈内动脉主干或其分支破裂所致动脉血流入海绵窦,称为颈内动脉海绵窦瘘(CCF)。分外伤性、自发性及医源性三种。随着颈内动脉的破裂,动脉血液直接进入海绵窦,导致窦内压力增高,使得动脉血直接反流进入静脉,从而导致与海绵窦相通的各静脉怒张,临床上也出现相应的症状和体征。

一、临床表现

CCF临床表现较多,但根本取决于瘘口的大小、静脉引流的方向,如向眼静脉引流则以眼部症状为主,向颅内引流则表现为脑部症状,主要表现如下:

1.颅内杂音和震颤　为大多数患者就诊的原因,常描述为与动脉搏动一致的连续样隆隆性杂音,压迫患侧颈内动脉可使杂音明显减弱或消失。

2.搏动性突眼　患者就诊的主要原因之一,常诉眼球向前突出并有与脉搏一致的眼球搏动。

3.头痛　早期可出现头痛。

4.视力和眼球运动障碍　主要为视神经水肿和脑神经受损所致。

5.颅内出血及鼻出血　怒张静脉破裂致颅内出血,后果常较严重;蝶窦壁骨折可致鼻出血。

二、辅助检查

1.头部CT扫描　可发现突眼,海绵窦显影增强或眼静脉增粗。CT对于外伤性颈动脉海绵窦瘘(TCCF)判断并发损伤有意义,可以发现骨折、血肿及脑挫伤、颅眶损伤的范围等。但对于自发性颈动脉海绵窦瘘(SCCF)的诊断帮助不大。

2.MRA检查　可清晰发现TCCF引流静脉走向,但是对于某些低流量SCCF的诊断帮助不大。

3.血管造影　是最重要的检查手段。

三、治疗原则

CCF自愈的可能性极小,所以治疗以手术为主。目前血管内介入治疗是CCF的首选治疗方法。治疗原则为阻塞瘘口或减少瘘口的血流,同时尽量不阻断供血动脉。

四、护理评估

1.健康史　了解患者出现症状后进行过何种检查和治疗,目前患者存在哪些不适。询问患者既往是否患有高血压、糖尿病、心脏病等慢性病及肝炎、结核等传染性疾病。是否有手术、住院史,尤其需要特别注意患者有无颅脑外伤史。有无药物、食物的过敏史。患者家族成员中有无患有同类疾病的人员。

2.身体状况

(1)询问患者症状出现的时间及体征:患者常因突眼、眼球搏动而就诊。由于眼静脉无瓣膜,高压的动脉血流入海绵窦,再流向眼静脉,使眼部血液回流障碍及充血,以致病侧或双侧眼球突出,多可见与脉搏一致的眼球搏动,球结膜及眼睑高度水肿出血或外翻。了解患者是否出现视力降低、复视,询问患者是否感到颅内杂音,由于瘘口血流的原因,患者颅内出现隆隆样或吹风样杂音,严重可导致患者失眠。

(2)意识、瞳孔、生命体征的评估:监测意识、瞳孔、生命体征,以了解疾病发展以及患者现在的病情。

(3)神经功能的评估:评估患者的视力,进行性视力障碍常因眼静脉瘀血、静脉压升高以及眼动脉供血不足所致。评估有无第Ⅲ、第Ⅳ、第Ⅵ对脑神经损害的症状,如眼球固定、复视等。观察患者是否出现眼球突出并随着脉搏搏动,触诊眼球是否存在震颤,听诊眼球、额眶部及颞部有无与脉搏一致的杂音,压迫病变侧颈总动脉杂音有无减弱或消失。有无由于原发损伤造成的脑神经损伤的症状,如脑神经损伤遗留的肢体瘫痪、失语等。

3.心理—社会状况 了解患者文化程度或生活环境、宗教信仰、住址、家庭成员,患者在家中的地位和作用,陪护和患者的关系,经济状况及费用支付方式,了解患者及家庭成员对疾病的认识和期望值。了解患者的个性特点,有助于对患者进行针对性的心理指导和护理支持。

五、护理诊断

1.焦虑/恐惧 与患者对病情不熟悉、担心预后有关。
2.自我形象紊乱 与眼球突出有关。
3.舒适的改变 与搏动性头痛有关。
4.潜在并发症 与出血、感染有关。

六、护理措施

1.术前护理

(1)心理护理:患者由于眼球突出严重影响到容貌的美观,加之颅内杂音严重影响患者休息甚至造成失眠,使患者烦躁、焦虑不安。应向患者讲解造成症状的原因,说明手术的目的,告诉患者手术后症状会有所好转,减轻患者的焦虑。

(2)体位护理:①根据患者习惯采取舒适的卧位。②脑血管造影后为防止穿刺血管出血,指导患者患肢制动平卧6小时。③外伤造成肢体偏瘫的患者,尽量避免患侧卧位,患肢摆放功能位,如放床挡。

(3)饮食护理:采取普通饮食。

(4)症状护理

①进行性视力下降或复视:a.注意患者的精神、情绪状态及眼球突出、颅内杂音的变化。b.防止摔倒、烫伤等意外发生。应协助患者完成日常生活,不让患者单独外出,保持通道、地面干燥。

②眼球突出:患者眼球突出致使眼睑闭合不全,易导致角膜感染甚至溃疡的发生,应加强护理。

2.术后护理

(1)心理护理:①向患者祝贺手术的成功,向患者讲解手术后的康复及神经功能恢复的知识。②指导患者早期(术后24～48小时内)卧床休息,防止栓塞球囊松脱、移位与出血。③指导患者保持情绪稳定,保证睡眠充足,防止血压升高。

(2)体位护理:①麻醉未清醒前去枕平卧,头偏向健侧,以防呕吐物吸入呼吸道。②清醒后,血压平稳者,抬高床头15～30°,以利颅内静脉回流。头部应处于中间位,避免转向两侧。③血管栓塞治疗术后,指导患者局部压砂袋6小时,穿刺侧下肢伸直平卧24小时,以防出血。

（3）饮食护理：术后当日禁食，次日给予流质或半流质饮食连续 3 日，观察患者无异常反应后，改为普食。

（4）症状护理

①继发颅内出血及穿刺部位出血：a. 观察意识、瞳孔、血压、呼吸、脉搏的变化 1 次/2 小时，及时记录。b. 观察视力、眼球外观、颅内杂音等症状有无改善。c. 观察穿刺部位敷料及足背动脉搏动情况。

②肢体活动障碍、癫痫：常因术后脑水肿或血管痉挛所致。a. 遵医嘱予以抗癫痫治疗及对血管痉挛者行扩血管治疗。b. 保护好患者，防止外伤、坠床。

（5）管道护理：术后患者常有氧气管、创腔引流管、气管插管、导尿管，应保持各种管道的通畅，防止外源性感染的发生。

①气管插管：a. 应随时吸痰保持呼吸道通畅。b. 预防和减轻拔管后喉头水肿，予以生理盐水 20mL＋糜蛋白酶 5mg 雾化吸入每日 2 次。

②创腔引流管：引流袋内口应低于引流管出口位置，以免逆行感染；适当制动头部，防止引流管扭曲、脱出，注意引流管是否通畅，观察量、颜色并记录；引流管一般术后第 3 日即拔管，以免引起感染。注意伤口渗血、渗液，一旦发现头部伤口渗湿，应及时报告医师处理。

③留置导尿管：a. 原则上应尽早拔除导尿管。b. 留置导尿管期间以 0.1％苯扎溴铵溶液消毒尿道口 2 次/d。c. 神清合作者先夹管 3～4 小时，患者有尿意即可拔管。d. 如为气囊导尿管，拔管时需先放气囊，以免损伤尿道。

（6）潜在并发症：角膜溃疡的护理：患者突眼致使眼睑闭合不全，极易发生角膜的感染或溃疡，应注意保护眼球，防止并发症的发生。①指导并协助患者随时用无菌棉签清洁眼部分泌物及渗出物。②告知患者不可用毛巾或手擦揉患眼，以免引起感染。③患眼眼药水滴眼 3 次/d，夜间使用眼药膏。④用消毒油纱布（如凡士林）遮盖患眼，再用眼垫加以保护，换药 1～2 次/d，避免眼部暴露和干燥。

七、健康教育

1. 心理指导　鼓励患者积极进行身体康复锻炼，治疗外伤造成的功能障碍。并指导患者从事力所能及的劳动，同时注意安全防护，避免受伤。

2. 就诊指导　嘱患者若再次出现症状，及时就诊。

3. 复查　嘱患者定时复查。

第十一节　脑卒中的护理

脑梗死是最常见的缺血性脑卒中类型，占全部脑卒中的 60～80％，是指各种原因引起的脑部血液供应障碍，使局部脑组织发生不可逆性损伤，导致脑组织缺血、缺氧性坏死。脑梗死包括脑血栓形成和脑栓塞。脑血栓形成指脑动脉的主干或其皮层支因动脉粥样硬化及各类动脉炎等血管病变导致血管的管腔狭窄或闭塞，并进而发生血栓形成，造成脑局部供血区血流中断，发生脑组织缺血、缺氧，软化坏死，出现相应的神经系统症状和体征。脑栓塞是指各种栓子随血流进入颅内动脉系统使血管腔急性闭塞引起相应供血区脑组织缺血坏死及脑功能障碍。

一、临床表现

1.缺血性脑卒中根据脑动脉狭窄和闭塞后神经功能障碍的轻重和症状的持续时间分为3种。

(1)短暂性脑缺血发作(TIA)：神经功能障碍持续时间不超过24小时,患者表现为突发的单侧肢体无力、感觉麻木、一过性黑矇及失语等大脑半球供血不足表现；椎基底动脉供血不足表现以眩晕、步态不稳、复视、耳鸣及猝倒为特征。症状反复发作,可自行缓解,大多不留后遗症。

(2)可逆性缺血性神经功能障碍(RIND)：发病与TIA相似,但神经功能障碍持续时间超过24小时,可达数日,也可完全恢复。

(3)完全性脑卒中(CS)：症状较上述两个类型严重,常伴意识障碍,神经功能障碍长期不能恢复。

2.出血性脑卒中突然出现意识障碍和偏瘫；重症者可出现昏迷、完全性瘫痪、去皮质强直、生命体征紊乱。

二、辅助检查

1.脑血管造影　缺血性脑卒中经脑血管造影可发现病变的部位、性质、范围及程度。

2.CT检查　急性脑缺血性发作24~48小时后,头部CT可显示缺血病灶。对于急性脑出血首选CT检查。

3.磁共振血管成像　可提示动脉系统的狭窄和闭塞。

4.颈动脉B型超声检查和经颅多普勒超声探测　也有助于诊断。

三、治疗原则

1.缺血性脑卒中　一般先行非手术治疗,包括卧床休息、扩血管、抗凝、血液稀释疗法及扩容治疗等。脑动脉完全闭塞者,在24小时内进行手术治疗,可行颈动脉内膜切除术、颅外-颅内动脉吻合术等,以改善病变区的血供情况。

2.出血性脑卒中　经绝对卧床休息、控制血压、止血、脱水降颅压等非手术治疗,病情仍继续加重时应考虑手术治疗。可选开颅血肿清除术,或锥颅穿刺血肿抽吸加尿激酶溶解引流术。对出血破入脑室及内侧型脑内血肿患者,手术效果欠佳,若病情过重如深昏迷、双瞳孔散大或年龄过大、伴重要脏器功能不全者,不宜手术治疗。

四、护理评估

1.术前评估

(1)健康史：了解患者的年龄、性格和职业及本次发病的特点和经过。评估患者有无高血压、颅内动静脉畸形、颅内动脉瘤、动脉粥样硬化、创伤等病史。

(2)身体状况:评估患者的生命体征、意识状态、瞳孔、肌力及肌张力、感觉功能、深浅反射及病理反射等。评估患者有无进行性颅压增高及脑疝症状;有无神经系统功能障碍,是否影响患者自理能力,有无发生意外伤害的危险;是否有水、电解质及酸碱平衡失调;营养状况及重要脏器功能。

(3)心理一社会状况:了解患者及家属有无焦虑、恐惧不安等情绪。评估患者及家属对手术治疗有无思想准备,对手术治疗方法、目的和预后有无充分了解。

2.术后评估 评估手术方式、麻醉方式及术中情况;了解引流管放置的位置、目的及引流情况;观察有无并发症的迹象。

五、护理诊断

1.躯体移动障碍 与脑组织缺血或脑出血有关。

2.急性疼痛 与开颅手术有关。

3.潜在并发症 脑脊液漏、颅压增高及脑疝、颅内出血、感染、中枢性高热、癫痫发作等。

六、护理

1.术前护理 手术治疗前除常规护理外,还应采取控制血压、减轻脑水肿、降低颅压、促进脑功能恢复的措施;在溶栓、抗凝治疗期间,注意观察药物效果及不良反应。

2.术后饮食护理 鼓励患者进食,有吞咽障碍者应鼻饲流质;防止进食时误吸,导致窒息或肺部感染;面瘫患者进食时食物易残留于麻痹侧口颊部,需特别注意清洁该侧颊部黏膜。

3.防止意外损伤 肢体无力或偏瘫者,加强生活护理,防止坠床、跌倒或碰伤。

4.术后心理护理 促进沟通。对语言、视力、听力障碍的患者,采取不同的沟通方法,及时了解患者需求,给予满足。

5.促进肢体功能恢复 患者卧床休息期间,定时翻身,保持肢体于功能位,并及早进行肢体被动或主动功能锻炼。

6.术后镇痛护理 切口疼痛多发生于术后 24 小时内,给予一般镇痛药可缓解。应注意颅脑手术后不论何种原因引起的头痛,均不可使用吗啡或哌替啶,因为此类药物可抑制呼吸,影响气体交换,还有使瞳孔缩小的不良反应,影响病情观察。

7.术后降低颅压的护理 颅压增高所引起的头痛,多发生在术后 2~4 日脑水肿高峰期,常为搏动性头痛,严重时有烦躁不安、呕吐,伴有意识、生命体征改变、进行性瘫痪等。注意鉴别术后切口疼痛与颅压增高引起的头痛,后者需依赖脱水药、激素治疗,头痛方能缓解。

8.腰椎穿刺的护理 若系术后血性脑脊液刺激脑膜引起的头痛,需于术后早期行腰椎穿刺引流出血性脑脊液。该法不仅可以减轻脑膜刺激症状,还可降低颅压。但颅压增高者禁忌使用。

9.并发症的观察与护理

(1)脑脊液漏:注意观察切口敷料及引流情况。一旦发现有脑脊液漏,及时通知医师妥善处理。患者取半卧位、抬高头部以减少漏液;为防止颅内感染,使用无菌绷带包扎头部,枕上垫无菌治疗巾并经常更换,定时观察有无浸湿,并在敷料上标记浸湿范围,以估计脑脊液漏出量。

(2)颅压增高、脑疝:术后均有脑水肿反应,应适当控制输液量和输液速度;遵医嘱按时使用脱水药和激素;维持水、电解质的平衡;观察生命体征、意识状态、瞳孔、肢体活动状况;监测颅压变化;及时处理咳嗽、便秘、躁动等使颅压升高的因素,避免诱发脑疝。

(3)颅内出血:是术后最危险的并发症,多发生在术后 24～48 小时。主要原因是术中止血不彻底或电凝止血痂脱落;患者呼吸道不通畅、二氧化碳蓄积、躁动不安、用力挣扎等引起颅压骤然增高也可造成术后出血。患者往往先有意识改变,表现为意识清楚后又逐渐嗜睡、反应迟钝甚至昏迷。大脑半球手术后出血常有幕上血肿表现,或出现颞叶钩回疝征象;颅后窝手术后出血具有幕下血肿特点,常有呼吸抑制甚至枕骨大孔疝表现;脑室内出血可有高热、抽搐、昏迷及生命体征紊乱。故术后应严密观察,避免增高颅压的因素。一旦发现患者有颅内出血征象,应及时报告医师,并做好再次手术止血的准备。

(4)感染:常见的感染有切口感染、肺部感染及脑膜脑炎。严重的切口感染可波及骨膜,甚至发生颅骨骨髓炎和脑膜脑炎。肺部感染可因高热及呼吸功能障碍加重脑水肿。脑膜脑炎常继发于开放性颅脑损伤后,或因切口感染伴脑脊液外漏而致颅内感染。表现为术后 3～4 日外科热消退之后再次出现高热,或术后体温持续升高,伴头痛、呕吐、意识障碍,甚至出现谵妄和抽搐,脑膜刺激征阳性。腰椎穿刺见脑脊液混浊、脓性,白细胞计数升高。预防脑手术后感染的主要护理措施是常规使用抗生素、严格无菌操作、加强营养及基础护理。

(5)中枢性高热:下丘脑、脑干及上颈髓病变和损害可使体温调节中枢功能紊乱,以高热多见,偶有体温过低。中枢性高热多出现于术后 12～48 小时,体温达 40℃以上,常伴有意识障碍、瞳孔缩小、脉搏快速、呼吸急促等自主神经功能紊乱症状。一般物理降温效果差,需及时采用冬眠低温治疗。

(6)癫痫发作:多发生在术后 2～4 日脑水肿高峰期,系因术后脑组织缺氧及皮层运动区受激惹所致。当脑水肿消退、脑循环改善后,癫痫常可自愈。对拟做皮层运动区及其附近区域手术的患者,术前常规给予抗癫痫药以预防。癫痫发作时,应及时给予抗癫痫药物控制;患者卧床休息,给氧,保证睡眠,避免情绪激动;注意保护患者,避免意外受伤,观察发作时表现并详细记录。

七、健康教育

1.加强功能锻炼　康复训练应在病情稳定后早期开始,包括肢体的被动及主动运动、语言能力及记忆力;教会患者自我护理方法,如翻身、起坐、穿衣、行走及上下轮椅等,尽早、最常大限度恢复其生活自理及工作能力,早日回归社会。

2.避免再出血　出血性脑卒中患者避免导致再出血的诱发因素。高血压患者特别注意气候变化,规律服药,保持情绪稳定,将血压控制在适当水平,切忌血压忽高忽低。一旦发现异应及时就诊。

第十二节　高血压脑出血的护理

高血压脑出血是发生在原发性高血压患者颅内基底核、脑桥、小脑或其他部位的自发性出血，以急性意识丧失、肢体瘫痪为特点。此病占脑血管疾病的10%左右，但其死亡率和致残率仍为各种脑血管疾病的首位，其死亡率在50%以上，3/4以上存活患者遗有不同程度的功能障碍。外科治疗的效果由于选择病例的不同，以及影响疗效因素很多，预后差异很大。

一、临床表现

临床表现为突然的剧烈头痛、恶心、呕吐，偶有癫痫样发作，继之出现不同程度的意识障碍（小量出血可无），破入脑室的出血或侵入脑干的出血常在发病后立即昏迷，大脑半球内的出血可因颅压升高而出现进行性意识障碍，神经系统体征随出血部位而异。

1. 基底核出血　常累及内囊而出现三偏症状：对侧偏瘫、偏身感觉障碍和对侧同向性偏盲，这些体征进行性加重，短时间内达到高峰，病情进一步发展，可出现脑干受压征象。

2. 丘脑出血　常侵犯丘脑底部和中脑出现双侧瞳孔缩小或大小不等，光反应消失，因累及内囊而出现症状。

3. 脑桥出血　出现深昏迷、四肢瘫痪、针尖样瞳孔、中枢性高热，病情常迅速恶化，患者在几小时内死亡。

4. 小脑出血　出现意识清楚，枕部剧痛，频繁呕吐，眩晕，坐立困难等。

二、辅助检查

1. 头颅CT平扫　首选检查，可迅速明确脑内出血部位、范围和血肿量，以及血肿是否破入脑室等。

2. MRI检查　可鉴别诊断脑血管畸形、肿瘤、颅内巨大动脉瘤等。

3. 其他　磁共振血管成像（MRA）、CT血管成像（CTA）或数字减影血管造影（DSA：可明确诊断动脉瘤或血管畸形）。

三、治疗原则

总体原则如下：①在发病后最初数小时内阻止或减慢原发出血。②清除有占位效应的脑实质或脑室内血肿以缓解颅内高压。③针对脑内血肿引起的并发症的处理。④对严重脑损伤患者进行全面支持治疗。

1. 一般治疗

(1)控制血压：应用药物控制血压，但要避免下降过快、过低。

(2)使用脱水药降低颅压。

(3)对症治疗。

2. 保守治疗　适用于血肿量较小或有严重手术禁忌证的患者。

3. 手术治疗　外科治疗的目的目前主要在于挽救生命、争取部分神经功能恢复。清除血肿,降低颅压,使受压的神经元有恢复的可能性,防止和减轻出血后一系列继发性病理性变化,打破危及生命的恶性循环。

四、护理评估

1. 健康史　血压增高是造成该病的主要原因,所以详细询问患者有无原发性高血压,病程及具体的血压数值,使用哪些药物控制,服药后的效果等。是否有手术、外伤及住院史,有无药物、食物的过敏史。了解患者家庭中是否有患有同类疾病的人员。

2. 身体状况

(1)询问患者是否以急性意识丧失、失语、肢体瘫痪为首发症状:了解患者症状出现的时间及表现,患者有无一侧肢体偏瘫、言语障碍、突发性眩晕、头痛、躯体共济失调等表现。高血压脑出血有80%在幕上,20%在幕下,基底核出血者占64%,大脑半球出血者占13%,脑桥及中脑出血者占10%~12%,小脑出血者占12%,丘脑出血者占11%,所发生的症状与出血部位有密切的关系。

(2)意识、瞳孔、生命体征的评估:评估患者的意识状态,由于出血对中枢神经系统的损伤,高血压脑出血患者可出现意识障碍。观察双侧瞳孔是否等大等圆,对光反应是否灵敏,血液进入蛛网膜下腔会造成患者高热,延髓受累造成呼吸循环逐渐衰竭,血压增高是致疾病的主要原因,要特别注意对生命体征的监测。同时应了解意识障碍的程度,以判断病情轻重,因意识状态直接反映脑实质受累的程度。临床上将出血后意识状态分为5级,具体见表1-1。

表1-1　脑出血后意识状态分级

分级	意识状态	主要体征
Ⅰ级	清醒和嗜睡	不同程度偏瘫或失语
Ⅱ级	嗜睡或蒙眬	不同程度偏瘫或失语
Ⅲ级	浅昏迷	偏瘫、瞳孔等大
Ⅳ级	昏迷	偏瘫、瞳孔等大或不等大
Ⅴ级	深昏迷	去脑强直或四肢软瘫,一侧或双侧瞳孔散大

(3)神经系统功能的评估:患者常见有意识障碍、偏瘫、失语、头痛、呕吐、抽搐、尿失禁等神经功能障碍的表现。高血压脑出血造成的神经功能的损伤与出血部位、出血量及出血的发展速度有密切的关系。

3. 心理—社会状况　了解患者家庭生活是否和谐,发病有无明显诱因。患者或家属对疾病与健康知识是否了解,是否期望了解。患者支付医疗费用方式,是否存在因经济上的拮据造成心理负担。

五、护理诊断

1. 清理呼吸道无效　与意识障碍有关。
2. 低效型呼吸型态　与出血压迫呼吸中枢有关。
3. 意识形态的改变　与脑组织损害有关。
4. 脑组织灌注不足　与出血致脑组织肿胀有关。

5.潜在并发症　脑疝、颅内再出血、消化道出血、感染、深静脉血栓等。

六、护理措施

1.术前护理

(1)心理护理:高血压脑出血为急性发作,患者出现偏瘫、失语等神经功能症状时缺乏足够的精神准备,突然遭受到如此严重的打击,清醒患者极易出现烦躁、焦虑的情绪,而意识障碍患者的家属也易产生无助甚至迁怒情绪。①患者入院时热情接待、安慰患者,使患者或家属情绪稳定。②指导患者家属克制紧张不安情绪,以免影响患者,使患者激动、紧张造成血压升高,加重出血,使病情恶化。③立即完善术前相关准备,控制高血压,增加患者及家属的安全感。

(2)饮食护理:需要手术的患者严格禁食禁饮,防止术中误吸。非手术治疗且意识清楚、吞咽状况好的患者可给予半流质,吞咽障碍的患者给予鼻饲饮食。

(3)体位护理:肢体偏瘫的患者,尽量避免患侧卧位,患肢摆放功能位,加放床挡,及时予以翻身。颅压增高患者,呕吐时侧卧位或平卧位头偏向一侧。

(4)颅压增高的护理:①严密注意患者意识、瞳孔、血压、呼吸、脉搏的变化及神经功能损害程度的变化,以了解病情进展和严重程度,防止脑危象形成。高血压脑出血是脑血管疾病患者中死亡率和致残率都很高的一种疾病,通常发病后 20～30 分钟即形成血肿,出血逐渐停止;出血后 6～7 小时,血肿周围开始出现血清渗出及脑水肿,随着时间延长,这种继发性改变不断加重,甚至形成恶性循环。②遵医嘱定时给予脱水药,降低颅压。③限制探视人员,保持病房安静及患者情绪的稳定,告诫家属不要刺激患者。④做好皮肤护理,防止压疮形成,进行呼吸道管理,防止肺炎的发生。⑤高热的患者,尽量使用物理降温方法控制体温,常用冰袋、冰囊、酒精擦浴、冰毯机持续降温等。⑥持续吸氧,防止缺氧加重脑水肿。⑦准备好吸痰、气管切开、气管内插管以及各种抢救药品,以备急用。

(5)其他症状的护理:①对神志不清、躁动或有精神症状的患者,床应加护栏,并适当约束,防止跌伤。②注意保持呼吸道通畅。及时清除口鼻分泌物,协助患者轻拍背部,以促进痰痂的脱落排出,但急性期应避免刺激咳嗽,必要时可给予负压吸痰、吸氧及定时雾化吸入。③协助患者完成生活护理。按时翻身,保持床单干燥整洁,保持皮肤清洁卫生,预防压疮的发生;如有闭眼障碍的患者,应涂四环素眼膏,并用湿纱布盖眼,保护角膜;昏迷和鼻饲患者应做好口腔护理,2 次/d。有尿便失禁的患者,注意及时用温水擦洗外阴及臀部,保持皮肤清洁、干燥。④有吞咽障碍的患者,喂饭喂水时不宜过急,遇呕吐或反呛时应暂停喂食喂水,防止食物呛入气管引起窒息或吸入性肺炎,对昏迷等不能进食的患者可酌情予以鼻饲流质。⑤注意保持瘫痪肢体功能位置,防止足下垂,被动运动关节和按摩患肢,防止手足挛缩、变形及神经麻痹,病情稳定后应尽早开始肢体功能锻炼和语言康复训练,以促进神经功能的早日康复。⑥中枢性高热的患者先行物理降温,如温水擦浴、酒精擦浴、冰敷等,效果不佳时可给予退热药,并注意监测和记录体温的情况。⑦密切观察病情,尤其是生命体征、神志、瞳孔的变化,及早发现脑疝的先兆表现。一旦出现,应立即报告医师及时抢救。

(6)术前准备:①急诊手术准备。由于高血压脑出血大多为急性发作,手术前需要进行快速的准备,立即采血进行血型、凝血象等检查,备血、剃头,清理患者呼吸道分泌物,禁食禁饮。②控制高血压,防止再出血。

2. 术后护理

(1)心理护理:患者多数为急诊手术,手术后要向患者家属简要讲明手术经过,指导家属配合术后护理的实施。患者清醒后向患者祝贺手术成功,鼓励其配合医务人员进行各种治疗,如待病情稳定后进行瘫痪肢体功能锻炼,以改善生活自理能力等。

(2)饮食护理:术后 24 小时意识清楚的患者给予清淡、低脂、低钠饮食。意识障碍者 48 小时后给予鼻饲流质。

(3)体位护理:①麻醉未清醒前去枕平卧,头偏向健侧,以防呕吐物吸入呼吸道。②清醒后,血压平稳者,抬高床头 15～30°,以利颅内静脉回流。头部应处于中间位,避免转向两侧。③行气管切开者,注意防止气管导管受压,天冷时避免被褥遮堵气管导管。

(4)症状护理:①对神志不清、躁动或有精神症状的患者,床应加护栏,并适当约束,防止跌伤。②注意保持呼吸道通畅。及时清除口鼻分泌物,协助患者轻叩背部,以促进痰痂的脱落排出,但急性期应避免刺激咳嗽,必要时可给予负压吸痰、吸氧及定时雾化吸入。③协助患者完成生活护理。按时翻身,保持床单干燥整洁,保持皮肤清洁卫生,预防压疮的发生;如有闭眼障碍的患者,应涂四环素眼膏,并用湿纱布盖眼,保护角膜;昏迷和鼻饲患者应做好口腔护理,2 次/d。有尿便失禁的患者,注意及时用温水擦洗外阴及臀部,保持皮肤清洁、干燥。④有吞咽障碍的患者,喂饭喂水时不宜过急,遇呕吐或反呛时应暂停喂食喂水,防止食物呛入气管引起窒息或吸入性肺炎,对昏迷等不能进食的患者可酌情予以鼻饲流质。⑤注意保持瘫痪肢体功能位置,防止足下垂,被动运动关节和按摩患肢,防止手足挛缩、变形及神经麻痹,病情稳定后应尽早开始肢体功能锻炼和语言康复训练,以促进神经功能的早日康复。⑥中枢性高热的患者先行物理降温,如温水擦浴、酒精擦浴、冰敷等,效果不佳时可给予退热药,并注意监测和记录体温的情况。⑦密切观察病情,尤其是生命体征、神志、瞳孔的变化,及早发现脑疝的先兆表现,一旦出现,应立即报告医师及时抢救。

七、健康教育

1. 避免情绪激动,去除不安、恐惧、愤怒、忧郁等不良心理,保持正常心态。

2. 给予低盐低脂、适量蛋白质、富含维生素与纤维素的清淡饮食,多吃蔬菜、水果,少食辛辣刺激性强的食物,戒烟酒。

3. 生活有规律,保持排便通畅,避免排便时用力过度和屏气。

4. 坚持适度锻炼,避免重体力劳动。如坚持做保健体操、慢散步、打太极拳等。

5. 尽量做到日常生活自理,康复训练时注意克服急于求成的心理,做到循序渐进、持之以恒。

6. 定期复查血压、血糖、血脂、血常规等项目,积极治疗原发性高血压病、糖尿病、心脏病等原发疾病。如出现头痛、呕吐、肢体麻木无力、进食困难、饮水呛咳等症状时需及时就医。

第十三节　脑脓肿的护理

脑脓肿为化脓性细菌侵入脑组织引起化脓性炎症,并形成局限性脓肿。该疾病属于脑实质内感染性占位病变。引起脑脓肿常见的致病菌为葡萄球菌、链球菌、肺炎克雷伯菌、大肠杆菌和变形杆菌等,有时为混合感染。

一、病理过程

脑脓肿的形成是一个连续过程,可分为三期:

1.急性脑膜炎、脑炎期　化脓性细菌侵入脑实质后,患者表现明显全身感染反应和急性局限性脑膜炎、脑炎的病理变化。脑炎中心部逐渐软化、坏死,出现很多小液化区,周围脑组织水肿。病灶部位浅表时可有脑膜炎症反应。

2.化脓期　脑炎软化灶坏死、液化,融合形成脓肿,并逐渐增大。如融合的小脓腔有间隔,则成为多房性脑脓肿,周围脑组织水肿。患者全身感染征象有所好转和稳定。

3.包膜形成期　一般经1~2周,脓肿外围的肉芽组织由纤维组织及神经胶质的增生而初步形成脓肿包膜,3~4周或更久脓肿包膜完全形成。包膜形成的快慢与致病菌种类和毒性及机体抵抗力与对抗生素治疗的反应有关。

二、临床表现

多数患者有原发化脓性感染病史,如慢性中耳炎或鼻窦炎的急性发作、肺或胸腔的化脓性感染等。

1.病程早期　出现全身和颅内急性化脓性感染症状,如高热、头痛、呕吐、乏力及颈强直。

2.脓肿形成后　急性脑膜炎症状逐渐消退,随着脑脓肿包膜形成和脓肿增大,可出现局部脑受压和颅压增高或加剧症状,严重者可致脑疝。若脓肿接近脑表面且脓腔壁较薄,可突然溃破,造成急性化脓性脑膜炎或脑室炎,患者突发高热、昏迷、全身抽搐、角弓反张,甚至死亡。

三、辅助检查

1.实验室检查　血常规检查示白细胞计数及中性粒细胞比例增高。疾病早期,脑脊液检查示白细胞数明显增高,糖及氯化物含量可在正常范围或降低;脓肿形成后,脑脊液压力显著增高,白细胞数可正常或略增高,糖及氯化物含量正常,蛋白含量增高;若脓肿溃破,脑脊液白细胞数增高,甚至呈脓性。

2.CT检查　可确定脓肿的位置、大小、数目及形态,是诊断脑脓肿的首选方法。

四、治疗原则

1.非手术治疗　当脑脓肿未局限即未形成脓腔时,一般采用抗生素及降低颅压的药物治疗。

2.手术治疗　脑脓肿已形成后以手术治疗为主。

(1)穿刺术:主要适应临床上已诊断为脑脓肿者,脑深部或重要功能区脓肿;危重患者或小儿脑脓肿不能耐受较大手术时。不适用多发或多房性脓肿或脓肿腔内有异物者。

(2)引流术:主要适应开放性脑脓肿引流不畅者;脓肿壁较厚的单发脓肿,估计通过一次性穿刺抽脓无法解决的患者,以免反复穿刺造成损伤。

(3)脓肿切除术:主要适应包膜形成良好,位于脑的非重要功能区且一般情况稳定能耐受开颅手术者;反复穿刺抽脓或引流术未能根治者;多房性脑脓肿;脓肿已破入脑室或出现脑疝危象经脱水及穿刺抽脓后症状未见好转者;外伤性脓肿有异物和碎骨片存留者。

五、护理评估

1.健康史　了解患者的一般情况,既往饮食、睡眠、排便习惯,自理能力与心理状态。患者及其亲友对于疾病知识了解程度,家庭经济状况及费用支付方式。

2.身体状况

(1)观察患者是否有急性全身感染中毒症状:患者出现发热、颈强直或脑膜刺激征,提示为急性感染。

(2)评估患者是否有颅压增高表现:是否出现一侧头痛明显,50%脑脓肿患者伴有视盘水肿,说明颅压增高,如未及时观察和处理,可因脑疝死亡。

(3)了解患者是否有脑局灶性症状:患者出现视野缺损,同侧瞳孔散大,对侧偏瘫和面肌瘫痪提示颞叶脓肿;左侧颞叶脓肿可有命名性失语或感觉性失语;水平性眼球震颤,小脑性共济失调,同侧肌张力低,腱反射减弱及强迫性头位是小脑半球脓肿的表现。

(4)询问患者有无化脓性中耳炎、脑外伤等病史:①耳源性脑脓肿:占脑脓肿的50%,是化脓性中耳炎的一种严重并发症,其主要途径是炎症直接破坏鼓室壁并侵犯硬脑膜,通过血管及其间隙进入脑实质引起邻近的颞叶或小脑脓肿,其次为耳源性病灶侵犯附近静脉及静脉窦形成感染性血栓引起脑实质感染。②血源性脑脓肿:多因脓毒血症、菌血症经血源途径播散到脑实质内形成继发化脓性病灶。③外伤性脑脓肿:多因开放性脑损伤,细菌常由异物经开放性通道带进颅内,细菌在颅内生长繁殖形成脓肿。④鼻源性脑脓肿:少见,多由鼻窦炎引起。⑤隐源性脑脓肿:这一类脓肿用目前的方法尚不能找出感染的来源,多在检查或手术探查时发现脑脓肿。感染途径多为血源性,但找不到原发病灶。

3.心理-社会状况　了解患者一般情况。患者及家庭成员对疾病的认识和对康复的期望值,以明确这些因素对患者目前健康状况和需要的影响。

六、护理诊断

1.疼痛　与手术创伤有关。

2.体温过高　与颅内感染有关。

3.焦虑/恐惧/预感性悲哀　与疾病引起的不适应及担心预后有关。

4.自理缺陷　与疾病引起的头痛、呕吐、肢体运动障碍及视力下降有关。

5.营养失调(低于机体需要量)　与术中机体消耗及术后禁食有关。

6.清理呼吸道无效　与咳嗽反射减弱或消失及呼吸：道梗阻导致呼吸道分泌物积聚有关。

7.体液不足/有体液不足的危险　与呕吐、高热、应用脱水药等有关。

8.有感染的危险　与留置各种引流管有关。

9.知识缺乏　缺乏与所患疾病有关的知识。

10.潜在并发症　脑疝形成,脓肿破裂而引起急性脑膜炎、脑室管膜炎。

七、护理措施

1.术前护理

(1)心理护理:患者因病程长、病情反复、治疗费用高,易产生无助、悲哀,甚至绝望的心理反应。应反复向患者进行疾病相关知识宣教,说明通过系统治疗能控制病情发展,给患者以心理支持;对失语的患者应分析其心理状况,采取相应的沟通方式如让患者书写表达自己的心理反应,并协助患者做好各项检查,以及早明确诊断,及时治疗。

(2)饮食护理:①指导患者进食高热量、高蛋白、富营养食物,以补充高热所导致的热能消耗,增强机体抵抗力。意识障碍患者予以鼻饲流质饮食。②注意水、维生素的补充,维持电解质代谢和酸碱平衡,必要时输血及清蛋白,以改善全身状况。

(3)体位护理:抬高床头 15～30°有利静脉回流,防止颅压增高。

(4)颅压增高症状的护理:①防止剧烈咳嗽、用力喷嚏和用力排便,对 3 日以上未排便者,可服轻泻剂,如番泻叶 50g 分次泡开水服用;不限制入水量者,指导患者食香蕉或蜜糖冲温开水服用,避免颅压进一步增高。②密切观察病情变化,患者出现头痛剧烈、呕吐频繁、意识发生恶化时,提示病情加重,需积极做好急诊手术术前准备。

(5)高热症状的护理:高热常提示急性感染或慢性感染急性发作。护理上应注意:①遵医嘱选用有效抗生素。在药敏结果出来前,需要联合应用抗生素,如青霉素＋氨基糖苷类＋甲硝唑。药敏结果出来后据药敏结果选用抗生素,并观察药物疗效及副作用。②应用脱水药。20％甘露醇 125mL,静脉滴注,2～3 次/d,以降低颅压。③使用激素。地塞米松口服或静脉注射,可减轻脑水肿,但需在使用足量、有效抗生素的同时酌情使用。④及时处理高热。采用冰敷、冰枕或降温毯降低体温,减少脑耗氧量。

2.术后护理

(1)心理护理:由于手术的创伤和消耗,术后患者大都躯体虚弱、疲惫不堪,加之伤口疼痛、活动受限、睡眠不佳,他们更紧张不安,影响术后恢复。①应主动评估患者疼痛程度,积极执行术后镇痛医嘱。②患者所需要的心理支持程度取决于社会支持系统(家属、亲属、朋友、同事等)和手术结果,缺少亲人关心或伴有手术合并症的患者往往需要更多的心理支持。在评估中如发现患者消极,抑郁,自我护理减少,睡眠受影响,疼痛加重等现象时,要多运用积极倾听的沟通技巧,即采用平等、真诚和关心的态度,使患者愿意倾诉,并在倾听的同时给予相应的指导及交流。

(2)饮食护理:麻醉清醒,恶心、呕吐反应消失后,先喝少许温开水;若无呛咳,可给予流质饮食。以后根据病情改为半流饮食,如面条、水饺,逐渐过渡到普食。应鼓励并指导患者摄取高蛋白、高热量和高维生素饮食,如鸡蛋、瘦肉、鸡汤、鱼汤等。

(3)体位护理:全身麻醉未清醒患者,去枕平卧,头偏向健侧,不压迫伤口引流管,使分泌物或呕吐物易于流出,以免吸入气管。麻醉清醒后,取抬高床头 15～30°,头高脚低斜坡卧位,以利颅内静脉回流,减轻切口周围的肿胀及脑水肿,降低颅压。

(4)颅压增高的症状护理:①麻醉及手术创伤对呼吸、循环功能影响较大,而手术创伤可引起术后脑水肿。定时监测意识、瞳孔、血压、脉搏、呼吸。有条件者应送入监护病房实施 24 小时连续监测并定时记录,当患者出现意识改变、一侧瞳孔散大、血压增高、呼吸深慢、脉搏缓慢,提示有颅压增高。一旦疑有颅内血肿,应紧急脱水和再次手术处理。②吸氧:术后 48 小时内予以氧气吸入,改善脑血氧供给,减轻术后脑水肿。48 小时后 $SaO_2 < 95\%$ 者持续吸氧,$SaO_2 < 90\%$ 时予以辅助通气,防止缺氧加重脑水肿。③保持呼吸道通畅:麻醉清醒后鼓励并协助患者翻身 1 次,同时拍打背部,促使痰液排出,痰液黏稠患者雾化吸入,2～3 次/d,20 分钟/d,通过雾化稀化痰液,易于咳出;体弱不能有效咳嗽排痰者,给予导管吸痰,必要时气管切开。

(5)高热的症状护理:高热常提示急性感染或慢性感染急性发作。护理上应注意:①遵医嘱选用有效抗生素。在药敏结果出来前,需要联合应用抗生素,如青霉素＋氨基糖苷类＋甲硝唑。药敏结果出来后据药敏结果选用抗生素,并观察药物疗效及副作用。②应用脱水药。20％甘露醇 125mL,静脉滴注,2～3 次/d,以降低颅压。③使用激素。地塞米松口服或静脉注射,可减轻脑水肿,但需在使用足量、有效抗生素的同时酌情使用。④及时处理高热。采用冰敷、冰枕或降温毯降低体温,减少脑耗氧量。⑤术后使用抗生素不应少于 3 周,体温、血常规、脑脊液常规,生化检查正常 3 次后方可停用抗生素。⑥注意营养和维生素的补充,同时注意水电解质代谢和酸碱平衡,必要时输血、血浆、蛋白等,以改善全身状况,增强抵抗力。

(6)管道护理:妥善固定好各种管道,特别是患者麻醉未完全清醒时要适当约束,以防患者自行拔管。①设置好心电监护仪的参数,以免因参数设置不当,仪器发出报警声而影响患者的休息或引起患者恐惧。②脓腔引流管置于低位,低于脓腔至少 30cm,引流管的位置应保留在脓腔中心。③手术 24 小时后,可进行脓腔冲洗。冲洗液用生理盐水加敏感抗生素,以适当的浓度,缓慢注入腔内,再轻轻抽出,反复多次,直至抽出的液体颜色转清,再注入敏感抗生素,然后夹闭引流管 2～4 小时,也可采取持续滴注的方法,引流管可根据 CT 检查结果,加以调整和拔除。

八、健康教育

1.嘱患者多进食高蛋白,高热量饮食,以增强抵抗力,改善全身状况。

2.应注意劳逸结合,加强锻炼。如发现异常,及时就诊。

3.及时治疗身体其他感染,防止病变再次发生。

4.如因故不能住院继续治疗,应继续抗生素治疗,总疗程不少于 4 周。

5.病情跟踪观察,当出现原有症状时,及时就诊。

6.行手术治疗的患者,术后 3～6 个月门诊 CT 或 MRI 复查。

第十四节 颅内特异性感染的护理

一、脑结核瘤

脑结核瘤是脑实质或脑膜的一种局灶性结核,多数由身体其他部位的结核病灶播散到颅内形成肉芽肿性病变,少数为弥散性结核性脑膜炎残留感染所致。由于生活水平的提高和抗结核药的应用脑结核瘤的发病率呈下降趋势。

脑结核瘤多继发于身体其他部位的结核病灶,尤其常见于肺结核。

病灶以单发者多见,可发生于颅内任何部位。呈黄白色或灰黄色,与周围脑组织分界清楚,中心为干酪样坏死组织或肉芽组织,机体防御能力强者可完全形成钙化,极少中心液化形成单纯性脓肿。周围的脑组织有水肿,血供少。

(一)临床表现

本疾病多慢性起病,病程多为数周,也可起病不明显病程更长。小儿可因突然癫痫发作而查出。根据临床上有无活动性结核病灶,其临床表现可分为全身型和局限型两种。

1.全身型 患者同时存在其他脏器的活动结核性病灶,全身情况差表现为发热、盗汗、乏力、消瘦等。若为肺结核,可有咳嗽、咯血、胸痛等症状。其他如淋巴结肿大,甚至粟粒型结核伴结核性脑膜炎。此型少见,一般病情较重。

2.局限型 无其他脏器明显活动性结核病灶,临床上以颅内病变为主,表现为颅压增高和局灶性症状。颅压增高表现为头痛呕吐、视盘水肿(早期发生率为 $10\sim27\%$),幕上半球病变以癫痫发作最为常见,发生率达 85%;还可有偏瘫、失语、视力改变等。幕下病变可先出现颅压增高征,随后出现眼震、共济失调等局灶症状。脑干病变可先出现脑神经功能障碍,以后出现交叉性瘫痪等。总之,可因结核球的单发、多发、大小及所在部位的不同而临床表现也不同。

3.并发症 脑积水是脑结核瘤最常见的并发症,它可以是并存的结核性脑膜炎或脑结核瘤梗阻脑室系统所引起,在治疗脑结核瘤的同时对脑积水应进行脑室腹腔分流术以缓解颅压增高。

(二)辅助检查

1.X 线胸片检查 $50\sim80\%$的患者可见患有肺和胸膜结核。

2.结核菌素试验 常为阳性。

3.CT 检查 病变呈圆形或卵圆形,周围有水肿带。

(三)治疗原则

治疗原则:多主张先采用药物治疗 $4\sim8$ 周,再通过 CT 或 MRI 复查,若症状不改善,结核球不缩小,再考虑手术切除。

1.抗结核药治疗 药物选择原则与结核性脑膜炎相同。

2.对症治疗。

3.手术治疗 术前 $1\sim2$ 周和术后用抗结核病药治疗 $3\sim6$ 个月。

(四)护理评估

1.健康史　了解患者是否患过肺结核或其他部位的结核,对其他部位的结核是否进行过系统的治疗,用药情况,家庭成员有无类似的症状,所接触的人群中是否有结核患者。

2.身体状况

(1)询问患者起病情况:了解患者是否有午后低热、乏力、食欲减退、体重减轻、盗汗等,有无咳嗽、咯血等肺结核的症状,有无头痛和癫痫发作。由于脑结核瘤较少见,临床上经常误诊断为脑肿瘤,幕上脑结核瘤先出现的症状为头痛、癫痫,随后出现颅压增高症状,幕下脑结核瘤往往先出现颅压增高症状,随后出现共济失调,严重时可有小脑性强直发作。

(2)观察患者全身情况,询问患者有无头痛、呕吐、视盘水肿、癫痫,有无颅外结核病的表现及病史,特别是在肺结核活动期,有发热、体重减轻、咯血等症状。

3.心理—社会状况　了解患者一般情况,患者及家庭成员对疾病的认识和对康复的期望值,以明确这些因素对患者目前健康状况和需要的影响。

(五)护理诊断

1.焦虑/恐惧/预感性悲哀　与疾病引起的不适应及担心预后有关。

2.营养失调　与结核分枝杆菌感染引起的机体消耗有关。

3.体液不足/有体液不足的危险　与呕吐、高热、应用脱水药等有关。

4.知识缺乏　缺乏脑结核瘤相关的自我保健知识。

5.活动无耐力　与活动性肺结核有关。

6.有感染的危险　与留置各种引流管有关。

7.潜在并发症　脑疝。

8.知识缺乏　与缺乏与所患疾病有关的知识有关。

(六)护理措施

1.术前护理

(1)心理护理:对活动性肺结核患者和家属进行结核病知识宣教,并加强对患者和家属的心理指导,帮助患者尽快适应环境,消除焦虑、紧张心理。接受药物治疗的患者,应督促患者按时服药,观察药物不良反应,发现异常,及时报告医师并遵医嘱进行相应处理,减轻或消除患者身心反应。保证充足的睡眠和休息,保持环境安静、整洁、舒适,避免加重患者的心理压力。

(2)饮食护理:制订较全面的饮食摄入计划,包括:①蛋白质的补充:包括鱼、瘦肉、蛋、牛奶、豆制品等,增加机体的抗病能力和机体修复能力。②维生素的补充:每日摄入一定量的新鲜蔬菜和水果,B族维生素对神经系统及胃肠神经有调节作用。③注意食物合理搭配:保证色、香、味以增进患者食欲。患者进食少或进食困难时,应遵医嘱静脉补充营养。

(3)体位护理:抬高床头15～30°,有利静脉回流,防止颅压增高。

(4)症状护理

①咯血:a.观察咯血的量、颜色、性质。b.小量咯血者可静卧休息,大量咯血者需绝对卧床休息,取平卧位,头偏向一侧,并绝对禁食,以免误吸,禁食期间做好口腔护理。c.遵医嘱使用止血药物,如氨甲环酸、酚磺乙胺等。d.备吸引器、吸痰管、气管切开包等急救物品于床旁,

以便及时抢救。

②头痛:观察头痛的性质、部位,对患者不能耐受头痛应遵医嘱给予镇痛药,必要时予以20％甘露醇100～125mL,静脉滴注,15～30分钟内滴完。

③癫痫:a. 嘱患者不能单独外出,以免发生意外。b. 遵医嘱服用抗癫痫药,如苯妥英钠、卡马西平、丙戊酸钠等。癫痫发作时注意发作的部位、类型、频率、持续的时间,切忌强制按压患者肢体,以防骨折、脱臼,并上床挡,防止坠床,及时通知医师,给予相应处理。c. 详细向患者及家属解释癫痫病的知识,使其理解患者的疾病及其治疗,消除心理上的震惊和焦虑,同时应给予患者心理上的支持,帮助患者应付来自疾病和其他方面的困扰。

(5)抗结核药治疗护理:指导患者正确服抗结核药;宣教患者单用一种药物治疗,虽然可以消灭绝大部分敏感菌,但是会留下少数耐药菌株继续繁殖;联合用药可杀死病灶中不同生长速度的菌群,还可减少或防止耐药菌株的产生,理想的抗结核药应具有杀菌、抑菌、毒性低、副作用小、价格适当、能渗入到脑脊液内、疗效迅速而持久等特点。具体服药方法为:①异烟肼为治疗肺结核瘤的首选药物,成人剂量300mg/d,1次顿服。②利福平,450～900mg/d,空腹顿服,但因可引起血清转氨酶升高,白细胞及血小板减少,所以在服药过程中要注意复查肝功能及血常规,一旦发现肝功能受损迹象,血细胞减少,即应减少剂量。③乙胺丁醇,750mg/d,顿服。其主要不良反应是引起视神经损害,视力减退,因此,在服药过程中每1～2个月检查视力。

2. 术后护理措施

(1)心理护理:①麻醉清醒后,告之患者手术情况,消除患者猜疑感。②安排家人陪伴,消除孤独感。③及时向患者宣教各种管道的自我护理方法,减轻患者无助心理。

(2)饮食护理:术后6～8小时,可进少量温开水,以后逐渐进食流质、半流、普食,要求高蛋白、高维生素。术后48～72小时,如仍不能主动进食,应予以鼻饲流质,以保证营养的供给,必要时予静脉补充营养。

(3)体位护理:麻醉未醒者,去枕平卧,头偏向健侧,以免呕吐物、分泌物误吸引起窒息。麻醉完全清醒后,抬高床头15～30°,以利静脉回流,减轻脑水肿及切口周围的肿胀,避免各种管道受压,扭曲,协助患者翻身1次/2～3小时,鼓励患者早期下床活动。

(4)管道护理:妥善固定各种管道,保持各种管道通畅,防止管道扭曲及患者自行拔管。

(5)症状护理

①咯血:a. 观察咯血的量、颜色,性质。b. 小量咯血者可静卧休息,大量咯血者需绝对卧床休息,取平卧位,头偏向一侧,并绝对禁食,以免误吸,禁食期间做好口腔护理。c. 遵医嘱使用止血药物,如氨甲环酸、酚磺乙胺等。d. 备吸引器、吸痰管、气管切开包等急救物品于床旁,以便及时抢救。

②头痛:观察头痛的性质、部位,对患者不能耐受头痛应遵医嘱给予镇痛药,必要时予以20％甘露醇100～125mL,静脉滴注,15～30分钟内滴完。

③癫痫:a. 嘱患者不能单独外出,以免发生意外。b. 遵医嘱服用抗癫痫药,如苯妥英钠、卡马西平、丙戊酸钠等。癫痫发作时注意发作的部位、类型、频率、持续的时间,切忌强制按压患者肢体,以防骨折、脱臼,并上床挡,防止坠床,及时通知医师,给予相应处理。c. 详细向患

者及家属解释癫痫病的知识,使其理解患者的疾病及其治疗,消除心理上的震惊和焦虑,同时应给予患者心理上的支持,帮助患者应付来自疾病和其他方面的困扰。

(6)潜在并发症的护理

①颅内出血:a.严密观察患者的意识、瞳孔及生命体征情况并及时记录,患者意识改变,一侧瞳孔散大,血压升高,呼吸深慢,则提示颅内血肿形成或严重的脑水肿,应报告医师并遵医嘱进行相应处理。b.给予20%甘露醇100~125mL,快速(15~30分钟内)静脉滴注,同时立即做好再次开颅探查的术前准备。

②血栓性静脉炎:多为术后长期卧床、静脉输液时间过长患者肢体活动减少所致。临床可见浅静脉发红,变硬,有明显触痛,肢体肿胀。宣教术后患者在病情允许的情况下,应争取早期床上运动或离床活动,卧床期间多做肢体运动,以加速静脉血液回流,防止血栓形成。一旦发生,应制动并抬高患肢,局部可用33%硫酸镁湿敷,理疗,并遵医嘱使用低分子右旋糖酐、尿激酶静脉滴注。

(七)健康教育

1.指导患者戒烟、戒酒,康复期应注意保证营养的补充,合理安排休息。

2.指导患者继续服用抗结核病药并向患者说明用药过程中可能出现的不良反应、用药注意事项,以减轻或消除不良反应,同时告诉患者一旦出现严重不良反应随时就诊。

3.需注意个人卫生,宣教预防结核病的传染。

4.宣教患者术后3~6个月门诊CT或MKI复查。

二、脑真菌性肉芽肿

脑真菌性肉芽肿是指颅内真菌感染后所形成的肉芽肿。在临床上不多见,它包括新型隐球菌性肉芽肿、组织细胞质菌性肉芽肿等,其中以新型隐球菌性肉芽肿略为多见。该病可发生在任何年龄,30~50岁多见,占67%。脑内新型隐球菌感染主要有3种形式:脑膜炎、脑膜脑炎和肉芽肿。如能采取及时有效的药物治疗,同时手术切除肉芽肿,预后良好。

(一)临床表现

本病可发生于任何年龄,但大部分病例发生在30~50岁,男性多于女性。起病缓慢或亚急性,如新型隐球菌与曲霉脑内感染都原发于上呼吸道(鼻腔)黏膜和肺,经血行播散。大多数原发病变症状尚不明显时,即出现神经系统症状。患者一般有低热,偶有高热,首发症状多为头痛,伴恶心、呕吐、颈强直等脑膜刺激征。病程数周至半年偶有超过1年者,少数病例可有缓解和复发。

(二)辅助检查

1.腰椎穿刺 脑脊液中白细胞及蛋白大都增多,压力增高,糖含量明显减少,脑脊液涂片墨汁染色可找到新型隐球菌,但需多次反复涂片检查才有阳性结果。

2.增强后CT及MRI检查 显示基底池明显强化,肉芽肿周围伴有水肿。

(三)治疗原则

1.手术治疗 肉芽肿切除术;伴有脑积水或脑积水症状明显者,需行脑室腹腔分流术或第三脑室造瘘术。肉芽肿引起颅内高压及局灶症状为手术适应证。脑膜刺激征明显时,使用敏感抗生素治疗,症状减轻或消失后,才行手术治疗。

2.药物治疗　首选两性霉素 B 静脉滴注。必要时以氟尿嘧啶合用。

(四)护理评估

1.健康史　了解患者的一般情况,既往饮食、睡眠、排便习惯,自理能力与心理状态。患者及其亲友对于疾病知识了解程度,家庭经济状况及费用支付方式。

2.身体状况

(1)询问患者起病方式或首发症状:是否出现额、颞部逐渐加重的头痛并伴有恶心、呕吐,是否有颈强直及脑膜刺激征,是否有发热等。

(2)观察患者的意识、瞳孔、生命体征:患者有无意识障碍及其程度,瞳孔是否等大等圆,对光反应是否灵敏。在观察瞳孔时,要注意询问患者有无眼部疾病所引起的瞳孔不等大。了解是否有颅压增高表现。脑真菌性肉芽肿起病缓慢,病程较长,常伴有颅压增高、脑膜刺激征和脑脊液的改变。

3.心理一社会状况　了解患者一般情况,患者及家庭成员对疾病的认识和对康复的期望值,以明确这些因素对患者目前健康状况和需要的影响。

(五)护理诊断

1.潜在并发症　出血。

2.焦虑/恐惧/预感性悲哀　与疾病引起的不适应及担心预后有关。

3.知识缺乏　与缺乏与所患疾病有关的知识有关。

(六)护理措施

1.术前护理

(1)心理护理:手术的创伤与危险性对于患者是一种严重的心理应激,直接影响患者的正常心理活动,表现为对手术不同程度的焦虑,即对疼痛、患病的恶性程度、术后意识与肢体功能,以及麻醉、手术成败等失去安全感,担心丧失社会和家庭角色,甚至担心死亡。①术前向患者讲解手术步骤,以减轻焦虑。②术前晚应适当给患者镇静,让患者充分休息。③在与患者交谈之前,护士应和负责医师甚至主刀医师沟通,以保证在某些特殊问题上所提供的信息是一致的。

(2)饮食护理:无特殊禁忌,呕吐者予甲氧氯普胺 10mg 肌内注射,并指导患者少量多餐,避免诱发呕吐,保证胃肠营养的供给。

(3)体位护理:无颅压增高表现者自由卧位,头痛、呕吐患者卧床时抬高床头 15～30°,以减轻颅压增高症状。

(4)症状护理:加强巡视,注意观察患者病情变化,如患者出现剧烈头痛、呕吐频繁等表现提示病情加重,应及时报告医师处理。

2.术后护理

(1)心理护理:手术创伤和应激,麻醉药的作用消失后患者感伤口疼痛,身上的各种管道使患者活动受限,患者易产生孤独、恐惧的心理,从而加重疼痛的体验。①认真听取患者的疼痛主诉,理解患者疼痛的真实感觉,注意疼痛患者的情绪变化,及时采取相应的措施。②通过暗示疗法来减轻疼痛,但在使用安慰剂时一定要注意保密性,否则会恶化医患关系,对治疗和疾病的好转会产生极为不利的影响。③必要时遵医嘱使用镇痛药,如罗通定60mg口服,减轻疼痛。

(2)饮食护理:麻醉清醒后6小时内不可饮水,可用棉签蘸水湿润嘴唇,以解口渴感。指导呕吐患者勿紧张,协助患者将头偏向一侧,避免呕吐物误吸入气管,引起窒息。同时拭净口角、颊部,协助患者漱口,减轻呕吐物给患者造成的不良刺激。6小时后无呕吐及吞咽困难者,可进食少量流质,出现呛咳要停止进食。如进食流质患者无任何不良反应,可逐渐加量和过渡到进食半流质(如面条、米粉等)、软食、普食。术后48~72小时仍不能主动进食者,应给予留置胃管,鼻饲流质,8~10次/d,1次/2小时,每次鼻饲量不超过200mL,夜间加喂温开水1次,注意流质的清洁,以防腹泻的发生。

(3)体位护理:患者去枕平卧。意识清醒或生命体征平稳后取抬高床头15~30°,以利静脉回流,减轻脑水肿及眼睑肿胀。强迫体位者勤翻身(1次/2小时),以免骨突部位受压过久而发生压疮。病情允许,鼓励患者早期在床上或离床活动,防止血栓性静脉炎。约束肢体时约束带不可缠绕压迫局部,防止肢体血液循环障碍,同时注意将肢体置于功能位置,防止足下垂。

(4)症状护理

①头痛、呕吐:a.密切注意意识、瞳孔、生命体征变化及肢体活动情况,及时发现脑水肿与颅内出血。b.排除脑水肿、颅内出血后,适当应用镇痛药和止呕药,缓解疼痛和呕吐。

②高热:高热常提示急性感染或慢性感染急性发作。高热可增加脑的代谢,直接加重病情,甚至威胁患者的生命,应及时予以降温处理。护理上应注意:a.遵医嘱选用有效抗生素。在药敏结果出来前,需要联合应用抗生素,如青霉素+氨基糖苷类+甲硝唑。根据药敏结果选用抗生素,并观察药物疗效及副作用。b.应用脱水药。20%甘露醇125mL,静脉滴注,2~3次/d,以降低颅压。c.使用激素。地塞米松口服或静脉注射,可减轻脑水肿,但需在使用足量、有效抗生素的同时酌情使用。d.及时处理高热。采用冰敷、冰枕或降温毯降低体温,减少脑耗氧量。e.术后使用抗生素不应少于3周,体温、血常规、脑脊液常规、生化检查正常3次后,方可停用抗生素。f.注意营养和维生素的补充,同时注意水电解质代谢和酸碱平衡,必要时输血、血浆、蛋白等,以改善全身状况,增强抵抗力。

(5)抗菌药物的护理:①两性霉素B:每次间隔时间不少于6小时,每日或隔日1次。脑脊液培养转为阴性后,再继续治疗4周。在滴注时注意避光,该药对血管刺激大,为避免静脉炎发生,经常更换注射部位。该药与生理盐水有配伍禁忌,所以应用专备的溶媒,切忌用生理盐水作溶媒或加入生理盐水中静脉滴注。两性霉素B的毒性反应:寒战、发热、恶心、呕吐、食欲不振、全身酸痛和静脉炎,少数患者可出现肝肾功能损害、血钾降低、血小板减少,故在用药期间,应注意复查肝、肾功能,血常规及心电图。②氟尿嘧啶与两性霉素B合用,可减少两性霉素B的毒性反应,同时可减少真菌耐药性的出现。

(6)管道护理:①各种管道固定妥当。②避免压迫或扭曲引流管,保持引流通畅。③观察与记录引流液的量、颜色、性状。④熟悉各种管道的拔管指征及拔管后的注意事项。如脑室引流管拔管后注意局部是否有渗血、渗液,拔管1~2日内注意是否有颅压增高表现。

(七)健康教育

1.多进食高蛋白、富含维生素饮食,以促进机体康复。

2.需要继续药物治疗者,应指导患者服药并详细交代或写明药物的名称、用法、用量、疗程及注意事项。

3.肢体活动障碍、生活不能自理者,指导患者加强锻炼,配合继续治疗,面对现实。指导患者劳逸结合,以尽快适应新的生活方式,学会自我照顾的方法。

4.出院后如再次出现原有症状,应及时就诊。

5.嘱患者3~6个月门诊复查。

第二章 神经内科疾病护理

第一节 神经系统疾病常见症状的护理

神经系统是人体最精细、结构和功能最复杂的系统,按解剖结构分为中枢神经系统和周围神经系统。前者由脑及脊髓组成,分析综合体内外环境传来的信息;后者由脑神经及脊神经组成,传递神经冲动。两者相互配合,完成机体的统一整体活动,以保持内环境稳定及调整人体适应外界环境变化。

神经系统疾病是指神经系统和骨骼肌由于感染、血管病变、变性、肿瘤、外伤、中毒、免疫障碍、遗传、营养缺陷和代谢障碍等引起的疾病。神经系统病变时主要表现为运动、感觉和反射障碍,如病变累及大脑,可出现意识障碍和精神症状。神经系统疾病病情复杂,病情重,死亡率和致残率高。患者常发生多种并发症,因丧失生活自理能力,易使患者产生依赖心理,易产生焦虑、抑郁、悲观绝望的情绪。

据统计,我国城市居民主要疾病死因中,脑血管疾病占第二位。目前我国神经系统疾病谱也不断发展变化,脑血管疾病的发病有年轻化趋势,帕金森病等老年病日益增多。随着疾病诊断、治疗和康复护理的发展,出血性脑卒中、急性感染性多发性神经炎、重症肌无力等疾病抢救成功率不断提高,致残率下降。

神经系统疾病常见的症状有头痛、感觉障碍、运动障碍、意识障碍等。

一、头痛患者的护理

头痛为临床常见的症状,是指额、顶、颞及枕部的疼痛。颅内的血管、神经和脑膜以及颅外的骨膜、血管、头皮、颈肌、韧带等对疼痛敏感的结构,受挤压、牵拉、移位、炎症、血管的扩张或痉挛、肌肉的紧张性收缩等均可引起头痛。

(一)护理评估

1. 健康史 询问患者有无颅内疾病(颅内感染、脑血管病变、占位性病变、颅脑外伤史等)及颅外疾病史(五官、颈椎、颈肌、全身性中毒、高血压、神经官能症等),有无发热性疾病、高血压、缺氧等全身性疾病病史。

2.身体状况

(1)头痛特征:注意头痛的部位、时间、性质、程度。一般情况下颅外病变所致的头痛多位于病灶的附近,较为表浅和局限。颅内病变所致的头痛常较弥散与深在,并可向病灶同侧的外表放射。颅内占位性病变,常为晨间加剧,且进行性加重。偏头痛多呈周期性反复发作,常为双侧颞部的搏动性疼痛。神经痛多为电击样或针刺样痛。血管性头痛常呈搏动性跳痛。三叉神经痛、偏头痛及脑膜刺激所致的疼痛最为剧烈。新近发生的与以往不同的头痛,如突发的剧烈头痛提示蛛网膜下腔出血、脑出血、脑炎或高血压脑病等。

(2)伴随状况:有些头痛可能是严重疾病信号,如突发剧烈头痛伴恶心、呕吐,可能为颅内出血,发热伴剧烈头痛,可能为颅内炎症。典型的偏头痛发作常有视觉先兆和伴有恶心、呕吐、畏光等表现。还应注意有无大小便失禁、抽搐或瘫痪、意识障碍等。

(3)护理体检:注意生命体征,头部是否有外伤、瞳孔大小及对光反射情况、有无脑膜刺激征等。

3.心理状况 长期反复发作性头痛的患者可能会存在焦虑、恐惧及抑郁心理,对于典型的偏头痛患者,头痛常达数小时至数天,患者常伴有焦虑、抑郁和失眠症状。

(二)护理诊断

疼痛:头痛与颅内外血管舒缩功能障碍或脑部器质性疾病等有关。

(三)护理预期目标

能运用正确的方法缓解疼痛,疼痛发作次数减少或程度减轻。

(四)护理措施

1.运用缓解头痛的方法,保持身心安静 避免诱因,指导患者采用减轻头痛的方法如缓慢深呼吸、听轻音乐、引导式想象、气功疗法等。休息和睡眠可缓解头痛,保持环境安静、舒适,光线柔和,避免各种刺激,放松身心。还可用冷敷或热敷、理疗、按摩等方法。脑梗死患者头部禁用冷敷和冰袋,脑出血患者可头部降温。

2.颅内压增高所致头痛患者的护理

(1)病房环境应安静,床头抬高 15～30°,头偏向一侧以防误吸,发生窒息。保持大便通畅,便秘者禁止灌肠。

(2)限制水分摄入,使用脱水剂,如 20%甘露醇 250mL。

(3)如出现瞳孔不等大、意识变化、呼吸不规律等脑疝先兆,及时通知医生救治。

3.心理护理 对长期反复发作的头痛患者,要耐心解释,解除其思想顾虑,训练放松身心,缓解焦虑、紧张心理,鼓励患者积极配合治疗。

二、感觉障碍患者的护理

感觉障碍是指机体对各种形式的刺激(痛、温、触、压、位置、振动等)无感知、感知减退或异常的综合征。解剖学上将感觉分为内脏感觉、特殊感觉和一般感觉。人体一般感觉通常分为浅感觉(痛、温、触觉)、深感觉(运动觉、位置觉和振动觉)和复合感觉(实体觉、图形觉、两点辨别觉)等。

(一)护理评估

1.健康史　询问患者有无感染、脑血管病变、脑和脊髓外伤、药物中毒、脑肿瘤、尿毒症、糖尿病等病变。有无情绪激动、睡眠不足、疲劳等诱因。有无认知、情感或意识行为方面的异常。

2.身体状况

(1)典型感觉障碍的定位及临床特点(图2-1)

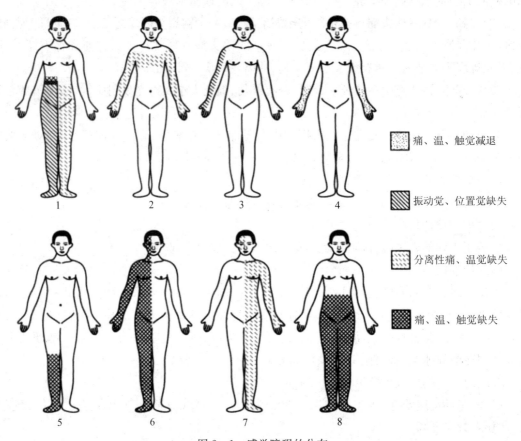

图2-1　感觉障碍的分布

1.脊髓半切征；2.髓内病变(脊髓空洞症)；3.后根损害(C_5、C_6)；4.多发性神经炎；5.癔症性感觉障碍；6.右内囊病变；7.延髓外侧综合征；8.脊髓横贯性损伤

①末梢型:表现为袜子或手套型痛、温、触觉减退,见于各种原因引起的多发性周围神经炎。

②节段型:脊髓某些节段的神经根病变产生受累节段的感觉缺失或感觉分离,如脊髓空洞症时的痛觉缺失,触觉存在,称为分离性感觉障碍。

③传导束型:感觉传导束损害引起病损以下部位的感觉障碍,其性质可为感觉缺失(内囊病变的偏身感觉缺失或减退,脊髓横贯性损害的截瘫型或四肢瘫型感觉缺失),感觉分离(脊髓半切综合征)。

④交叉型:脑干病变如延髓外侧和脑桥病变时,常产生病变同侧的面部和对侧身体的感觉缺失或减退。

⑤皮质型:病变损害大脑皮质感觉中枢(中央后回及旁中央小叶附近)某一部分,常常产生对侧的上肢或下肢分布的感觉障碍,称为单肢感觉缺失。皮质型感觉障碍的特点为精细性感觉障碍(实体觉、两点辨别觉、位置觉、图形觉等)。

(2)伴随状况:可伴运动障碍及脑神经损害及冻伤、烫伤、撞伤等。

3.心理状况　患者常因自己的感觉异常而感到焦虑、恐惧,患者及家属心理负担重。

(二)护理诊断

1.感知紊乱　与感觉传导受损有关。

2.有皮肤完整性受损的危险　与神经性病变导致皮肤感觉丧失有关。

(三)护理预期目标

1.患者能适应感觉障碍的状态,感觉障碍减轻或逐渐消失。

2.感觉障碍的部位不发生损伤。

(四)护理措施

1.消除感觉异常,防止意外发生

(1)对患者的异常感觉加强沟通、解释病情。

(2)指导患者及家属进行自我护理并防止意外的发生,避免高温或过冷刺激,慎用热水袋或冰袋,如需用热水袋,应外包毛巾,水温不宜超过50℃,注意避免烫伤。对感觉过敏的患者,尽量减少不必要的刺激。有深感觉障碍患者活动时防止跌倒及外伤。每天用温水擦洗感觉障碍的部位,以促进血液循环和感觉恢复。给患者做感觉运动训练,用砂纸、毛线刺激触觉,用冷水、温水刺激温觉,用针尖刺激痛觉等。

2.皮肤护理　衣服应柔软,避免搔抓、重压防损伤及感染,学会用健肢对患肢擦浴、按摩、处理日常生活,定时改变体位避免局部长期受压。

3.心理护理　应关心患者,主动协助日常生活活动,帮助患者克服紧张、恐惧心理或烦躁情绪;加强与患者沟通,取得患者信任,积极配合治疗和训练。

三、运动障碍患者的护理

运动障碍可分为瘫痪、不随意运动及共济失调等。本节主要介绍瘫痪。肌力下降或丧失所致的运动障碍称为瘫痪,系运动神经元损害引起。肌力完全丧失而不能运动者为完全性瘫痪,而保存部分运动功能者为不完全瘫痪。

(一)护理评估

1.健康史　询问患者有无脑和脊髓的感染、脑血管病变、肿瘤、外伤、中毒及脑先天性畸形等病变。

2.身体状况

(1)瘫痪性质:按病变的部位,凡是二级运动神经元以上部位的传导束或一级运动神经元病变引起的瘫痪为上运动神经元性瘫痪;二级运动神经元和该神经元发出的神经纤维病变所引起的瘫痪为下运动神经元性瘫痪。两者的区别见表2—1。

表 2-1　上、下运动神经元性瘫痪的区别

	上运动神经元性瘫痪	下运动神经元性瘫痪
瘫痪分布	以整个肢体为主(如单瘫、偏瘫、截瘫等)	以肌群为主
肌张力	增高	降低
腱反射	增强	减弱或消失
病理反射	有	无
肌萎缩	无或轻度失用性萎缩	明显
肌束颤动	无	有
神经传导	正常	异常

(2)瘫痪程度:肌力是受试者主动运动时肌肉收缩的力量,按 6 级(0~5 级)肌力记录法进行评估。

0 级　完全瘫痪,肌肉无收缩。

1 级　肌肉可轻微收缩,但不能产生动作。

2 级　肢体能水平移动,但不能抬起。

3 级　肢体能抵抗重力而抬离床面,但不能对抗阻力。

4 级　肢体能做抗阻力的运动,但未达正常。

5 级　正常肌力。

(3)瘫痪的类型(图 2-2)

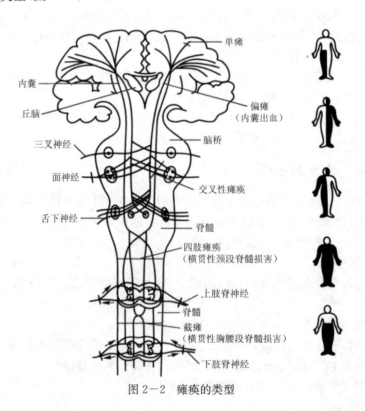

图 2-2　瘫痪的类型

98

①单瘫:单个肢体的运动不能或运动无力,多为一侧上肢或一侧下肢。病变部位为大脑半球、脊髓前角细胞、周围神经或肌肉等。

②偏瘫:一侧面部和肢体瘫痪,常伴瘫痪侧肌张力增高、腱反射亢进和病理征阳性等体征。常见于一侧大脑半球病变,如内囊出血、脑梗死等。

③交叉性瘫痪:为病变侧脑神经麻痹和对侧肢体的瘫痪。中脑病变时出现病侧动眼神经麻痹,对侧肢体瘫痪;脑桥病变时出现病侧外展神经、面神经麻痹和对侧肢体瘫痪;延脑病变时出现病侧舌下神经麻痹和对侧肢体瘫痪。此种交叉性瘫痪常见于脑干肿瘤、炎症和血管性病变。

④四肢瘫痪:四肢不能运动或肌力减退。见于高颈段脊髓病变和周围神经病变(如急性感染性多发性神经炎)等。

⑤截瘫:双下肢瘫痪称为截瘫,常见于脊髓胸腰段的炎症、外伤、肿瘤等引起的脊髓横贯性损害。

⑥局限性瘫痪:指某一神经根支配的某些肌群的无力,如单神经病变、局限性肌病等。

3.心理状况

患者因瘫痪导致生活不能自理而产生急躁、焦虑、抑郁、悲观等情绪。

(二)护理诊断

1.躯体活动障碍　与运动神经元受损引起瘫痪有关。

2.有废用综合征的危险　与肢体瘫痪而不能活动有关。

(三)护理预期目标

1.运动障碍程度减轻或去除。

2.配合运动训练,促进运动功能恢复。

(四)护理措施

1.协助患者进行生活、安全护理

(1)评估患者运动障碍的性质、程度及定位,评估患者生活自理能力缺陷的程度。保持皮肤和床褥清洁、干燥,做好皮肤护理,指导患者学会和配合使用便器,定时协助患者翻身、叩背,预防呼吸道、泌尿道感染和便秘,加强安全教育,避免坠床、跌伤、烫伤等。

(2)鼓励患者表达自己的感受,鼓励患者做力所能及的事情,增强自我照顾的能力与信心。

2.促进运动功能恢复

(1)护士配合家属按计划指导患者进行瘫痪肢体的功能锻炼。重视早期康复干预,及早进行被动运动,加强患肢的刺激,保持患肢处于功能位,进行体位变换和床上运动训练(如起坐训练)。

(2)恢复期患者进行移动训练和日常生活活动训练。

(3)可选择针灸、理疗、按摩等综合康复治疗。

3.心理护理　尊重患者,鼓励患者表达自己的感受,指导患者克服焦虑、悲观情绪,鼓励患者克服康复训练中出现的不良情绪,增强自信心和自我照顾能力。

四、意识障碍患者的护理

意识是机体对自身和周围环境的刺激所做出应答反应的能力。意识障碍是对外界环境刺激缺乏反应的一种精神状态,可表现为觉醒度下降和意识内容的改变,临床上可通过患者的言语反应、对疼痛的刺激反应、瞳孔对光反射、吞咽反射、角膜反射等来判断意识障碍的程度。

(一)护理评估

1.健康史　询问有无神经系统炎症、脑血管疾病、颅内占位性病变、全身感染性疾病、心血管疾病、内分泌与代谢性疾病、中毒性疾病等。

2.身体状况

(1)以觉醒度改变为主的意识障碍分为嗜睡、昏睡、昏迷。昏迷又分为浅昏迷和深昏迷,昏迷是最严重的意识障碍,也是病情危重的信号。

(2)以意识内容改变为主的意识障碍包括意识模糊和谵妄状态。

(3)特殊类型的意识障碍有去皮层综合征、无动性缄默症、植物状态。

3.心理状况　急性意识障碍患者常常给家属带来恐惧不安,慢性意识障碍患者行为意识紊乱,家属可产生厌烦心态和不耐心的言行。

(二)护理诊断

急性意识障碍　与脑部病变、功能受损有关。

(三)护理目标

意识障碍无加重或神志清楚。

(四)护理措施

1.给予高维生素、高热量饮食,定时翻身、叩背,防止压疮。做好口腔、大小便护理,预防口腔和尿路感染。

2.保持呼吸道通畅,防止窒息、误吸或肺部感染。如癫痫发作时可引起气道梗阻或误吸。谵妄躁动的患者处于侧卧位,床旁安装护栏,防止坠伤、自伤和伤人。

3.判断意识障碍程度,严密观察生命体征、瞳孔、意识的变化、角膜反射等,预防消化道出血和脑疝发生。

4.心理护理　多与家属沟通,解释患者病情进展情况,消除家属的焦虑、紧张等情绪。

(五)小结

神经系统疾病病情复杂,死亡率和致残率高,易发生多种并发症。头痛是最常见的症状之一,脑血管扩张所致头痛可冷敷,脑梗死患者头部禁冷敷,颅内压增高所致头痛要保持大便通畅;感觉障碍者有受伤的危险,注意避免接触温度过高或过低的物体;瘫痪患者评估的重点是瘫痪的性质和肢体的肌力。意识障碍患者主要评估昏迷程度,观察生命体征、瞳孔变化等,预防并发症。

第二节　周围神经疾病的护理

周围神经系统由除嗅神经与视神经以外的 10 对脑神经和 31 对脊神经及周围自主神经系统组成。周围神经疾病原因多样,发病机制包括以下 5 方面:前脚细胞和运动神经破坏、结缔组织病变压迫、自身免疫性周围神经病、中毒性和营养缺乏病变、遗传代谢性疾病。周围神经疾病常表现为感觉障碍、运动障碍、自主神经障碍、腱反射减弱或消失等。

一、贝尔麻痹患者的护理

贝尔麻痹(Bell Palsy)是指面神经管内段面神经的一种急性非特异性炎症所致的周围性面瘫,又称为急性特发性周围性面神经麻痹。为临床发生面瘫的常见原因。Bell 麻痹给患者造成严重的心身障碍。如果为永久性完全性面瘫,不注意保护角膜,容易造成角膜溃疡而导致失明。

Bell 麻痹的病因与发病机制尚未完全阐明。受凉、感染、中耳炎、茎乳孔周围水肿及面神经在面神经管出口处受压、缺血、水肿等均可引起发病。其病理改变除局部神经水肿外,严重者并发髓鞘脱失、轴突变性。Bell 麻痹的预后取决于病情的严重程度及处理是否及时适当。

(一)治疗原则

改善局部血液循环,减轻面神经水肿,缓解神经受压,促使功能恢复。

1.急性期应尽早使用糖皮质激素,可用泼尼松或地塞米松,并用大剂量维生素 B_1、B_6 肌注。还可采用红外线照射。若为带状疱疹引起者,可口服阿昔洛韦。眼裂不能闭合者,可根据情况使用眼膏、眼罩以保护角膜。

2.恢复期进行面肌的被动或主动运动训练,也可采用理疗、针灸、高压氧等治疗。

3.对自愈较差的高危患者可行面神经减压手术,以争取恢复的机会。

(二)护理评估

1.健康史　询问患者有无受凉、感染、中耳炎、面部长时间吹冷风等情况,了解患者有无病毒感染、自主神经功能失调等情况。

2.身体状况　本病发病年龄多见于 20～40 岁,男性比女性略多。一般为急性发病,常于数小时或 1～3 天内症状达高峰。

(1)表情肌瘫痪:主要表现为患侧面部表情肌瘫痪,额纹消失,不能皱额蹙眉;眼裂闭合不能或闭合不完全;闭眼时双眼球向外上方转动,露出白色巩膜,称为贝尔征;病侧鼻唇沟变浅,口角下垂;示齿时口角偏向健侧,不能吹口哨和鼓腮等。

(2)其他表现:病初可有麻痹侧耳后或下颌角后疼痛,面神经病变在中耳鼓室段者可出现讲话时回响过度和病侧舌前 2/3 味觉缺失。影响膝状神经节者,还可出现患侧乳突部疼痛,耳廓与外耳道感觉减退,外耳道或鼓膜疱疹,称为 Hunt 综合征。

3.心理状况　患者突然出现面部肌肉瘫痪,自身形象改变,不敢出现在公众场所,容易导致焦虑、急躁等情绪。

4.实验室及其他检查　面神经传导检查对早期(起病后 5～7 天)面神经完全瘫痪者的预后判断是一个有效的检查方法。

(三)护理诊断

身体意象紊乱　与面神经麻痹所致口角歪斜等有关。

(四)护理措施

1.一般护理　急性期注意休息,防风、防寒,尤其患侧耳后茎乳孔周围应予保护,预防诱发。外出时可戴口罩,系围巾。清淡饮食,避免粗糙、干硬、辛辣食物,有味觉障碍的患者应注意食物的冷热度,以防烫伤口腔黏膜。

2.对症护理　眼睑不能闭合或闭合不全者予以眼罩、眼镜防护,或用眼药水预防感染,保

101

护角膜。指导患者饭后及时漱口,清除口腔患侧滞留食物,保持口腔清洁,预防口腔感染。

3.功能训练　指导患者早期开始面肌的主动与被动运动。可对着镜子做皱眉、举额、闭眼、露齿、鼓腮和吹口哨等动作,每天数次,每次 5～15min,并辅以面肌按摩。

4.心理护理　指导患者克服焦躁情绪和害羞,正确对待疾病,积极配合治疗。鼓励患者表达心理感受和对疾病预后担心的真实想法。告诉患者本病大多预后良好。与患者交谈应语气柔和、态度和蔼,避免伤害患者自尊。

(五)健康教育

1.疾病知识指导　清淡软食,保持口腔清洁,预防口腔感染;保护角膜,防止角膜溃疡;面瘫未恢复时注意用围巾或高领风衣遮挡。

2.生活指导　嘱患者保持健康心态,生活有规律,避免面部长时间吹冷风、受凉等。

3.康复指导　遵医嘱理疗或针灸;保护面部,避免过冷刺激,掌握面肌功能训练的方法,坚持每天数次面部按摩运动。

(六)小结

贝尔麻痹一般急性发病,主要临床表现为表情肌瘫痪,急性期应用糖皮质激素,恢复期可进行运动训练,面神经传导检查可帮助估计预后。护理中应重视饮食护理,功能训练。

二、急性感染性多发性神经炎患者的护理

急性感染性多发性神经炎又称格林－巴利综合征(guillain－barre syndrome,GBS),为急性或亚急性起病,大多可恢复,多发性脊神经根(或伴脑神经)受累。病因和发病机制尚不明,目前多认为 GBS 是免疫介导的迟发性自身免疫性疾病。病变主要在脊神经根和脊神经,常累及脑神经,起病前可有感染史,临床特征为急性四肢对称性弛缓性瘫痪,脑脊液检查有蛋白细胞分离现象。

治疗原则主要包括辅助呼吸、病因治疗、对症和预防并发症。本病的主要危险是呼吸肌麻痹,呼吸肌麻痹的抢救是增加本病治愈率、降低病死率的关键,病因治疗方法有:①血浆置换疗法可直接去除血浆中的致病因子,减轻临床症状,缩短呼吸机使用时间,减少并发症。②应用大剂量免疫球蛋白治疗急性期病例,可获得与血浆置换治疗相近的疗效。③近年来,糖皮质激素多已不主张应用,可对症治疗如神经滋养药物的应用、防治感染、维持水电解质平衡;给予营养丰富并易于消化的饮食等。

本病预后大多良好,多数病例 2 个月至 1 年内可完全或接近完全康复;少数病例病情发展迅速,主要死因为呼吸肌麻痹、肺部感染及心力衰竭。

(一)护理评估

1.健康史　应注意询问患者起病前 1～4 周有无呼吸道或消化道感染症状或预防接种史,有无带状疱疹、流行性感冒、水痘、腮腺炎、病毒性肝炎病史。了解既往健康状况。

2.身体状况

(1)主要表现:起病突然,进展迅速。

①运动障碍:首发症状常为四肢对称性无力,自远端向近端发展或相反,或远近端同时受累,瘫痪为弛缓性,可累及躯干。病变累及肋间肌及膈肌而致呼吸肌麻痹,可引起呼吸困难、发绀。脑神经损害以双侧周围性面瘫常见,尤其在成年人。儿童以舌咽、迷走神经麻痹为多

见,可有吞咽困难、喝水发呛、声音嘶哑等表现。

②感觉障碍:一般较轻或可缺如,表现为肢体远端感觉异常,如麻木、针刺感,或呈手套、袜套样感觉缺失或减退。

③自主神经功能损害:可有多汗、皮肤潮红、手足肿胀及营养障碍,严重病例可有心动过速、体位性低血压等,是病情危重的标志。直肠和膀胱括约肌功能多无影响。

(2)护理体检:观察患者有无生命体征改变及吞咽情况和营养状况。检查运动障碍和感觉障碍的程度及分布范围,可出现面肌瘫痪、吞咽困难及呼吸困难等体征。

3.心理状况 因突然发病、进展迅速,肢体运动障碍、皮肤感觉异常,患者常情绪紧张、焦虑不安。若病情加重,出现呼吸困难、吞咽障碍,患者担心预后,可出现恐惧、悲观失望等情绪。

4.实验室及其他检查 腰椎穿刺取脑脊液检查,典型的脑脊液改变为细胞数正常而蛋白质明显增高(为神经根炎症反应),称蛋白细胞分离现象,是本病的重要特征,在起病后第3周最明显。

(二)护理诊断

1.低效型呼吸型态 与呼吸肌麻痹有关。

2.躯体活动障碍 与四肢肌肉进行性瘫痪有关。

3.恐惧 与呼吸困难、濒死感或害怕气管切开有关。

4.潜在并发症 肺部感染。

(三)护理预期目标

1.能够进行有效呼吸,呼吸困难缓解。

2.肢体功能逐步恢复,生活能自理。

3.恐惧减轻或消除,情绪稳定。

4.不发生肺部感染。

(四)护理措施

1.维持有效呼吸

(1)保持病室通风良好,环境温度、湿度适宜,协助患者选择最佳的呼吸姿势和体位,及时清除呼吸道分泌物,必要时吸痰,保持呼吸道通畅。

(2)评估患者呼吸肌麻痹的程度,严密观察患者呼吸频率、节律和深度的变化,观察血压、脉搏、动脉血氧饱和度及情绪变化,听诊肺部呼吸音,呼吸肌轻度麻痹患者应及早给予吸氧。准备气管切开包及机械通气设备,如发生呼吸肌麻痹出现呼吸费力、出汗、口唇发绀等缺氧症状,肺活量降至正常的 25～30%,血氧饱和度降低,$PaO_2 < 70mmHg$ 时,遵医嘱及早使用人工呼吸机。

(3)使用呼吸机期间应加强护理,按医嘱随时调整呼吸机各种指标,改善通气;经常检查呼吸机连接部位有无漏气、阻塞、管道有无受压及扭曲;定时气管内滴药和气道雾化;定时翻身、拍背,及时吸痰。密切观察患者运动和感觉功能障碍的分布范围和呼吸功能的恢复情况,及时记录。

2.促进肢体功能恢复

(1)帮助患者采取舒适卧位,向患者和家属说明翻身和肢体运动的重要性,每 2h 翻身一次;协助按摩,以促进局部血液循环。发病早期应卧床休息、避免因活动加重病情,延髓麻痹不能吞咽的进食者给予鼻饲流质,给予高蛋白、高维生素、高热量且易消化的流质饮食。多食水果、蔬菜,补充足够的水分,维持水、电解质平衡,进食及食后 30min 抬高床头,以免误吸。

(2)协助患者被动运动,保持肢体轻伸展,维持运动功能,保持瘫痪肢体功能位,防止足下垂、肢体关节畸形,给患者提供必要的辅助设施,鼓励恢复期及时锻炼,促进肢体功能恢复,防止深静脉血栓形成、肢体挛缩和肌肉失用性萎缩。

(3)按医嘱正确给药,注意观察药物的疗效和不良反应,使用糖皮质激素时,应注意消化道出血,防止应激性溃疡,慎用镇静安眠类药物,以免掩盖或加重病情。

3. 保持情绪稳定

(1)加强床边护理,及时了解患者的心理状况,主动关心和安慰患者,耐心倾听患者感受,使其情绪稳定;讲解疾病的特点和气管切开及机械通气的重要性,介绍本病的治疗措施和预后,使患者积极配合治疗。

(2)加强巡视,保证各项护理操作技术熟练、准确实施,增加患者安全感和治疗信心。

4. 并发症的护理 每 2h 翻身叩背一次,鼓励患者深呼吸和有效咳嗽,痰液黏稠可超声雾化吸入;吸痰时严格无菌操作,按医嘱使用抗生素。

(五)健康教育

1. 生活指导 增强抵抗力,避免受凉、雨淋、疲劳和创伤等诱因。

2. 疾病知识指导 向患者及家属介绍本病的基本知识,帮助患者正确认识所患疾病和预后,掌握自我护理方法,树立战胜疾病的信心。预防压疮、呼吸道感染、深静脉血栓形成等并发症。

3. 康复指导 对恢复期患者加强肢体功能锻炼和日常生活活动训练,坚持肢体被动和主动运动,保持关节的最大活动度,督促患者坚持长期锻炼。锻炼中应有人陪同,防止受伤。

(六)小结

急性感染性多发性神经炎是急性或亚急性起病,多可恢复正常的多发性脊神经根或脑神经受累。多数患者发病前有呼吸道感染史,以四肢对称性、迟缓性瘫痪为首发症状,有末梢型感觉障碍和周围性面神经麻痹。脑脊液检查的典型表现有蛋白细胞分离现象。急性期给予营养丰富易于消化的饮食,对重症患者给予吸氧或辅助呼吸,保持呼吸道通畅,做好生活护理,指导患者和家属进行康复锻炼。

第三节 急性脑血管疾病的护理

脑血管疾病(cerebral vascular diseases,CVD)是由各种血管源性脑病引起的脑功能障碍。临床上以急性脑血管疾病多见。脑卒中(Stroke)指脑血管疾病患者,因各种诱发因素引起脑内动脉狭窄、闭塞或破裂,而造成的急性脑血液循环障碍。临床上表现为一次性或永久性脑功能障碍的症状和体征,脑卒中分为缺血性脑卒中和出血性脑卒中。脑血管疾病与心血管疾病、恶性肿瘤构成人类的三大致死疾病,本病死亡率约占所有疾病的 10%。我国城市居民死因中脑卒中居首位。本病起病急,死亡率、致残率和复发率高,已经成为严重危害中老年人生命与健康的主要公共卫生问题。

常见病因有血管壁病变(高血压性动脉硬化和动脉粥样硬化最常见)、血液流变学异常及血液成分改变(如血液黏滞度增高、凝血机制异常)、心脏病和血流动力学异常(如血压急骤波动、风湿性心脏瓣膜病、心房纤颤)等。高血压、心血管病、糖尿病及短暂性脑缺血发作(TIA)是脑血管病发病的最重要的危险因素,以高血压脑动脉硬化所致脑出血最常见。高脂血症、吸烟与酗酒、肥胖、体力活动少、口服避孕药、饮食因素等与脑血管发病有密切关系,属于可干预的;高龄、性别、种族、家族遗传史属于不可干预的危险因素。

　　按神经功能缺失持续时间,不足 24h 称短暂性脑缺血发作,超过 24h 称脑卒中。按病理性质,本病可分为缺血性卒中和出血性卒中两大类,前者又称为脑梗死,包括脑血栓形成和脑栓塞;后者包括脑出血和蛛网膜下腔出血。

一、短暂性脑缺血发作患者的护理

　　短暂性脑缺血发作(transient ischemic attack,TIA)是指颅内血管病变引起短暂性、局灶性、可逆性神经功能障碍,可反复发作,常为某些急性脑血管疾病的先兆表现。

　　治疗原则是去除病因和诱因,减少及预防复发,保护脑功能。药物治疗多采用抗血小板聚集药物(如阿司匹林、噻氯吡啶、氯吡格雷等)、抗凝药物(肝素和低分子肝素和华法林)、钙拮抗剂(尼莫地平、盐酸氟桂利嗪等)、中药等。

　　(一)护理评估

　　1.健康史　应重点询问患者有无动脉硬化病史,有无高血压、心脏病、糖尿病、高脂血症等。发病前有无血压明显升高、急剧的头部转动和颈部伸屈、严重失水等血流动力学改变的情况。

　　2.身体状况

　　(1)主要表现:好发于中老年男性,发作突然,历时短暂,一般 10～15min,多在 1h 内恢复,最长不超过 24h。常反复发作,每次发作的症状基本相同。颈内动脉系统受累以单眼或大脑半球症状为主。如黑蒙、面部或肢体无力等;椎-基底动脉系统受累表现为眩晕、发作性跌倒、短暂性全面遗忘症、双眼视力障碍,但可完全恢复,不留后遗症。

　　(2)护理体检:多数患者意识障碍程度轻且短暂,生命体征一般无明显改变。神经系统体征视脑血管病变的部位和范围而异。颈内动脉系统血管阻塞出现病变对侧不同程度及范围的偏瘫、偏身感觉障碍和对侧同向偏盲,优势半球受累可出现失语;椎-基底动脉系统阻塞多有交叉瘫、共济失调、眼球震颤、吞咽及发音困难等。

　　3.心理状况　患者因突然发病或反复发作,常使患者产生紧张、焦虑和恐惧情绪。

　　4.实验室及其他检查　血脂、血液流变学检查,可发现血黏度增高及血小板聚集性增加。

　　(二)护理诊断

　　1.有受伤的危险　与突发眩晕、平衡失调及一过性失明有关。

　　2.潜在并发症　脑血栓形成。

　　3.知识缺乏　缺乏本病防治知识。

　　(三)护理措施

　　1.一般护理

　　(1)合理休息与运动,避免跌倒和受伤。

　　(2)发作时卧床休息,仰头或头部转动时应缓慢,动作轻柔,转动幅度不宜过大。

　　(3)频繁发作的患者应避免重体力劳动。

2.用药护理

(1)阿司匹林宜饭后服用,并注意观察有无上消化道出血征象。

(2)应用盐酸噻氯吡啶应定期监测血象。

(3)使用抗凝药应密切观察有无出血倾向。

(四)健康教育

1.疾病知识指导　积极治疗原发病,生活规律,根据身体情况适当参加体育锻炼。戒烟少饮酒,定期门诊复查。应避免各种引起循环血量减少、血液浓缩的因素,以防诱发脑血栓。

2.饮食指导　给予低脂、低胆固醇、低盐饮食,忌刺激性及辛辣食物,多食用谷类和鱼类、新鲜蔬菜、水果、豆类和坚果等,避免暴饮暴食。

3.用药指导　在抗凝药物治疗期间,应观察有无出血倾向。坚持按医嘱服药,不可随意停药或换药。

(五)小结

短暂性脑缺血发作是指颅内血管病变引起短暂性、局灶性、可逆性神经功能障碍。临床症状一般持续 10~15min,多在 1h 内缓解,最长不超过 24h,可反复发作。诊断主要依靠病史。治疗以抗血小板聚集药物为主,对患者做好疾病知识、饮食、用药指导。

二、脑梗死患者的护理

脑梗死(cerebral infarction,CT)又称缺血性脑卒中(cerebral ischemic stroke)是由于脑部血液循环障碍,缺血、缺氧所致局限性脑组织的缺血性坏死或软化。临床上最常见的有脑血栓形成和脑栓塞。脑血栓形成(cerebral infarction)在脑血管病中最为常见,是指颅内外供应脑组织的动脉血管壁发生病理改变,血管腔变窄形成血栓,造成脑局部急性血流中断,组织缺血缺氧,出现相应的神经系统症状和体征。脑栓塞(cerebral embolism)是指各种栓子沿血液循环进入脑动脉,引起急性血流中断出现相应供血区脑组织缺血、坏死及脑功能障碍。脑卒中患者应收入脑卒中单元。脑血栓形成急性期治疗原则是针对病因积极治疗,早期溶栓、防治脑水肿、抗凝治疗、抗血小板凝集及脑保护治疗,采用个体化原则。多数患者经过积极的康复锻炼,均可恢复部分生活、工作能力或基本上完全康复。脑栓塞治疗原则与脑血栓形成相同,积极治疗原发病,消除栓子,预防复发是重要环节。

(一)护理评估

1.健康史　应重点询问患者有无动脉硬化,高血压、心脏病、糖尿病、高脂血症及短暂性脑缺血发作等病史;有无风湿性心瓣膜病、感染性心内膜炎及心肌梗死等病史;询问患者有无头痛、头晕、肢体麻木等反复发作的前驱症状;目前的治疗和用药情况以及生活习惯,有无烟酒嗜好,是否长期摄入高盐、高动物脂肪;有无家族脑卒中病史。

2.身体状况

(1)主要表现

①脑血栓形成:好发于有动脉硬化、糖尿病、高脂血症的中老年人。起病缓慢,先有头痛、眩晕、肢体麻木或短暂性脑缺血发作等前驱症状,常在睡眠或安静休息时发病,次晨发现不能说话,一侧肢体瘫痪,语言障碍。多数患者意识清楚。

②脑栓塞:为脑血管疾病中起病最快的一种。发病年龄不一,风心病引起者以中青年为

多,冠心病引起者多为中老年人,多无前驱症状,多在活动中起病,起病急骤,瞬间即达高峰是本病的特征。在数秒钟或短暂的时间内症状发展到高峰,意识障碍常较轻且恢复快,神经系统表现取决于栓塞的血管部位。严重者可发生脑疝。

(2)护理体检:脑血栓形成常见体征为失语、偏瘫、偏身感觉障碍等。脑栓塞常见体征为抽搐、偏瘫、偏盲、偏身感觉障碍。

3.心理状况　部分患者有高血压、心血管病、糖尿病等病史,患者精神处于长期紧张状态,常常对自己的处境过分担忧。发病后可影响工作及生活,瘫痪常导致患者自卑、消极;感觉障碍、生活自理缺陷、失语、社会支持差常使患者性情急躁。

4.实验室及其他检查

(1)CT:脑梗死最常用的检查,发病当天,尤其是 6h 内多无异常发现。24h 以后梗死区出现低密度影像。

(2)MRI:早期清晰显示缺血组织的部位、范围等。

(3)其他检查:脑脊液检查多正常。脑血管造影可显示血栓形成的部位、程度及侧支循环,但不作为脑梗死的常规检查。可查血常规、血糖、血脂、血液流变学、心电图等。

(二)护理诊断

1.躯体活动障碍　与偏瘫或平衡协调能力下降有关。

2.生活自理缺陷　与肢体瘫痪、活动功能障碍有关。

3.语言沟通障碍　与大脑语言中枢功能受损有关。

4.吞咽障碍　与意识障碍或延髓麻痹有关。

(三)护理预期目标

1.患者逐渐恢复活动功能,躯体活动能力逐渐增强。

2.生活自理能力逐步提高或恢复到原来日常生活自理水平。

3.能使用有效的沟通方式表达需要,语言表达能力逐渐恢复正常。

4.能安全进食,保证营养成分的摄入。

(四)护理措施

1.防止加重脑缺血,促进瘫痪肢体功能恢复,增强自我护理能力

(1)急性期患者应绝对卧床休息,避免搬动,一般取平卧位,头部禁用冷敷,防止脑血流量减少。

(2)定时监测生命体征和意识、瞳孔变化,及时发现有无脑缺血加重的征象,若出现头痛、呕吐、血压增高等颅内压增高症状及时与医生联系并积极配合处理。

(3)用药护理:常联合应用溶栓、抗凝、脑代谢活化剂等多种药物治疗,护士应解释各类药物的作用、不良反应及注意事项,指导患者遵医嘱正确用药。①早期溶栓治疗适用于脑血栓发病 6h 以内的超早期患者。常用的溶栓药物有尿激酶、链激酶、组织型纤溶酶原激活剂。抗凝治疗目前多用低分子肝素,副作用较肝素小,溶栓和抗凝治疗期间应密切观察有无皮肤黏膜和内脏出血、尤其是颅内出血,并定时做出血时间、凝血时间测定,备有维生素 K_1 等阻断剂,以便于出血并发症的处理。②梗死面积较大伴脑水肿时,可出现颅内压增高症状,常用

20％甘露醇 250mL 静滴,并加用激素如地塞米松。甘露醇有肾损伤作用,应注意检测肾功能,心肾功能不全时慎用。应用激素应警惕继发感染和消化道出血。③抗血小板凝集剂常用药物有阿司匹林,目前主要使用小剂量,有消化性溃疡或出血性疾病者应禁用。此外还有噻氯吡啶、双嘧达莫、氯比格雷等。④应用扩血管药物时应在脑水肿已基本消退,滴速宜慢,并注意血压变化。⑤可用脑保护剂,药物可用胞磷胆碱、纳洛酮等。也可应用丹参等中药改善脑血流,减低血液黏度。

(4)心理护理:加强与患者的沟通,建立良好的护患关系,营造舒适的休养环境,为患者提供表达感情的机会,关心尊重患者,增加患者战胜疾病的信心,保持乐观情绪、克服急躁、焦虑、抑郁等情绪,重视对精神情绪变化的监控,动员家庭和社会支持关心、帮助患者,积极配合治疗及康复训练,争取最大程度的功能恢复。

(5)生活护理:将日常用品和呼叫器置于患者健侧随手可及处,以方便患者随时取用;协助卧床患者定时翻身、叩背,按摩关节和骨隆突部位,保持皮肤清洁,及时更换衣服、床单,指导患者学会配合和使用便器,养成定时排便的习惯,保持大便通畅。

(6)康复护理:与患者和家属共同制定康复训练内容,讲解早期康复的重要性,强调合理、适度、循序渐进。急性期是康复的关键阶段,重视患侧的刺激,保持关节的功能位,防止关节变形。进行适当的肢体被动运动,防止肌肉痉挛和静脉血栓形成。逐渐增加肢体活动量,及早对瘫痪肢体进行按摩和被动运动,积极进行起坐锻炼,仰卧位伸手、抬腿、大小关节伸屈转动、教会患者和家属锻炼和翻身的技巧,逐步实现站立、下蹲、行走,同时训练手的精细动作,手腕的屈伸、手的抓握、解扣、翻书报、使用勺筷等日常生活技能,辅助针灸、按摩、理疗等,促进肢体运动功能的恢复。

2.指导患者安全进食,保证营养成分的摄入

(1)协助患者采取舒适体位,尽量让其取坐位或半卧位,保持心情愉快。

(2)给患者提供高蛋白、高维生素食物,避免粗糙、干硬、辛辣的食物。可少量多餐,指导家属喂饭技巧,为患者提供充足的进餐时间,以保证进食量和摄取足够的营养。对能吞咽的患者鼓励并协助其自行进食;面肌麻痹患者,应将食物送入健侧的舌后部,喂药前将药片碾碎,以便吞咽。

(3)进餐期间保持环境安静,以免分散患者注意力。有吞咽困难及呛咳者要加强吞咽功能训练,进食时,嘱患者不要讲话,饮水时避免误吸。若患者呛咳、呕吐或误吸要让患者取头侧位,及时清理呕吐物及分泌物,确保患者呼吸道通畅,预防窒息和吸入性肺炎。床旁备好吸引装置,以备使用。

(4)患者不能吞咽、不能进食可遵医嘱胃管鼻饲,做好留置胃管的护理。

3.逐渐能进行有效的沟通,语言表达能力逐渐恢复正常

(1)心理护理:关心、体贴、尊重患者,鼓励患者大声说话,鼓励家属与患者交谈,应耐心缓慢和患者交流解释,营造良好的语言交流环境。

(2)康复训练:与患者和家属共同讨论制订语言训练计划,指导患者采取多种简单有效的双向沟通方式进行交流如体态语言、手势、书写方式等,进行语言康复训练,从简单到复杂,与非语言沟通相结合。与家属、语言治疗师相配合,积极取得患者的配合和参与,循序渐进,可

先从单字到单词再到短语。采取各种形式刺激患者发音。

（五）健康教育

1.疾病知识指导　向患者和家属介绍本病的基本病因、主要危险因素,对短暂性脑缺血发作要积极治疗,以减少脑血栓形成。积极治疗原发病,如高血压、动脉硬化、糖尿病、心脏病等,防止反复发作。能掌握本病的防治措施和自我护理方法。

2.生活指导　生活起居有规律,改变不良的饮食及生活方式,以高蛋白、低脂、低盐、低胆固醇、高维生素的清淡饮食为主,多吃蔬菜和水果,适当运动,戒烟限酒。气候变化防止感冒。

3.康复指导　指导患者和家属掌握康复治疗知识,对偏瘫及语言康复功能训练的基本方法要长期坚持进行,克服急于求成心理。

4.定期复查　嘱患者按医嘱服药,定期复查血糖、血脂、血压情况,如出现先兆情况,及早就医。

（六）小结

脑血栓形成是脑梗死中最常见的临床类型,最常见的病因是动脉粥样硬化。好发于中老年人,多在安静状态下或睡眠中起病。头颅 CT 于发病 24h 后梗死区出现低密度灶。脑栓塞最常见病因是心源性栓子,是起病速度最快的脑血管病。重视超早期(发病 6h 内)和急性期的处理,溶解血栓和保护脑功能为关键。护理中要重视饮食、药物、康复护理。

三、脑出血患者的护理

脑出血(intracerebral hemorrhage,ICH)是指非外伤性的脑实质内出血,占急性脑血管疾病的 20～30％,目前发病有年轻化的趋势。最常见病因是高血压并发细小动脉硬化。发病多在长期高血压或动脉硬化等脑血管病变的基础上,因情绪改变、用力等诱因使血压骤升所致。以大脑中动脉深支豆纹动脉破裂最为常见,故脑出血多在基底节、内囊和丘脑附近(图 2－3)。

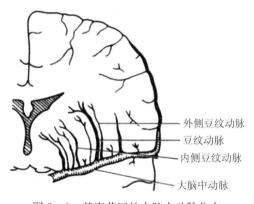

外侧豆纹动脉
豆纹动脉
内侧豆纹动脉
大脑中动脉

图 2－3　基底节区的大脑中动脉分支

急性期治疗原则是防止再出血、控制脑水肿、维持生命功能和防治并发症。恢复期治疗促进神经机能恢复。

（一）护理评估

1.健康史　重点询问既往有无高血压、动脉粥样硬化、颅内动脉瘤、脑血管畸形、出血性疾病史;发病前有无情绪紧张、兴奋、用力、排便、酒后等诱发因素存在;了解患者的生活饮食习惯;有无本病的家族脑卒中病史。

2.身体状况

(1)主要表现:好发于50岁以上中老年人,冬春季发病率较高。多在动态下如白天体力活动、情绪紧张、兴奋、排便、用力时突然发病,一般在数分钟至数小时达高峰。严重者可因脑疝形成死亡。急性期主要症状有头痛、呕吐、迅速出现意识障碍,呼吸深沉带有鼾声,可伴大小便失禁,内囊出血如出血量过多波及下丘脑时,可引起胃应激性溃疡而导致上消化道出血;脑桥出血可引起丘脑下部体温调节中枢受损而出现中枢性高热、呼吸不规则。

(2)护理体检:急性期患者可能出现颜面潮红、意识障碍、脉缓而有力、血压升高明显,由于出血部位和出血量不同,可出现不同的局灶性神经受损体征。①内囊出血:为脑出血最多见的类型。有典型的"三偏征"即出现出血灶对侧偏瘫、偏身感觉障碍和对侧同向偏盲,优势半球出血可有失语。急性期瘫痪肢体肌张力减弱、腱反射降低或消失,以后肌张力增强,病理反射阳性。②脑桥出血:出血常先从一侧开始,表现为交叉性瘫痪(出血灶侧周围性面瘫,对侧肢体中枢性瘫痪),头和眼转向非出血侧,呈"凝视瘫肢"状,常迅速波及两侧,出现双侧瞳孔极度缩小呈针尖样,中枢性高热和四肢瘫痪的特征性体征,病情恶化快,常在24~48h死亡。③小脑出血:可有一侧枕部疼痛、眩晕、眼球震颤,共济失调等体征,可无肢体瘫痪。重者逐渐出现颅内压增高和意识障碍,可并发枕骨大孔疝而死亡。

3.心理状况 脑出血患者如能清醒面对突然发生的肢体瘫痪和感觉障碍,常表现沮丧、悲观、绝望的情绪。患者常对疾病治疗无信心,对生活更易缺乏信心。

4.实验室及其他检查

(1)CT检查:是确诊脑出血的首选检查方法,可做出早期诊断及鉴别诊断。脑出血早期出血灶为高密度影,可清楚显示出血的部位、范围、出血量。

(2)脑脊液检查:脑出血患者脑脊液多呈血性,压力一般均增高。重症脑出血不宜腰椎穿刺。

(3)其他影像学检查:MRI可进一步明确脑出血诊断。

(二)护理诊断

1.急性意识障碍 与脑出血损害大脑皮质、皮质下结构及脑干网状上行激活结构有关。

2.躯体活动障碍 与脑出血使锥体束受损导致肢体瘫痪有关。

3.语言沟通障碍 与大脑语言中枢损害、发音肌肉瘫痪有关。

4.潜在并发症 脑疝、消化道出血等。

(三)护理预期目标

1.患者颅内压维持正常,头痛减轻或消失。

2.患者意识障碍程度逐渐减轻、神志恢复清醒。

3.不发生脑疝、上消化道出血,能及时采取措施抢救脑疝和上消化道出血。

(四)护理措施

1.降低颅内压

(1)急性期绝对卧床休息,发病24~48h内避免搬动,患者取侧卧位,头部稍抬高,减轻脑水肿。

（2）主动向患者和家属解释病因和诱发因素，避免剧烈活动和用力排便，多吃蔬菜和水果，保持大便通畅。说明心情平静、勿烦躁，少活动能减轻出血、减轻疼痛；保持安静，避免环境刺激；各种操作要轻柔，可减轻患者烦躁情绪。

（3）遵医嘱用药：①遵医嘱给予脱水药物治疗，控制脑水肿是脑出血急性期的一个重要环节，如20％甘露醇250mL要快速静滴。②使用6－氨基己酸、对羟基胺苄等止血药，要缓慢注射，以免导致血压下降，仅用于并发消化道出血或有凝血障碍时，对高血压性脑出血无效。③应用钙离子阻断剂如尼莫地平等可出现皮肤发红、心动过缓或过速、胃肠道不适等反应。故应控制输液速度，观察有无不良反应发生。④给予止痛剂、地西泮、罗通定等，但禁用吗啡，避免抑制呼吸。

2. 生命体征稳定，意识恢复

（1）病情监测：严密监测生命体征及神志、瞳孔的变化，并详细记录；使用脱水降颅压药物时，注意监测尿量和水、电解质的变化，防止低钾血症。

（2）生活护理：急性期绝对卧床休息2～4周，保持环境安静，避免各种刺激；给予高蛋白、高热量、高纤维素的清淡饮食；昏迷者或有吞咽障碍时，遵医嘱给鼻饲流质；定时翻身、叩背，每2h协助更换体位1次，保持床单干燥，预防压疮；协助做好口腔护理、皮肤护理和大小便护理；保持肢体功能位置，指导和协助肢体被动运动。

（3）保持呼吸道通畅：勤吸痰，清除口鼻分泌物。

3. 并发症护理

（1）脑疝：①严密观察患者是否有脑疝先兆表现如剧烈头痛、喷射性呕吐、视盘水肿、呼吸不规则、脉搏变慢、血压升高等，若病灶侧瞳孔散大、血压波动、呼吸不规则或暂停，提示有脑疝形成，应立即报告医生，及时抢救。②遵医嘱迅速给予吸氧和建立静脉通路，并保证快速输入降颅内压药物，以达到降低颅内压的作用，如使用甘露醇应在15～30min内滴完，避免药物外渗。置患者头偏向一侧，防止呕吐物、分泌物误吸，造成肺部感染，抢救中及时吸痰，保持呼吸道通畅。③不宜频繁变换体位，因脑疝患者常有呼吸不规则，避免发生意外。可按摩受压部位，以促进局部血液循环，防止发生压疮。

（2）消化道出血：①密切观察患者有无呃逆、上腹部不适、胃痛、呕血、便血等。观察患者的呕吐物是否为咖啡色或血性，有无黑便和量的多少，评估有无上消化道出血。②遵医嘱给予禁食或清淡、易消化、无刺激性、营养丰富的流质饮食，可少量多餐。③遵医嘱给予止血药或保护胃黏膜的药物如雷尼替丁、奥美拉唑等，注意观察用药后反应。

（五）健康教育

1. 疾病知识指导　向患者和家属介绍出血性脑血管病的基本知识，积极治疗原发病，教会患者家属测量血压的方法，监测血压变动情况。指导患者尽量避免使血压骤升的各种因素，避免用力和情绪激动，防止再出血。

2. 生活指导　指导患者建立健康的生活方式，注意改善生活习惯及饮食，饮食以清淡为主，摄取低盐、低胆固醇食物，多吃蔬菜和水果，戒烟酒。

3. 康复指导　指导家属以支持的态度，关心、照顾、鼓励患者，增强患者恢复生活能力的责任感和自我照顾的意识,指导患者及家属进行康复功能锻炼的具体方法,保持肢体功能位,尽可能恢复生活自理能力。

4.定期复查 定期复查血压,能认识脑出血的先兆表现,及时就诊。

（六）小结

脑出血好发于50岁以上中老年人,患者多有高血压病史,常在活动中或情绪激动时突然起病。基底节出血最常见,患者常有"三偏征",头颅 CT 是确诊的首选检查,表现为高密度影。治疗的首选措施是降低颅内压,减轻脑水肿,护理中应掌握对脑疝等并发症的观察和处理。健康教育中重视指导患者和家属了解本病的基本知识,积极防治原发病,控制危险因素,避免诱因。

四、自发性脑蛛网膜下隙出血患者的护理

蛛网膜下腔出血(subarachnoid hemorrhage,SAH)是指各种原因所致脑表面或脑底部位血管破裂,血液流入蛛网膜下隙所引起相应临床综合征。分为自发性和外伤性两类,自发性 SAH 最常见的病因是先天性脑动脉瘤破裂,其次是脑动静脉畸形和高血压动脉硬化,用力和情绪变化时可致脑血管破裂(图 2—4)。

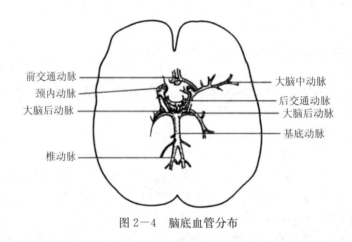

前交通动脉
颈内动脉
大脑后动脉
椎动脉
大脑中动脉
后交通动脉
大脑后动脉
基底动脉

图 2—4 脑底血管分布

治疗原则:急性出血期患者应绝对卧床休息,应用止血剂,头痛剧烈者给予止痛剂,颅内压增高时,应用甘露醇溶液脱水治疗。并尽早行病因治疗。

（一）护理评估

1.健康史 询问患者有无先天性动脉瘤、颅内血管畸形和高血压、动脉粥样硬化等病史;有无血液病、糖尿病及抗凝治疗史。发病前有无突然用力、情绪激动、酗酒等诱发因素。患者过去有无类似发作及诊治情况。

2.身体状况

(1)主要表现:以青壮年发病为主,女性多于男性。多于活动时或突然用力、情绪兴奋时急骤起病,出现剧烈头痛、喷射性呕吐、烦躁不安,数分钟至数小时内发展至最严重程度。半数患者有程度不等的意识障碍,重症患者起病后迅速进入深昏迷,因脑疝形成而死亡。

(2)护理体检:最具特征性体征是颈项强直等脑膜刺激征。可有脑神经损害,最常见的是一侧动眼神经麻痹。

3.心理状况 患者多为青壮年,突然发病、接受损伤性检查或手术治疗,常有焦虑不安和恐惧的情绪。

4.实验室及其他检查

(1)CT 检查:蛛网膜下隙出血时,可见蛛网膜下腔高密度影,是首选的诊断方法。

(2)脑脊液检查:是蛛网膜下隙出血最具特征和诊断价值的检查,可见压力增高,均匀一致血性。

(3)其他影像学检查:血管造影(DSA)可确定蛛网膜下隙出血的病因,特别对颅内动脉瘤有诊断价值。

(二)护理诊断

1.急性疼痛 头痛与脑血管破裂、脑动脉痉挛、颅内压增高有关。

2.潜在并发症 再出血。

(三)护理措施

1.急性期护理 参见脑出血患者的护理。

2.病情观察 密切观察病情变化,若患者病情稳定后,突然再次出现剧烈头痛、恶心、呕吐、意识障碍加重,提示再出血,患者要绝对卧床 4～6 周,避免搬动或过早下床活动,应及时报告医师协助处理。

(四)健康教育

1.生活指导 指导患者合理饮食、避免诱因。

2.疾病知识指导 指导患者积极配合各项检查和治疗,发现再出血征象及时就诊。

(五)小结

自发性蛛网膜下腔出血最常见的病因是脑动脉瘤破裂,典型表现为突发剧烈头痛,最具有特征性的体征是颈项强直等脑膜刺激征,头颅 CT 是确诊的首选检查方法,治疗及护理中要重视防治再出血。

第四节 癫痫的护理

癫痫(epilepsy)是慢性反复发作性短暂脑功能失调综合征。以脑神经元异常放电引起反复痫性发作为特征。癫痫是发作性意识障碍的常见原因,是神经系统疾病中仅次脑血管病的第二大疾病。发作可表现为不同程度的感觉、运动、意识、行为、自主神经功能等不同程度的障碍,通常以意识障碍和抽搐最为典型。

按照病因可分为特发性癫痫和症状性癫痫两大类。特发性癫痫与遗传因素有密切关系,多数患者在儿童或青年期首次发病。症状性癫痫主要由脑部器质性病变和代谢疾病引起,各年龄组均可发病。

癫痫发作时治疗原则是预防外伤和其他并发症。发作间歇期药物治疗原则是正确选择用药、尽量单药治疗、坚持长期规律治疗、更换药物应逐渐过渡,不能突然停药。抗癫痫药物很多,常用药物有苯妥英钠、卡马西平、苯巴比妥、丙戊酸钠、乙琥胺、托吡酯、拉莫三嗪等。特发性全面性强直-阵挛发作首选丙戊酸钠,症状性或原因不明的全面性强直-阵挛发作首选卡马西平,特发性失神发作首选乙琥胺,复杂性部分发作首选卡马西平。癫痫持续状态的患者应尽快终止发作,一般首选地西泮 10~20mg 静脉注射,无效时可选用异戊巴比妥钠、苯妥英钠等。

一、护理评估

(一)健康史

注意询问患者有无颅脑外伤、颅内感染、脑血管病、颅内肿瘤、脑部先天性疾病等脑部疾病病史;有无脑缺氧如一氧化碳中毒、儿童期的高热惊厥、中毒、尿毒症、肝性脑病等全身性疾病发病史。有无睡眠不足、饥饿、过饱、饮酒、情感冲动、疲乏等诱发因素;有无家族史。

(二)身体状况

癫痫的临床表现形式多样,均具有短暂性、刻板性、间歇性、反复发作的特征。发作分类如下。

1. 部分性发作为最常见的类型。

(1)单纯部分性发作:多为症状性癫痫,常以发作性一侧肢体、局部肌肉的感觉障碍或节律性抽搐为特征,或表现为简单的五官幻觉,无意识障碍。患者面色苍白、多汗、皮肤潮红、呕吐等。如发作从局部开始,沿大脑皮质运动区移动,临床表现抽搐从一侧拇指沿手指、腕部、肘部、肩部、口角、面部逐渐扩展,称为 Jackson 癫痫。

(2)复杂部分性发作:占成人癫痫发作的 50%,常称为精神运动性发作。以意识障碍为主要特征。患者可有吸吮、咀嚼、舔唇、摸索等无意识动作。或游走、奔跑、乘车、无理吵闹、唱歌等似有目的的行为。病灶多在颞叶,故又称颞叶癫痫。

2. 全面性发作

(1)失神发作:大多为原发性癫痫,常于儿童时起病,青春期前停止发作。发作和停止均突然,表现为意识短暂丧失,持续约 3~15s,患者突然停止当时活动,手持物件可落地,呼之不应,两眼瞪视不动,可伴有咀嚼、吞咽等简单的不自主动作,一般不跌倒,事后立即清醒,继续原先活动,对发作无记忆。每日发作数次或数十次不等。

(2)强直-阵挛发作:全面性强直-阵挛发作是癫痫最常见的发作类型之一,也称癫痫大发作,以意识丧失和全身对称性抽搐为特征,可伴自主神经功能障碍。发作分三期:①强直期:突然意识丧失,伴尖叫跌倒,全身骨骼肌持续性收缩。典型表现为眼球上窜,喉肌痉挛发出尖叫,口先强张后突闭,可咬破舌头,颈部和躯干先屈曲后反张。上肢内收、旋前,下肢屈曲转为强直。可出现呼吸暂停、面色青紫等表现。常持续 10~20s 进入阵挛期。②阵挛期:不同肌群强直和松弛相交替,阵挛频率由快变慢,松弛期逐渐延长,最后一次强直痉挛后抽搐停止,历时 0.5~1min。以上两期可伴心率快、血压升高、瞳孔散大、唾液及支气管分泌物增多等自主神经兴奋征象。③惊厥后期:抽搐停止后患者生命体征逐渐恢复正常,呼吸首先恢复,心率、血压和瞳孔恢复正常。肌张力松弛,意识逐渐清醒。自发作开始至意识恢复约 5~10min。部分患者可昏睡,对发作经过完全无记忆。

3.癫痫持续状态　指癫痫连续发作之间意识尚未完全恢复又频繁发作,或癫痫发作持续30min 以上。是内科常见急症,通常指大发作持续状态。最常见原因是由于不适当停用抗癫痫药或因饮酒、合并感染、精神因素、妊娠、分娩等所致。常伴有高热、酸中毒、脱水,如不及时抢救,可因呼吸、循环、脑功能衰竭而死亡。

（三）心理状况

癫痫患者由于反复发作使患者丧失生活信心,在不定场所突然发作,有时有碍患者外观形象,损伤自尊心,可影响学习、工作及婚姻等。危险环境下发作可危及生命。患者可出现自卑、紧张、焦虑、恐惧等表现。

（四）实验室和其他检查

1.脑电图检查　是最有效的检查项目,发作时有特异性脑电图改变。典型表现为棘波、尖波、棘-慢或尖-慢复合波。

2.影像学检查　CT、MRI、DSA 等检查可发现脑器质性病变、占位性病变及血管畸形等。

二、护理诊断

1.有窒息的危险　与意识丧失、全身肌肉抽搐、分泌物增多有关。

2.有受伤的危险　与意识丧失、肌肉抽搐、判断力受损有关。

3.知识缺乏　与缺乏避免诱因及正确用药知识有关。

三、护理预期目标

1.防止窒息发生。

2.受伤的危险减少或不受伤。

3.了解常见诱因和正确的用药知识。

四、护理措施

（一）保持呼吸道畅通

1.全面性强直-阵挛发作时,取头低侧卧或平卧头侧位,松解衣领和腰带,取下活动性义齿;及时清除口鼻分泌物,放置压舌板,保持呼吸道通畅,防止舌后坠阻塞呼吸道;备好吸引器、氧气及气管切开包并保持性能良好。

2.注意观察患者的生命体征和神志变化,发病过程中,严密观察患者的呼吸频率、节律、深度;观察患者的紧张情况,听诊患者前胸和后背的呼吸音,以了解患者的呼吸状态。观察发作停止后患者意识完全恢复的时间。

（二）受伤的危险减少或不受伤

1.教患者识别发作先兆的症状,嘱患者有先兆症状时立即平卧,避免摔伤。

2.癫痫发作时,勿用力按压患者肢体,防止骨折或脱臼,应及时使用牙垫等,放置于患者口腔一侧上下臼齿之间,防止舌咬伤,癫痫持续状态患者应专人守护,放置保护性床挡,极度躁动患者必要时给约束带适当约束,注意防止影响血液循环。

3.发作间歇期,让患者处于安静的环境休息,恢复期的患者,室外活动或外出时可随身携带安全卡,防止自伤或他伤。

4.如出现癫痫持续状态,可依次选用地西泮、水合氯醛、苯妥英钠、异戊巴比妥等。发生脑水肿给予甘露醇脱水剂,高热时物理降温。可给予高流量吸氧,监测呼吸、血压及电解质的变化。

(三)了解常见诱因和正确的用药知识

1.多与患者交流,消除焦虑和紧张,关心尊重患者,鼓励患者表达出自己的心理感受,指导患者面对现实,并告知遵医嘱长期、正确服药,可减少发病,使其树立信心,鼓励患者积极参与各种社交活动,承担力所能及的社会工作。

2.有效的抗癫痫药物治疗能使80%的患者发作得到控制。告知患者抗癫痫药物的治疗原则及不良反应,鼓励患者按医嘱坚持长期正确服药。从小剂量开始,逐渐加量,以控制发作。少服或漏服1次有可能导致癫痫发作。抗癫痫药物一般为碱性,常有胃肠道反应,要在饭后服用,宜分次餐后口服,若患者常在夜间和清晨发作,可于下午和睡前服药。如出现严重不良反应,要考虑减药或停药。服药前应做血、尿常规和肝、肾功能检查,服药期间定期做血药浓度监测,复查血象和生化检查。应在医生指导下停药,停药前要缓慢减量,一般不少于1～1.5年。

3.让患者了解癫痫持续状态的诱发因素,常为不适当停药、减药、漏服药及换药不当;其次为发热、感冒、饮酒、劳累、妊娠及分娩;使用利多卡因、氨茶碱、异烟肼或抗抑郁药等。

五、健康教育

1.疾病知识指导 向患者和家属介绍本病的基本知识和发作时家庭紧急护理方法,鼓励参加有益的社交活动,树立战胜疾病的信心。建立良好的生活习惯,保持充足的睡眠,避免癫痫和癫痫持续状态的诱因,减少发作。

2.饮食指导 给予清淡无刺激性富于营养的饮食,避免饥饿或过饱,戒烟酒。

3.用药指导 按医嘱坚持长期有规律服药,不可随意停药、减药、漏服药及自行换药;定期复查和监测抗癫痫药物的血药浓度、血象、肝、肾功能等,注意观察有无药物不良反应,有情况及时就诊。

4.安全指导 选择适宜从事的工作,禁止从事攀高、游泳、驾驶车辆、高压电机旁作业等工作,以免发作时危及生命。不要单独行动,随身携带癫痫诊疗卡,以备发作时能够得到及时、有效的处理。

六、小结

癫痫是一组以反复痫性发作,即脑部神经元异常过度放电而慢性反复发作性短暂脑功能失调的综合征。临床表现为不同程度的运动、感觉、意识、行为、自主神经等功能障碍。重点掌握全面性强直一阵挛发作性的临床特点。脑电图是癫痫诊断最常用的辅助检查。重点理解抗癫痫药物治疗原则。引起癫痫持续状态最常见的原因是不规范的抗癫痫治疗,治疗要点为迅速控制抽搐(地西泮),保持气道通畅。重点掌握癫痫发作时护理要点。

第五节　帕金森病的护理

帕金森病(parkinson disease,PD)又称震颤麻痹,是一种较常见的锥体外系疾病,以静止性震颤、肌强直、运动减少和体位不稳为主要临床特征。因黑质、纹状体变性、脑内多巴胺含量显著减少所致的一种慢性疾病,对左旋多巴治疗有效。本病病因不明,目前认为可能与年龄老化、环境因素及遗传因素有关。

治疗原则为减轻症状,减少并发症而延长生命。药物包括:①左旋多巴,单用左旋多巴需禁服维生素 B₆。复方左旋多巴是最基本、最有效的药物。②抗胆碱能药物,如苯海索(安坦)等。③金刚烷胺,可以与左旋多巴等药合用。④抗组胺药,常用苯海拉明。⑤多巴胺受体激动剂,如普拉克索和吡贝地尔。对服药无效且症状以震颤为主并限于一侧者,可做脑立体定向手术。

一、护理评估

(一)健康史

询问患者的家族发病史,发病前有无长期接触杀虫剂、除草剂或某些工业化学品等。了解患者有无高血压、脑动脉硬化、脑炎、外伤、中毒及长期服用吩噻嗪类药等。询问患者及家属对疾病的了解情况。

(二)身体状况

多数患者为 60 岁以后发病,平均发病年龄约为 55 岁,男性稍多于女性,起病缓慢,进行性发展。首发症状多为震颤,其次为步行障碍、肌强直和运动迟缓。

1.静止性震颤　因具有静止时震颤明显,动作时减轻,入睡后消失等特点,故称为静止性震颤。多从一侧上肢开始,以后对侧上下肢也出现,下颌、舌肌和头部有时也有震颤,双手震颤时呈“搓丸”状。

2.强直　多从一侧的上肢或下肢的近端开始,逐渐蔓延至远端、对侧和全身的肌肉。面肌强直使表情和瞬目动作减少,笑容出现和消失减慢,造成“面具脸”。颈肌、躯干肌强直而使躯体呈前屈姿势,行走时上肢协同摆动动作消失或减少。

3.运动迟缓　患者随意动作减少、减慢。常表现为开始的动作困难和缓慢,如行走时启动和终止均有困难。精细动作很难完成,书写时手抖,并有越写越小的倾向,称为“写字过小征”。语声单调、低沉,进食、饮水可致呛咳。

4.体位不稳　行走时步距缩短,常见碎步、前冲,称为“慌张步态”。晚期姿态反射进一步失常,体位不稳,容易跌倒。

(三)心理状况

患者因不自主的震颤,肌强直和运动减少,精细的动作很难完成,给工作和生活带来不便或困难,因生活自理能力差或丧失,感到无望、无助、孤独及忧郁、自卑无能。

(四)实验室和其他检查

本病缺乏有诊断价值的实验室及其他检查。脑脊液中多巴胺的代谢产物高,香草酸含量可降低,但缺乏特异性。

二、护理诊断

1.躯体活动障碍　与震颤、肌强直、体位不稳等运动障碍有关。

2.自尊低下　与因运动障碍而引起的自身形象改变、生活不能自理等有关。

3.知识缺乏　缺乏本病的相关知识与药物治疗、康复护理等知识。

4.语言沟通障碍　与咽喉部肌强直、动作减少等有关。

5.潜在并发症　外伤、压疮、感染。

三、护理措施

(一)一般护理

1.休息　病室保持安静,避免精神刺激,以免加重震颤或肌强直。严重震颤或肌强直应卧床休息。

2.鼓励患者自我护理　如进食、穿衣、移动等,做自己力所能及的事情,增加独立性,避免过分地依赖别人。

3.饮食指导　给予高热量、高维生素、高纤维素、低盐、低脂、适量优质蛋白的易消化饮食。进食中应注意:①给患者提供适合用手拿取的食物,锻炼患者独立进餐。②如手指颤抖厉害时,可协助患者进食。③少量多餐,多吃水果及蔬菜。④对于流涎过多的患者,可使用吸管和鼓励患者细嚼慢咽。

4.生活护理

(1)给患者足够的时间去完成日常活动。

(2)鼓励患者活动各关节 2～3 次,加强主动运动。若患者主动运动完成不好时,应鼓励或协助患者完成。

(3)移开环境中障碍物,指导并协助患者移动,克服胆怯心理。

(4)行走时启动和终止应给予协助,防止跌倒。

5.运动护理　运动能避免肌肉萎缩及保持关节活动度,运动护理时要点:①首先要告诉患者或家属运动锻炼的目的,并与患者或家属商定切实可行的运动锻炼计划。②鼓励患者尽量参与各种形式的活动,如散步、打太极拳、做床边体操等,注意保持身体和各关节的活动强度与最大活动范围,做到每星期至少 3 次,每次至少 30min。③有起坐困难时,应指导患者在做完每日的一般运动后,协助患者反复练习起坐动作。对起步较困难或步行时突然僵住不能动的患者,指导患者思想尽量放松,尽量跨大步,向前走时脚尽量抬高,双臂尽量摆动,眼睛注视前方并要注视地面等。在运动锻炼过程中要活动与休息交替进行,对不能行走的患者,应每日协助做全关节运动及伸展运动,按摩四肢肌肉,并注意动作轻柔。配备沙发或坐椅,配置床护栏、手杖、走道扶手等必要的辅助设施,呼叫器置于患者床边。

(二)药物护理

长期服药过程中可能突然出现某些症状加重或疗效减退,应熟悉"开－关现象""剂末现象"和"异动症"。服用左旋多巴后应密切观察病情变化及药物副作用,如消化道反应、心血管系统的副作用、精神症状及运动障碍等,服用此药时从小剂量开始,逐步增加剂量直至有效维持,在服药期间应忌服维生素 B₆、氯丙嗪、单胺氧化酶抑制剂等,以免加重副作用。

（三）心理护理

1. 建立信任的护患关系　鼓励患者表达并注意倾听他们的感受和对自己的想法和看法;鼓励患者现实地积极评价自己,帮助培养和寻找新的简单易做的爱好;提供正确的信息,避免批评性意见。

2. 促进患者与社会的交往　促进患者与社会交往,安排家人和朋友多来探视,有助于减轻患者心理压力;鼓励患者参与病房的活动,尽量多走动,协助患者接受他人的帮助,提供机会与有同样经历的人接触和交往,以获得社会支持。

3. 指导患者保持衣着整洁和自我形象的尽量完美　尤其是在进行日常活动如起居、饮食和排泄等,可为患者提供隐蔽和安全的环境,提高自我照顾和自我护理的能力,增强治疗和生活的信心。

四、健康教育

1. 生活指导　告诉患者避免情绪紧张、激动,以免加重病情。生活有规律,保证充足休息与睡眠,饮食结构与营养合理。

2. 运动指导　坚持参加适量的力所能及的活动和体育锻炼,运动中应根据病情及自己的能力,把握好方式、强度与时间。户外活动应根据气温变化增减衣服,户内活动应调整好室温,以防受凉感冒;尽量保持最大限度的全关节活动。加强日常生活动作、平衡功能及语言功能等康复训练。

3. 用药指导　告诉患者按医嘱正确用药和坚持用药,以及药物的主要副作用和处理方法。嘱患者定期复查肝、肾功能,监测血压变化。

4. 安全指导　患者在外出时要注意安全,防止意外伤害事故的发生,最好身边有人陪伴,无人陪伴时患者应随身携带有患者姓名、住址和联系电话的"安全卡"。

五、小结

帕金森病又称震颤麻痹,是好发于中老年人的神经系统基底神经节变性疾病。临床以静止性震颤、肌强直、运动迟缓、姿势和步态异常为主要特征。药物为目前的主要治疗手段,左旋多巴及复方左旋多巴制剂有较好疗效。护理措施重点在于饮食护理和运动指导,做好患者心理护理,指导患者合理用药。

第六节　重症肌无力的护理

重症肌无力(myasthenia gravis,MG)是一种由神经-肌肉接头处传递功能障碍所引起的自身免疫性疾病,病变主要累及突触后膜乙酰胆碱受体。主要临床表现为骨骼肌极易疲劳,活动后症状加重,休息和应用胆碱酯酶抑制剂治疗后症状明显减轻。女性患病率大于男性,约 3:2,各年龄段均有发病,1～5 岁儿童居多。

治疗原则为缓解症状,减少复发,防治危象。抗胆碱酯酶药物是治疗 MG 的基本药物,主要作用是改善症状。常用溴吡斯的明,餐前服用,通过抑制胆碱酯酶的活性,使释放至突触间隙的乙酰胆碱存活时间延长而发挥作用。糖皮质激素可抑制自身免疫反应,适用于各种类型的 MG,尤其是危重患者。也可采用免疫抑制剂治疗。胸腺摘除和放射治疗可改善症状。血浆置换适用于肌无力危象和难治性 MG。

一、护理评估

（一）健康史

询问患者有无感染、精神创伤、过劳、妊娠、分娩等情况。有无甲状腺功能亢进、系统性红斑狼疮、类风湿关节炎等其他自身免疫性疾病。

（二）身体状况

1. 肌无力分布　全身骨骼肌均可累及。首发症状常为眼外肌无力,包括上睑下垂、斜视和复视、眼球活动受限甚至固定,但瞳孔不受影响。患者可出现表情淡漠、连续咀嚼无力、饮水呛咳和发音障碍。四肢肌群受累以近端无力为主,表现为抬臂、上楼梯困难,腱反射不受影响,感觉功能正常。

2. 肌无力特点　多数表现为骨骼肌无力,疲劳后加重,休息后症状减轻或缓解;晨起肌力正常或肌无力症状较轻,下午或傍晚肌无力明显加重,称为"晨轻暮重"现象;首次应用抗胆碱酯酶药物治疗效果明显。

3. 肌无力危象　常见诱因有感染、手术、精神刺激、全身疾病等。累及呼吸肌出现咳嗽无力和呼吸困难,需用呼吸机辅助通气,呼吸肌无力是本病致死的主要原因。

（三）心理状况

患者因呼吸肌无力导致呼吸困难,担心会随时停止呼吸,容易产生紧张、害怕甚至对死亡的恐惧心理。

（四）实验室和其他检查

1. 疲劳试验　嘱患者用力眨眼 30 次后眼裂明显变小或两臂持续平举后出现上臂下垂,休息后恢复者为阳性。

2. 新斯的明试验　新斯的明肌内注射 10～20min 后症状明显减轻为阳性。

3. 重复神经电刺激　是常用的具有确诊价值的检查方法。

4. 乙酰胆碱受体抗体测定对诊断有特征性意义,大多数患者增高。

二、护理诊断

1. 自理缺陷　与眼外肌麻痹、肌无力有关。

2. 营养失调(低于机体需要量)　与咀嚼无力、吞咽困难有关。

3. 恐惧　与呼吸肌麻痹和气管切开有关。

4. 潜在并发症　肌无力危象、呼吸衰竭、吸入性肺炎。

三、护理措施

1. 活动与休息　指导患者充分休息,活动宜选择清晨、休息后或肌无力症状较轻时进行,以省力和不感到疲劳为原则。应自我调整活动量,劳逸结合,避免受凉或肢体活动过度。

2.生活护理 评估患者日常生活活动能力,症状明显时,协助患者进行洗漱、进食、穿衣、个人卫生等生活护理;保持口腔清洁,预防感染。鼓励患者做力所能及的事情,尽量生活自理。安排患者用药后15~30min进餐,给予高维生素、高蛋白、高热量、富营养的食物,必要时遵医嘱静脉营养。

3.有效沟通 主动关心陪伴患者,鼓励患者表达自己的心理感受,耐心倾听患者的表述。为存在构音障碍的患者提供纸、笔等交流工具,指导患者采用文字形式和肢体语言表达自己的想法和需求。

4.心理护理 耐心解释病情,告知本病的病因、临床过程、治疗效果,帮助患者掌握疾病相关知识,消除恐惧心理,增强对治疗的信心。

5.用药护理 告诉患者正确的服药方法,不良反应及注意事项。如抗胆碱酯酶药物宜从小剂量开始,严格掌握好用药剂量和时间,以防用药不足或用药过量导致的肌无力危象或胆碱能危象。如出现恶心、呕吐、腹痛、流涎等不良反应时,可用阿托品;使用糖皮质激素多从大剂量开始,患者在用药2周内可能会出现病情加重,甚至发生危象,应严密观察呼吸变化,并作好气管切开和使用人工呼吸机的准备。使用免疫抑制剂应定期检查血象,并注意肝、肾功能的变化。加强患者的保护性隔离,减少医源性感染。避免使用可能使肌无力症状加重甚至诱发危象的药物,如氨基糖苷类抗生素、奎宁、普萘洛尔、氯丙嗪和各种肌肉松弛剂如氨酰胆碱、琥珀胆碱及镇静剂。

6.重症肌无力危象的护理 危象是重症肌无力危急状态。首先要保持呼吸道通畅,鼓励患者咳嗽和深呼吸,及时吸痰,遵医嘱给予吸氧。密切观察病情,注意呼吸频率、节律与深度的改变,观察有无呼吸困难加重、发绀、咳嗽无力、腹痛、瞳孔变化、出汗、唾液或喉头分泌物增多等现象。常规准备新斯的明、气管切开包、气管插管、人工呼吸机等抢救药品和器材,一旦呼吸肌瘫痪,应配合行气管插管、气管切开和人工辅助呼吸。肌无力危象加大新斯的明用量,胆碱能危象和反拗危象者暂停抗胆碱酯酶药物的应用并对症治疗。积极控制感染,应用糖皮质激素。

四、健康教育

1.疾病知识指导 帮助患者认识疾病,教会患者及家属学会病情观察,掌握有关自我护理的知识。

2.用药指导 介绍所用药物的名称、剂量、常见不良反应等,指导患者遵医嘱正确服用抗胆碱酯酶药物,避免漏服、自行停药和更改剂量。

3.生活指导 指导患者建立健康的生活方式,生活规律,保证充分休息和睡眠,避免精神创伤、外伤,勿受凉感冒。告知患者良好的心理状态和情绪对疾病治疗的重要性,育龄女性应避孕。

4.饮食指导 给予高蛋白、高热量、高维生素、富含钾、钙的饮食,指导患者掌握正确的进食方法。教会患者和家属自我观察营养状况的方法。

五、小结

重症肌无力病变累及神经－肌肉接头突触后膜上的乙酰胆碱受体,以骨骼肌极易疲劳,活动后症状加重,休息和应用胆碱酯酶抑制剂治疗后明显减轻为特点。药物治疗为目前的主要治疗手段,主要药物是溴吡斯的明。重视用药护理及重症肌无力危象的治疗和护理。

第三章　心血管内科疾病护理

第一节　冠状动脉粥样硬化性心脏病的护理

冠状动脉粥样硬化性心脏病(coronary heart disease,CHD)简称冠心病,是指冠状动脉粥样硬化使血管腔狭窄或阻塞,和/或因冠状动脉功能性改变(痉挛)导致心肌缺血或坏死而引起的心脏病。冠心病是大多数工业化国家的首要死亡原因,也是威胁人类健康最主要的非传染性疾病。据世界卫生组织 2011 年资料显示,我国冠心病死亡人数位列世界第二。

冠心病的发生是多基因的遗传因素与复杂的环境因素相互作用的结果,这些因素称为冠心病的危险因素。年龄(男性≥45 岁,女性≥55 岁,或未用雌激素替代治疗的过早绝经妇女)、脂代谢异常、高血压、吸烟、糖尿病和糖耐量异常是本病最重要的危险因素;肥胖、缺少体力活动、遗传因素及摄入过多动物脂肪、胆固醇、糖和钠盐等同样增加冠心病的发生风险;近年来发现血中同型半胱氨酸增高、胰岛素抵抗增强、血中纤维蛋白原及一些凝血因子增高等也可使发生本病的风险增加。

1979 年世界卫生组织将本病分为五型:无症状性心肌缺血、心绞痛、心肌梗死、缺血性心肌病以及猝死。近年,趋向于将本病分为急性冠脉综合征(acute coronary syndrome,ACS)和慢性冠心病(chronic coronary artery disease,CAD)或称慢性缺血综合征(chronic ischemic syndrome,CIS)两大类。前者包括不稳定型心绞痛(unstable angina,UA)、非 ST 段抬高型心肌梗死(non—ST—segment elevation myocardial infarction,NSTEMI)、ST 段抬高型心肌梗死(ST—segment elevation myocardial infarction,STEMI)和冠心病猝死;后者包括稳定型心绞痛、冠脉正常的心绞痛(如 X 综合征)、无症状心肌缺血和缺血性心力衰竭(缺血性心肌病)。

一、稳定型心绞痛

稳定型心绞痛(stable angina pectoris)是在冠状动脉狭窄的基础上,由于心脏负荷增加引起的心肌急剧、暂时缺血缺氧的临床综合征。其特点为劳力诱发的阵发性前胸压榨性或窒息样疼痛感觉,主要位于胸骨后,可放射至心前区与左上肢尺侧面,也可放射至右臂和两臂的外侧面或颈与下颌部,持续数分钟,往往经休息或舌下含服硝酸甘油后迅速消失。

(一)病因及发病机制
基本病因是冠状动脉粥样硬化。在心脏负荷增加时,心肌氧耗量增加,而冠状动脉的供血由于冠状动脉粥样硬化所致的冠状动脉狭窄不能相应增加,即可引起心绞痛。

(二)临床表现

1.症状 以发作性胸痛为主要临床表现,典型疼痛特点为胸骨体中、上段之后,或心前区界限不清的压迫样、憋闷感或紧缩样感,也可有烧灼感,可放射至左肩、左臂尺侧,偶有至颈、咽或下颌部。发作时,患者可不自觉停止原来的活动。体力劳动、情绪激动、饱餐、受凉、心动过速等可诱发。一般持续 3～5min,休息或含服硝酸甘油可迅速缓解。

2.体征 心绞痛发作时,可出现面色苍白、出冷汗、心率增快、血压升高。有时出现第三或第四心音奔马律。

(三)辅助检查

1.心电图 是心肌缺血、诊断心绞痛最常用的检查方法。

(1)静息心电图检查:稳定型心绞痛患者静息心电图一般都是正常的,不能除外严重冠心病。常见异常改变有 ST－T 改变,包括 ST 段压低、T 波低平或倒置,ST 段改变更具特异性。

(2)心绞痛发作时心电图检查:发作时出现明显的、有相当特征的心电图改变,主要为暂时性心肌缺血所引起的 ST 段移位。

(3)心电图负荷试验:通过对疑有冠心病的患者增加心脏负荷(运动或药物)而诱发心肌缺血的心电图检查。最常用的阳性标准为运动中或运动后 ST 段水平型或下斜型压低 0.1mV,持续超过 2min。

(4)动态心电图:连续记录 24h 或 24h 以上的心电图,可从中发现 ST－T 改变和各种心律失常,可将出现心电图改变的时间与患者的活动和症状相对照。

2.超声心动图 观察心室腔的大小、心室壁的厚度以及心肌收缩状态;另外,还可以观察到陈旧性心肌梗死时梗死区域的运动消失及室壁瘤形成。

3.放射性核素检查 心肌灌注成像是通过药物静脉注射使正常心肌显影而缺血时不显影的"冷点"成像法,结合药物和运动负荷试验,可查出静息时心肌无明显缺血的患者。

4.磁共振成像 可获得心脏解剖、心肌灌注与代谢、心室功能及冠状动脉成像的信息。

5.心脏 X 线检查 可无异常发现或见主动脉增宽、心影增大、肺淤血等。

6.CT 检查 可用于检测冠状动脉的钙化以及冠状动脉狭窄。

7.左心导管检查 主要包括冠状动脉造影术和左心室造影术,是有创性造影检查。

(四)诊断

根据典型的发作特点,休息或含服硝酸甘油后缓解,结合年龄和存在的冠心病危险因素,除外其他疾病所致的心绞痛,即可确定诊断。发作不典型者需要依靠观察硝酸甘油的疗效、发作时心电图的变化以及辅助检查来明确诊断。

(五)治疗

原则是避免诱发因素、改善冠状动脉血供、治疗动脉粥样硬化、预防心肌梗死、改善生存质量。

1.一般治疗 发作时立刻休息,尽量避免诱发因素;调整饮食结构,戒烟限酒;调整日常生活与工作量,减轻精神负担,保持适当运动;治疗相关疾病。

2.药物治疗

(1)抗心绞痛和抗缺血治疗:β受体拮抗剂、硝酸酯类、钙通道阻滞剂(CCB)、代谢类药物如曲美他嗪。

（2）预防心肌梗死的药物：抗血小板治疗、调脂药物（他汀类药物）、血管紧张素转换酶抑制剂（ACEI）。

3.控制危险因素　控制血压、血糖等。

4.PCI　已成为冠心病治疗的重要手段。

5.冠状动脉旁路手术（coronary artery bypass surgery，CABG）　对于复杂的冠心病患者，尤其是左主干病变、多支血管病变合并心功能不全和糖尿病的患者，CABG 对缓解心绞痛和改善患者的生存有较好的效果。

6.运动锻炼疗法。

（六）护理

1.护理评估

（1）身体评估

①一般状态：评估患者精神应激状态、体力活动、饮食状况。评估患者体重指数（BMI）、腰围、腹围。

②生命体征：评估患者体温、血压、脉搏、呼吸、意识、末梢循环情况等。

（2）病史评估：重点了解患者是否具有冠心病的危险因素，包括年龄、性别、工作性质、经济状况、家族史、既往史、生活方式、不良嗜好等因素；评估患者目前心绞痛发作的频次、诱因及发作时疼痛的部位、性质、持续时间、缓解方式、伴随症状、服药种类以及服药后反应；评估患者对疾病知识及诱因相关知识的掌握程度、合作程度、心理状况（如患者有无焦虑、抑郁等表现）。

2.护理措施

（1）一般护理

①心绞痛发作时嘱患者立即停止活动，卧床休息，并密切观察。缓解期一般不需卧床休息。嘱患者尽量避免各种已知的可以避免的诱因。

②给氧。

③遵医嘱给予低盐、低脂、低胆固醇、高维生素的治疗饮食，注意少量多餐，并告知患者其治疗饮食的目的和作用。

④运动指导：建议稳定型心绞痛患者每天进行有氧运动 30min，每周运动不少于 5d。

（2）病情观察

①观察患者疼痛的部位、性质、持续时间、生命体征，必要时给予心电监护。注意 24h 更换电极片及粘贴位置，避免影响监测效果，减少粘胶过敏发生。按照护理级别要求按时记录各项指标参数，如有变化及时通知医生。

②心绞痛发作者遵医嘱给予药物治疗后，注意观察患者用药后反应。如需输液治疗，要保证输液管路通畅、按时观察输液泵工作状态，确保药液准确输注。观察穿刺部位，预防静脉炎及药物渗出。

③倾听患者主诉，注意观察患者胸痛改善情况。

④观察患者活动情况：根据患者的病情、活动能力制订合理的康复运动计划。

（3）用药护理

①应用硝酸甘油时,应注意用法是否正确、胸痛症状是否改善;使用静脉制剂时,应遵医嘱严格控制输液速度,观察用药后反应,同时告知患者由于药物扩张血管会导致面部潮红、头部胀痛、心悸等不适,以解除患者顾虑。

②应用他汀类药物时,定期监测血清氨基转移酶及肌酸激酶等生化指标。

③应用阿司匹林时,建议饭后服用,以减少恶心、呕吐、上腹部不适或疼痛等胃肠道症状。观察患者是否出现皮疹、皮肤黏膜出血等不良反应,如发生及时通知医生。

④应用β受体拮抗剂时,监测患者心率、心律、血压变化。嘱患者在改变体位时动作应缓慢。

⑤应用低分子肝素等抗凝药物时,注意口腔、黏膜、皮肤、消化道等部位出血情况。

（4）心理护理:心绞痛患者常反复发作胸痛,使其产生紧张不安或焦虑的情绪,而焦虑能增加交感神经兴奋性,增加心肌需氧量,加重心绞痛。所以应向患者做好解释,减轻患者的心理压力;建立良好的护患关系,给予心理支持。

（5）健康教育

①饮食指导:向患者及家属讲解饮食的治疗原则为低盐、低脂、少食多餐,避免暴饮暴食。合理膳食,指导选择血糖指数较低、适量优质蛋白质、高纤维食物,以达到既维持全身营养供给,又不给心脏增加负担的目的。

②药物指导:心绞痛患者需要长期规律口服药治疗。患者在用药过程中需掌握各种药物的名称、作用、剂量,监测可能出现的不良反应等。如服硝酸甘油片后持续症状不缓解或近期心绞痛发作频繁,应警惕近期内发生心肌梗死的可能,及时就诊治疗。

③休息与运动指导:发病时应卧床休息,保持环境安静,防止不良刺激。病情稳定后根据年龄、体质、病情,指导患者适当运动。应多选择中小强度的有氧运动,如步行、慢跑、登楼梯、太极拳等,每次 20～40min,要循序渐进,长期有规律锻炼。肥胖患者可根据自身情况适当增加活动次数。在运动中若出现心悸、头晕、无力、出冷汗等不适时应马上停止活动。

④定期复查:监测血压、血脂、心电图。

⑤预防并发症的指导:平时避免情绪激动、寒冷刺激、劳累、便秘、饱餐等诱因;养成良好的作息习惯,戒烟限酒;平时适当锻炼是预防疾病复发及并发症的重要方法。

二、非 ST 段抬高型急性冠脉综合征

急性冠脉综合征（ACS）指冠心病中急性发病的临床类型,包括不稳定型心绞痛（UA）、非 ST 段抬高型心肌梗死（NSTEMI）和 ST 段抬高型心肌梗死（STEMI）。近年又将前两者合称为非 ST 段抬高型 ACS,约占 3/4,后者称为 ST 段抬高型 ACS,约占 1/4。其中 UA 和 NSTEMI 若未及时治疗,可能进展成 STEMI。

（一）发病机制

ACS 即在冠状动脉粥样硬化的基础上,发生斑块破裂或糜烂、溃疡,并发血栓形成、血管收缩、微血管栓塞等导致急性或亚急性的心肌供氧减少。不稳定型心绞痛（UA）指介于稳定型心绞痛和 AMI 之间的临床状态,它是 ACS 中的常见类型,若 UA 伴有血清心肌标志物明

显升高,即可确诊为非 ST 段抬高型心肌梗死(NSTEMI)。STEMI 的病理生理特征是由于心肌丧失收缩功能所产生的左心室收缩功能降低、血流动力学异常和左心室重构所致。

（二）临床表现

1.症状　UA 和 NSTEMI 胸部不适的部位及性质与典型的稳定型心绞痛相似,但通常程度更重,持续时间更长,可达 30min,胸痛可在休息时发生。UA 和 NSTEMI 的临床表现一般具有以下 3 个特征之一:

(1)静息时或夜间发生心绞痛,常持续 20min 以上。

(2)新近发生的心绞痛(病程在 2 个月内)且程度严重。

(3)近期心绞痛逐渐加重(包括发作的频度、持续时间、严重程度和疼痛放射到新的部位)。发作时可有出汗、恶心、呕吐、心悸或呼吸困难等表现;而原来可以缓解心绞痛的措施此时变得无效或不完全有效。不稳定型心绞痛严重度分级见表 3－1。

表 3－1　Braunwald 不稳定型心绞痛严重度分级

严重程度	定义	一年内死亡率或心肌梗死率
Ⅰ级	严重的初发型或恶化型心绞痛,无静息时疼痛	7.3%
Ⅱ级	亚急性静息型心绞痛(在就诊前 1 个月内发生),但近 48h 内无发作	10.3%
Ⅲ级	急性静息型心绞痛,在 48h 内有发作	10.8%

2.体征　胸痛发作时可出现脸色苍白、皮肤湿冷;可闻及一过性收缩期杂音。

（三）辅助检查

1.心电图　症状发作时的心电图有重要诊断意义,UA 患者症状发作时主要表现为 ST 段压低,其心电图变化随症状缓解而完全或部分消失,如心电图变化持续 12h,常提示发生 NSTEMI。NSTEMI 常有持续性 ST 段压低≥0.1mV 或伴对称性 T 波倒置,相应导联 R 波电压进行性降低,ST 段和 T 波的改变常持续存在。

2.心肌标志物检查　心肌血清标志物是鉴别 UA 和 NSTEM1 的主要标准。UA 时,心肌标志物一般无异常增高,若 cTnT 及 cTnI 超过正常值,则可考虑 NSTEMI 的诊断。

3.冠状动脉造影和其他侵入性检查。

（四）诊断

根据典型的胸痛症状和辅助检查尤其是心电图改变,结合冠心病危险因素,非 ST 段抬高型 ACS 可确诊。UA 与 NSTEMI 的鉴别主要参考心电图上 ST－T 改变的持续时间和血清心肌标志物检测结果。

（五）治疗

应及早发现、及早住院,连续监测心电图,以发现缺血和心律失常;多次测定血清心肌标志物。具体方案见以下流程图(图 3－1)。UA 或 NSTEMI 的治疗目标是稳定斑块、缓解心肌缺血以及改善长期预后。

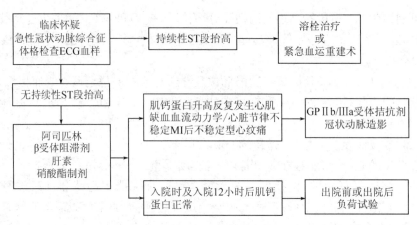

图 3-1 急性胸痛疑诊急性冠状动脉综合征患者的诊治流程

1.一般治疗 不稳定心绞痛患者应收治 CCU,卧床休息 12～24h,给予心电监护。有明确低氧血症患者或存在左心室衰竭患者需给氧。病情稳定或血运重建后症状控制可建议循序渐进的活动。最初 2～3d 给予流食,症状缓解后可给予易消化的半流食,少量多餐。保持大便通畅,避免便秘,必要时可给予缓泻剂。

2.抗栓治疗 可预防冠状动脉内进一步血栓形成、促进内源性纤溶活性溶解血栓,包括抗血小板和抗凝两部分。

3.抗心肌缺血治疗 包括 β 受体拮抗剂、硝酸酯类药物、镇痛剂、钙离子通道阻滞剂。

4.其他药物治疗 长期应用 ACEI 对预防再发缺血事件和死亡、改善心室重构有益;他汀类调脂药物除了对血脂的调节作用外,还可以稳定斑块、改善内皮细胞功能。

5.血运重建治疗。

(六)护理

1.护理评估

(1)身体评估

①一般状态:评估患者精神、活动耐力、饮食状况。评估患者体重、BMI、腰围、腹围。

②生命体征:评估患者体温、血压、脉搏、呼吸、意识、末梢循环情况等。

(2)病史评估:除了解患者是否具有冠心病的危险因素外,重点评估心绞痛发作特点、心绞痛严重分级、心肌酶学的变化及危险分层。危险分层的内容包括病史、疼痛特点、临床表现、心电图、心脏标记物等。评估患者服药情况:既往是否服药、服药种类以及服药后反应。评估患者对疾病知识及诱因相关知识的掌握程度、合作程度、心理状况(如患者有无焦虑、抑郁等表现)。

2.护理措施

(1)一般护理

①患者应卧床休息 12～24h,给予持续心电监护。

②保持病室环境安静,使患者充分休息;对患者进行必要的解释和鼓励,使其积极配合治疗,解除其焦虑和紧张情绪,减轻其心脏负担。

③有明确低氧血症(动脉血氧饱和度≤92%)或存在左心室功能衰竭者,遵医嘱给氧。

④疾病最初2~3d以流质饮食为主,以后随症状减轻而逐渐增加易消化的半流食,宜少量多餐,钠盐和液体的摄入量应根据尿量、呕吐量及有无心衰症状而做调整,告知患者其治疗饮食的目的和作用。

⑤病情稳定或血运重建、症状控制后,鼓励患者早期、循序渐进地活动。

⑥告知患者排便时避免用力,可通过增加饮食中膳食纤维的含量或按摩腹部来促进肠蠕动,必要时遵医嘱给予缓泻剂。

(2)病情观察

①遵医嘱每日和(或)出现症状时做心电图检查,标记胸前导联位置,观察心电图的动态演变。

②必要时给予心电监护,观察患者心率、心律、血压、血氧饱和度的情况。每24h更换电极片及粘贴位置,避免影响监护效果,减少粘胶过敏发生。按时记录各项指标数值,如有变化及时通知医生。

③准确记录患者出入量。

④保证输液管路通畅,按时观察输液泵工作状态,确保药液准确输注。观察穿刺部位,预防静脉炎及药物渗出。

(3)用药护理

①应用硝酸甘油时,应注意用法是否正确、胸痛症状是否改善;使用静脉制剂时,应遵医嘱严格控制输液速度,观察用药后反应,同时告知患者由于药物扩张血管会导致面部潮红、头部胀痛、心悸等不适,以解除患者顾虑。

②应用他汀类药物时,定期监测血清氨基转移酶及肌酸激酶等生化指标。

③应用阿司匹林时,建议饭后服用,以减少恶心、呕吐、上腹部不适或疼痛等胃肠道症状。观察患者是否出现皮疹、皮肤黏膜出血等不良反应,如发生,及时通知医生。

④应用β受体拮抗剂时,监测患者心率、心律、血压变化。嘱患者在改变体位时动作应缓慢。

⑤应用低分子肝素等抗凝药物时,注意口腔、黏膜、皮肤、消化道等部位出血情况。

⑥应用吗啡的患者,应观察患者有无呼吸抑制,以及使用后疼痛程度改善的情况。

(4)心理护理:患者反复发作胸痛,使其常有紧张不安或焦虑的情绪,应向患者做好解释,减轻患者的心理压力。护士应态度和蔼,多关心体贴患者,观察病情细致,技术操作娴熟、有条不紊,以取得患者信任。向患者详细解释病情,使患者对所患疾病有所了解,同时和患者、家属就病情变化进行沟通,强调治疗的正面效果,使患者增强康复信心。

(5)健康教育

①指导患者改变生活方式,合理膳食,增加膳食纤维和维生素,少食多餐,避免暴饮暴食,戒烟限酒。

②告知患者心绞痛发作时安静卧床休息,缓解期应以有氧运动为主,如散步、打太极、骑车、游泳等,运动前做好准备活动并备好硝酸甘油,如有不适应立即停止运动。生活作息规律,保证充足睡眠。保持大便通畅,避免过度用力加重心脏负荷。

③指导患者出院后遵医嘱服药,不擅自增减药量或停药,做好药物不良反应的自我监测。

随身携带硝酸甘油以备急需。硝酸甘油应在棕色避光瓶内保存并放于干燥阴凉处,开封6个月后不再使用,及时更换,以确保疗效。告知服用他汀类药物的患者,如出现肌痛、肝区胀痛等症状时及时就医。

④病情监测指导:教会患者及家属心绞痛发作时缓解胸痛的方法,胸痛发作时应立即停止活动或舌下含服硝酸甘油,如含服硝酸甘油后胸痛不能缓解,或心绞痛发作比以往频繁、程度加重、疼痛时间延长,应及时就医。定期复查心电图、血压、血脂、肝功能。

三、急性 ST 段抬高型心肌梗死

心肌梗死(myocardial infarction,MI)是心肌的缺血性坏死,急性心肌梗死(AMI)是在冠状动脉病变的基础上,发生冠状动脉血供急剧减少或中断,使相应的心肌严重而持久地缺血所致的部分心肌急性坏死。临床表现为胸痛、急性循环功能障碍、心电图改变以及血清心肌标志物升高。心肌梗死包括非 ST 段抬高型心肌梗死(NSTEMI)、ST 段抬高型心肌梗死(STEMI)。STEMI 发生后数小时所做的冠状动脉造影显示,90%以上的心肌梗死相关动脉发生完全闭塞。心肌供血完全停止后,所供区域心室壁心肌发生透壁性坏死。

本病在欧美常见,每年约有 150 万人发病。50%的死亡发生在发病后的 1h 内,其原因为心律失常,最多见为室颤。我国缺乏 AMI 死亡率的全国性统计资料,北京 1984—1991 年 35～74 岁人群急性冠心病事件死亡率,男性由 84/10 万上升至 98/10 万,女性由 43/10 万上升至 67/10 万。

(一)病因及发病机制

在冠状动脉粥样硬化的基础上,发生斑块破裂或糜烂、溃疡,并发血栓形成、血管收缩、微血管栓塞等导致急性或亚急性的心肌供氧减少。

(二)临床表现

与梗死的部位、大小、侧支循环情况密切相关。

1.先兆 发病前数天有乏力、胸部不适,活动时心悸、烦躁、心绞痛等前驱症状,心绞痛发作较以往频繁、性质较剧烈、持续时间长,硝酸甘油疗效差,诱发因素不明显。心电图 ST 段一时性明显抬高或压低。

2.症状

(1)疼痛:性质和部位与稳定型心绞痛相似,程度更剧烈,伴有大汗、烦躁、濒死感,持续时间可达数小时至数天,休息和服用硝酸甘油不缓解。少数患者无疼痛,一开始即表现为休克或急性心力衰竭。

(2)胃肠道症状:疼痛剧烈时常伴恶心、呕吐、上腹胀痛。

(3)心律失常:24h 内最多见。以室性心律失常为主,如室性期前收缩、室性心动过速,室性期前收缩落在前一心搏的易损期时(R on T 现象),常为心室颤动的先兆。室颤是心肌梗死早期的主要死亡原因。下壁心肌梗死易发生房室传导阻滞及窦性心动过缓;前壁心肌梗死易发生室性心律失常。

(4)低血压和休克:疼痛可引起血压下降,如疼痛缓解而收缩压仍低于 80mmHg,则应警惕心肌广泛坏死造成心输出量急剧下降所致的心源性休克的发生。

(5)心力衰竭:主要为急性左心衰竭,由于心肌梗死后心脏收缩力显著减弱或不协调所致。重者可发生急性肺水肿并可危及生命。右心室心肌梗死的患者可一开始就出现右心衰竭表现,伴血压下降。根据有无心衰表现,按 Killip 分级法(表 3-2)将急性心肌梗死的心功能分为 4 级。

表 3-2　急性心肌梗死后心衰的 Killip 分级

分级	表现
Ⅰ级	无明显心功能损害证据
Ⅱ级	轻、中度心衰主要表现为肺底啰音(<50%的肺野)、第三心音及 X 线胸片上肺淤血的表现
Ⅲ级	重度心衰(肺水肿),啰音>50%的肺野
Ⅳ级	心源性休克

3.体征　心率多增快,右心室梗死或梗死面积大,可发生心率减慢;心律不齐;心尖部第一心音减弱。

(三)辅助检查

1.心电图　急性心肌梗死患者做系列心电图检查时,可记录到典型的心电图动态变化,是临床上进行急性心肌梗死检出和定位的重要检查。

2.血清心肌标志物检查　肌酸磷酸激酶同工酶(CK-MB)增高是反映急性坏死的指标。cTnT 或 cTnI 诊断心肌梗死的敏感性和特异性均极高。血肌红蛋白增高,其出现最早而恢复也快,但特异性差。

3.放射性核素检查　可显示心肌梗死的部位和范围,判断是否有存活心肌。

4.超声心动图　了解心室壁运动及左心室功能,帮助除外主动脉夹层,诊断室壁瘤和乳头肌功能失调等。

5.磁共振成像　可评价心肌梗死的范围以及评估左心室功能。

6.选择性冠状动脉造影　可明确冠状动脉闭塞的部位,为决定下一步血运重建策略提供依据。

(四)诊断

世界卫生组织(WHO)的急性心肌梗死诊断标准:依据典型的临床表现、特征性的心电图表现、血清心肌标志物水平动态改变,3 项中具备 2 项,特别是后 2 项即可确诊。

2012 年召开的欧洲心脏病学会(ESC)年会上公布了第三版更新的心肌梗死全球统一诊断标准:检测到心肌标志物,尤其是肌钙蛋白(cTn)升高和/或下降,至少有一次超出正常参考值上限,并且至少伴有下列一项证据:①心肌缺血的症状。②新发的或推测新发的显著 ST-T 改变或新出现的左束支传导阻滞(LBBB)。③心电图出现病理性 Q 波。④影像学检查发现新发的心肌丢失或新发的节段性室壁运动异常。⑤冠脉造影或尸检发现冠脉内存在新鲜血栓。

(五)治疗

早发现、早入院治疗,缩短因就诊、检查、处置、转运等延误的治疗时间。原则是尽早使心肌血液再灌注,挽救濒死心肌,保护和维持心脏功能;及时处理严重心律失常、泵衰竭和各种并发症,防止猝死,注重二级预防。

1.一般治疗

(1)休息:应绝对卧床休息,保持环境安静,防止不良刺激,解除患者焦虑。

(2)给氧。

(3)监测:急性期应常规给予心电监测3～5d,除颤器处于备用状态。严重心力衰竭者应监测肺毛细血管压和静脉压。

(4)抗血小板药物治疗。

2.解除疼痛 根据疼痛程度选择不同药物尽快解除疼痛,并注意观察用药后反应。

3.再灌注心肌 及早再通闭塞的冠状动脉使心肌得到再灌注,是STEMI治疗最为关键的措施,可挽救濒死心肌、缩小心肌梗死的范围,从而显著改善患者预后。包括溶栓治疗、介入治疗、CABG。

4.其他药物治疗

(1)β受体拮抗剂、ACEI、CCB:有助于改善恢复期心肌重构,减少AMI病死率。

(2)他汀类调脂药物:宜尽早应用,除了对低密度脂蛋白胆固醇(LDL－C)降低带来的益处外,他汀类药物还通过抗炎、改善内皮功能和稳定斑块等作用达到二级预防作用。

5.抗心律失常治疗 心律失常必须及时消除,以免演变为严重心律失常甚至导致猝死。

6.抗低血压和心源性休克治疗 包括维持血容量、应用升压药、应用血管扩张剂、纠正酸中毒及电解质紊乱等。上述治疗无效时,可用IABP增加冠状动脉灌流,降低左心室收缩期负荷。

7.治疗心力衰竭 主要是治疗急性左心衰竭,以应用利尿剂为主,也可选用血管扩张剂减轻左心室的前、后负荷。

8.抗凝疗法 无论是否采用再灌注治疗,均应给予抗凝治疗,药物的选择视再灌注治疗方案而定。

(六)护理

1.专科护理评估

(1)身体评估

①一般状态:评估患者的神志状况,尤其注意有无面色苍白、表情痛苦、大汗或神志模糊、反应迟钝甚至晕厥等表现。评估患者BMI、腰围、腹围以及睡眠、排泄型态有无异常。

②生命体征:评估患者体温、心率、心律、呼吸、血压、血氧饱和度有无异常。

(2)病史评估

①评估患者年龄、性别、职业、饮食习惯、有无烟酒嗜好、家族史及锻炼习惯。

②评估患者此次发病有无明显的诱因、胸痛发作的特征,尤其是起病的时间、疼痛程度、是否进行性加重,有无恶心、呕吐、乏力、头晕、呼吸困难等伴随症状,是否有心律失常、休克、心力衰竭的表现。了解患病后的诊治过程,是否规律服药、服药种类以及服药后反应。评估患者对疾病知识及诱因相关知识的掌握程度、合作程度、心理状况(如患者有无焦虑、抑郁等表现)。

③评估患者心电图变化

ST段抬高性心肌梗死的特征性改变:a.面向坏死区的导联ST段抬高呈弓背向上型,面向透壁心肌坏死区的导联出现宽而深的Q波,面向损伤区的导联上出现T波倒置。b.在背向心肌坏死区的导联出现相反的改变,即 R 波增高、ST 段压低和 T 波直立并增高。

非 ST 段抬高性心肌梗死的特征性改变:a. 无病理性 Q 波,有普遍性 ST 段压低 ≥0.1mV,但 aVR 导联(有时还有 V_1 导联)ST 段抬高,或有对称性 T 波倒置。b. 无病理性 Q 波,也无 ST 段变化,仅有 T 波倒置变化。

ST 段抬高性心肌梗死的心电图演变:a. 急性期起病数小时内可无异常或出现异常高大两支不对称的 T 波。b. 急性期起病数小时后,ST 段明显抬高呈弓背向上型,与直立的 T 波连接,形成单相曲线;数小时至 2d 内出现病理性 Q 波,同时 R 波减低。c. 亚急性期改变若早期不进行干预,抬高的 ST 段可在数天至 2 周内逐渐回到基线水平,T 波逐渐平坦或倒置。d. 慢性期改变数周至数月后,T 波呈 V 形倒置,两支对称。T 波倒置可永久存在,也可在数月至数年内逐渐恢复。

ST 段抬高性心肌梗死的定位:ST 段抬高性心肌梗死的定位和范围(表 3-3)可根据出现特征性改变的导联来判断。

表 3-3　心肌梗死的心电图定位诊断

导联	前间隔	局限前壁	广泛前壁	下壁	高侧壁	正后壁
V_1	+		+			
V_2	+		+			
V_3	+	+	+			
V_4		+	+			
V_5		+	+			
V_6						
V_7						+
V_8						+
aVR						
aVL		±	±	−	+	
aVF				+		
I		±	±	−	+	
II				+		
III				+		

注:"+"为正面改变,表示典型 Q 波、ST 段上抬和 T 波变化;为反面改变,表示 QRS 主波向上,ST 段下降及与"+"部位 T 波方向相反的 T 波;"±"为可能有正面改变

④评估心肌损伤标志物变化:a. 心肌肌钙蛋白 I(cTnI)或 T(cTnT):是诊断心肌坏死最特异和敏感的首选指标,起病 2~4h 后升高。cTnI 于 10~24h 达峰值,7~10d 降至正常;cTnT 于 24~48h 达峰值,10~14d 降至正常。b. CK-MB:对判断心肌坏死的临床特异性较高,在起病后 4h 内增高,16~24h 达峰值,3~4d 恢复正常。适用于早期诊断和再发心肌梗死的诊断,还可用于判断溶栓效果。c. 肌红蛋白:有助于早期诊断,但特异性差,起病后 2h 内即升高,12h 内达峰值,24~48h 内恢复正常。

⑤评估患者管路的情况,判断有无管路滑脱的可能。

2.护理措施

(1)急性期的护理

①入院后遵医嘱给氧,氧流量为 3～5L/min,可减轻气短、疼痛或焦虑症状,有利于心肌氧合。

②心肌梗死早期易发生心律失常、心率和血压的波动,立即给予心电监护,同时注意观察患者神志、呼吸、出入量、末梢循环情况等。

③立即进行 22 导联心电图检查,初步判断梗死位置并采取相应护理措施:前壁心肌梗死患者应警惕发生心功能不全,注意补液速度,观察有无呼吸困难、咳嗽、咳痰等症状。如前壁梗死面积较大影响传导系统血供者,也会发生心动过缓,应注意心率变化;下壁、右室心梗患者易发生低血压、心动过缓、呕吐等,密切观察心率、血压变化,遵医嘱调整用药,指导患者恶心时将头偏向一侧,防止误吸。

④遵医嘱立即建立静脉通路,及时给予药物治疗并注意用药后反应。

⑤遵医嘱采血,做床旁心肌损伤标志物检查,一般先做肌红蛋白和 cTnI 检测。

⑥遵医嘱给予药物负荷剂量,观察用药后反应,如有呕吐,观察呕吐物性质、颜色,观察呕吐物内有无之前已服药物,并通知医生。

⑦如患者疼痛剧烈,遵医嘱给予镇痛药物,如吗啡、硝酸酯类药物,同时观察患者血压变化及有无呼吸抑制的发生。

⑧拟行冠状动脉介入治疗的患者给予双侧腕部及腹股沟区备皮准备,备皮范围为双上肢腕关节上 10cm、从脐下到大腿中上 1/3,两侧至腋中线,包括会阴部。

⑨在患者病情允许的情况下简明扼要地向患者说明手术目的、穿刺麻醉方法、术中出现不适如何告知医生等,避免患者因手术引起进一步紧张、焦虑。

⑩接到导管室通知后,立即将患者转运至导管室,用过床易将患者移至检查床上,避免患者自行挪动加重心肌氧耗。

⑪介入治疗后如患者使用血小板糖蛋白 GpⅡb/Ⅲa 受体拮抗剂(如替罗非班)药物治疗,注射低分子肝素者应注意用量减半,同时应观察患者的皮肤、牙龈、鼻腔黏膜等是否有出血、瘀斑,穿刺点是否不易止血等,必要时通知医生,遵医嘱处理。

⑫遵医嘱根据发病时间定期复查心电图及心肌酶,观察动态变化。

(2)一般护理

①休息:发病 12h 内绝对卧床休息、避免活动,并保持环境安静。告知患者及家属,休息可以降低心肌氧耗量,有利于缓解疼痛,以取得合作。

②给氧:遵医嘱鼻导管给氧,2～5L/min 以增加心肌氧供。吸氧过程中避免患者自行摘除吸氧管。

③饮食:起病后 4～12h 内给予流食,以减轻胃扩张。随后遵医嘱过渡到低脂、低胆固醇、高维生素、清淡、易消化的治疗饮食,少量多餐,患者病情允许时告知其治疗饮食的目的和作用。

④准备好急救用物。

⑤排泄的护理:及时增加富含纤维素的水果、蔬菜的摄入,按摩腹部以促进肠蠕动;必要

时遵医嘱使用缓泻剂;告知患者不要用力排便。

(3)病情观察

①遵医嘱每日检查心电图,标记胸前导联位置观察心电图的动态变化。患者出现症状时随时行心电图检查。

②给予持续心电监护,密切观察患者心率、心律、血压、氧饱和度的情况。24h更换电极片及粘贴位置,避免影响监护效果,减少粘胶过敏发生。按照护理级别要求定时记录各项指标数值,如有变化及时通知医生。

③保证输液通路通畅,观察输液速度,定时观察输液泵工作状态,确保药液准确输注,观察穿刺部位,预防静脉炎及药物渗出。

④严格记录患者出入量,防止患者体液过多增加心脏负荷。

⑤嘱患者呕吐时将头偏向一侧,防止发生误吸。

(4)用药护理

①应用硝酸甘油时,应注意用法是否正确、胸痛症状是否改善;使用静脉制剂时,遵医嘱严格控制输液速度,观察用药后反应,同时告知患者由于药物扩张血管会导致面部潮红、头部胀痛、心悸等不适,以解除患者顾虑。

②应用他汀类药物时,定期监测血清氨基转移酶及肌酸激酶等生化指标。

③应用阿司匹林时,建议饭后服用,以减轻恶心、呕吐、上腹部不适或疼痛等胃肠道症状。观察患者是否出现皮疹、皮肤黏膜出血等不良反应,如发生及时通知医生。

④应用β受体拮抗剂时,监测患者心率、心律、血压变化,同时嘱患者在改变体位时动作应缓慢。

⑤应用低分子肝素等抗凝药物时,注意观察口腔黏膜、皮肤、消化道等部位出血情况。

⑥应用吗啡的患者,应观察患者有无呼吸抑制,以及使用后疼痛程度改善的情况。

(5)并发症护理

①猝死急性期:严密进行心电监护,以及时发现心率及心律变化。发现频发室性期前收缩、室性心动过速、多源性或R on T现象的室性期前收缩及严重的房室传导阻滞时,应警惕发生室颤或心脏骤停、心源性猝死,需立即通知医生并协助处理,同时遵医嘱监测电解质及酸碱平衡状况,备好急救药物及抢救设备。

②心力衰竭:AMI患者在急性期由于心肌梗死对心功能的影响可发生心力衰竭,特别是急性左心衰竭。应严密观察患者有无呼吸困难、咳嗽、咳痰、少尿、低血压、心率加快等,严格记录出入量。嘱患者避免情绪激动、饱餐、用力排便。发生心力衰竭时,需立即通知医生并协助处理。

③心律失常:心肌梗死后室性异位搏动较常见,一般不需要做特殊处理。应密切观察心电监护变化,如患者有心衰、低血压、胸痛伴有多形性室速、持续性单形室速,应及时通知医生,并监测电解质变化。如发生室颤,应立即协助医生除颤。

④心源性休克:密切观察患者心电监护及血流动力学(如中心静脉压、动脉压)监测指标,定时记录数值,遵医嘱给予补液治疗及血管活性药物,并观察给药后效果、患者尿量、血气指

标等变化。

(6)心理护理:急性心肌梗死患者胸痛程度异常剧烈,有时可有濒死感,患者常表现出紧张不安、焦虑、惊恐心理,应耐心倾听患者主诉,向患者解释各种仪器、监测设备的使用及治疗方法、需要患者配合的注意事项等,以减轻患者的心理压力。

(7)健康宣教:发生心肌梗死后必须做好二级预防,以预防心肌梗死再发。嘱患者合理膳食,戒烟、限酒,适度运动,保持心态平和,坚持服用抗血小板药物、β受体拮抗剂、他汀类调脂药及 ACEI,控制高血压及糖尿病等危险因素,并定期复查。

除上述二级预防所述各项内容外,在日常生活中还要注意以下几点:

①避免过度劳累,逐步恢复日常活动,生活规律。

②放松精神,愉快生活,对任何事情要能泰然处之。

③不要在饱餐或饥饿的情况下洗澡。洗澡时水温最好与体温相当,时间不宜过长。冠心病程度较严重的患者洗澡时,应在他人帮助下进行。

④在严寒或强冷空气影响下,冠状动脉可发生痉挛而诱发急性心肌梗死。所以每遇气候恶劣时,冠心病患者要注意保暖或适当防护。

⑤急性心肌梗死患者在排便时,因屏气用力可使心肌耗氧量增加、加重心脏负担,易诱发心搏骤停或室颤甚至致死,因此要保持大便通畅,防止便秘。

⑥要学会识别心肌梗死的先兆症状并能正确处理。心肌梗死患者约 70% 有先兆症状,主要表现为:a. 既往无心绞痛的患者突然发生心绞痛,或原有心绞痛的患者无诱因性发作、发作后症状突然明显加重。b. 心绞痛性质较以往发生改变、时间延长,使用硝酸甘油不易缓解。c. 疼痛伴有恶心、呕吐、大汗或明显心动过缓或过速。d. 心绞痛发作时伴气短、呼吸困难。e. 冠心病患者或老年人突然出现不明原因的心律失常、心力衰竭、休克或晕厥等情况时都应想到心肌梗死的可能性。一旦发生,必须认真对待,患者首先应原地休息,保持安静,避免精神过度紧张,同时舌下含服硝酸甘油或吸入硝酸甘油喷雾剂,若 20min 胸痛不缓解或出现严重胸痛伴恶心、呕吐、呼吸困难、晕厥时,应拨打"120"。

第二节　心律失常的护理

一、概述

心律失常(cardiac arrhythmia)是指心脏冲动的频率、节律、起源部位、传导速度与激动顺序的异常,可表现为心动过速、心动过缓、心律不齐或心脏骤停。心律失常的临床表现取决于节律和频率异常对血流动力学的影响,轻者出现心悸和运动耐量降低,重者可诱发或加重心功能不全,心脏骤停者可引起晕厥或心脏性猝死。心电图表现是主要的诊断依据,对复杂心律失常可进行心脏电生理检查帮助明确诊断。心律失常的治疗原则应在重视消除病因或诱因的基础上恢复心脏节律或控制心室率,抗心律失常药物、心脏电复律、心脏起搏和导管射频消融是心律失常的主要治疗方法。

(一)病因及发病机制

1.病因

(1)生理因素:某些生理因素如心理紧张、焦虑或饮用浓茶、咖啡、酒精性饮料等常是快速性心律失常的诱发因素。

(2)心脏因素:器质性心脏病引起的心脏结构和功能异常是产生心律失常的重要原因或病理机制,如心肌缺血、心肌损伤或坏死、心肌炎症等均可引起各种类型的心律失常。

(3)非心脏因素

①循环系统之外的各系统疾病:如慢性阻塞性肺病、甲状腺功能亢进症、严重贫血等均可引起心律失常。

②电解质紊乱和酸碱平衡失调:各种原因引起的血电解质异常,尤其是高钾血症和低钾血症均可导致心肌细胞电生理异常而发生心律失常。

③理化因素和中毒:物理因素如电(雷)击伤、化学毒物、农药或动植物毒素中毒均可引起心律失常。

④医源性因素:多与诊疗性操作和药物治疗有关。

(4)遗传因素:目前已有研究表明,某些心脏结构和功能正常者发生的"特发性心律失常"与遗传因素有关。

2.发病机制

(1)冲动形成异常

①正常节律点自律性异常:窦房结的自律性增强或减弱可引起窦性心动过速、过缓或停搏。位于房室交界区或心室的次级节律点自律性增强且超过窦房结时,可发生非阵发性房室交界区心动过速或加速性室性自主心律,若自律性减弱,则在窦性停搏或房室传导阻滞时出现心室停搏。

②异位节律点形成:在致病因素(如缺血、炎症、心肌肥厚或扩张等)作用下,心肌细胞产生自律性,形成异位节律点,出现期前收缩或心动过速。

③触发活动:触发活动不同于自律性异常,单一触发激动和连续触发激动可引起期前收缩和心动过速。

(2)冲动传导异常

①传导途径异常:房室旁道是最常见的异常传导途径。

②传导延迟或阻滞:传导阻滞可分为生理性传导阻滞(也称功能性传导阻滞)和病理性传导阻滞。

③折返激动:冲动传导至某一部位,该部位存在病理性或功能性的两条或以上的途径,冲动循环往返于多条途径之间,即形成折返激动。

(二)分类

临床上常根据心律失常的发生机制、起源或发生部位、频率快慢而进行分类。表3-4为心律失常的综合性分类。

表 3－4　心律失常的综合性分类

起源部位	过速	过缓	逸搏
窦性心律失常	窦性心动过速	窦性心动过缓	逸搏及逸搏心律
	阵发性	窦性停搏	房性
	非阵发性	窦房阻滞	房室交界性
			室性
房性心律失常	房性期前收缩		
	房性心动过速		
	心房扑动或颤动		
房室交界性心律失常	房室交界性期前收缩	房室传导阻滞	逸搏及逸搏心律
	阵发性房室交界性期前收缩	(希氏束分叉以上)	房室交界性
	非阵发性		室性
室性心律失常	室性期前收缩	房室传导阻滞	逸搏及逸搏心律
	室性心动过速	(希氏束分叉以下)	室性
	心室扑动或颤动	室内传导阻滞	
综合征	预激综合征	病态窦房结综合征	
	Brugada 综合征		
	LQTS		
其他	起搏相关心律失常		

二、窦性心律失常

窦性心律失常(sinus arrhythmia)是一组以窦房结自律性异常和窦房传导障碍为病理基础的快速性和缓慢性心律失常。

(一)临床表现

1.窦性心动过速(sinus tachycardia)　成人窦性心律的频率超过 100 次/min 称为窦性心动过速。临床上心慌、乏力、运动耐量下降是常见表现,部分患者可诱发心绞痛,引起或加重心功能不全。

2.窦性心动过缓(sinus bradycardia)　成人窦性心律的频率低于 60 次/min 称为窦性心动过缓。生理因素引起者多无明显症状,运动或代谢增强时窦性心律可加快至正常。各种疾病所伴随的窦性心动过缓其临床表现与原发病相关。

3.病态窦房结综合征(sick sinus syndrome,SSS)　轻者表现为心慌、心悸、记忆力减退、乏力和运动耐量下降;重者引起心绞痛、少尿、黑矇、晕厥,晚期可出现心力衰竭、阿一斯综合征,甚至因心脏停搏或继发心室颤动而导致患者死亡。

(二)辅助检查

1.窦性心动过速心电图特点　窦性 P 波的频率＞100 次/min,伴有房室传导或室内传导异常者,P－R 间期可延长或 QRS 波群宽大畸形。

2.窦性心动过缓心电图特点　窦性 P 波的频率<60 次/min,伴有窦性心律不齐时,P－P 间期不规则,但各 P－P 间期之差小于 0.20s。

3.病态窦房结综合征

(1)心电图特点(图 3－2)主要包括:

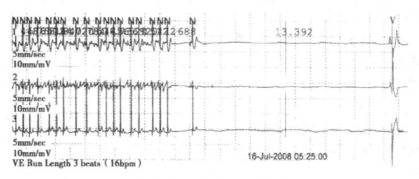

图 3－2　病态窦房结综合征

①持续而显著的窦性心动过缓(50 次/min 以下)。

②窦性停搏和窦房传导阻滞。

③窦房传导阻滞与房室传导阻滞并存。

④心动过缓－心动过速综合征(慢－快综合征)。

⑤房室交界区性逸搏心律等。

(2)动态心电图(hotler):可表现为 24h 总心跳次数低于 8 万次(严重者低于 5 万次),反复出现大于 2s 的长间歇。

(三)诊断

1.窦性心动过速　心慌、心悸症状,心率>100 次/min,心电图表现符合窦性心动过速的特点。

2.窦性心动过缓　静息状态下心率慢于 60 次/min,心电图表现符合窦性心动过缓的特点。

3.病态窦房结综合征　依据症状和特征性的心电图表现,并排除生理因素、药物作用和其他疾病等对窦房结功能的影响,可诊断病态窦房结综合征。

(四)治疗

1.窦性心动过速　控制病因或消除诱因,也可选用 β 受体拮抗剂或钙离子通道阻滞剂。

2.窦性心动过缓　除有效治疗原发病外,还可适当使用 M 受体拮抗剂、β 肾上腺能受体兴奋剂等提高心率。

3.病态窦房结综合征　控制病因,M 受体拮抗剂或 β 肾上腺能受体兴奋剂药物治疗以及心脏起搏治疗。

(五)护理

1.护理评估

(1)身体评估:评估患者意识状态,观察脉搏、呼吸、血压有无异常。询问患者饮食习惯与嗜好、饮食量和种类。评估患者有无水肿,水肿部位、程度;评估患者皮肤有无破溃、压疮、手术伤口及外伤等。

(2)病史评估

①评估患者窦性心律失常的类型、发作频率、持续时间等;询问患者有无心悸、胸闷、乏力、头晕、晕厥等伴随症状。

②评估患者此次发病有无明显诱因:体力活动、情绪激动、饮茶、喝咖啡、饮酒、吸烟,应用肾上腺素、阿托品等药物。

③评估患者有无引起窦性心律失常的基础疾病。甲状腺功能亢进症、贫血、心肌缺血、心力衰竭等可引起窦性心动过速;甲状腺功能减退症、严重缺氧、颅内疾患等可引起窦性心动过缓;窦房结周围神经和心房肌的病变、窦房结动脉供血减少、迷走神经张力增高等可导致窦房结功能障碍。

④查看患者当前实验室检查结果以及心电图、24h动态心电图。

⑤询问患者目前服用药物的名称、剂量及用法,评估患者有无药物不良反应,询问患者有无明确药物过敏史。

⑥评估患者既往史及家族史。

⑦询问患者有无跌倒史。

⑧心理-社会状况:评估患者对疾病知识的了解程度、对治疗及护理的配合程度、经济状况等,采用综合医院焦虑抑郁量表(HADS)评估患者焦虑、抑郁程度。

2.护理措施

(1)一般护理

①保证休息:嘱患者心律失常发作时卧床休息,采取舒适体位,尽量避免左侧卧位,因左侧卧位时患者常能感觉到心脏的搏动而使不适感加重,注意保证充足的休息与睡眠。

②给氧:遵医嘱给予患者氧气吸入,将安全用氧温馨提示牌挂于患者床头,告知患者不可自行调节氧气流量。

③预防跌倒:病态窦房结综合征的患者可出现与心动过缓有关的心、脑等脏器供血不足的症状,严重者可发生晕厥,属于跌倒高危患者。对跌倒高危患者悬挂跌倒高危标识,每周两次评估患者跌倒的危险程度,调低病床高度。定时巡视患者,将呼叫器置于患者随手可及之处,协助完成生活护理。嘱患者避免剧烈运动、情绪激动、快速变换体位等,患者外出检查时应有专人(家属、护工)陪伴。

(2)病情观察:严密监测患者的心律、心率、脉搏及血压的变化。测量心率、脉搏时应连续测定1min。对于患者心率小于60次/min或者大于100次/min或出现胸闷、心悸、心慌、头晕、乏力等症状时应及时通知医生,配合处理。

(3)用药护理:严格遵医嘱按时按量给予抗心律失常药物,静脉给药时应严格控制输液速度。观察患者意识和生命体征,必要时监测心电图变化,注意用药前、用药过程中及用药后的心率、心律、P-R间期、Q-T间期等的变化,以判断疗效和有无不良反应。窦性心律失常常用药物分类及不良反应见表3-5。

表3-5 窦性心律失常常用药物的分类及不良反应

分类	代表药物	不良反应
β受体拮抗剂	美托洛尔	心率减慢、血压下降、心力衰竭加重
钙离子通道阻滞剂	维拉帕米	低血压、心动过缓、诱发或加重心力衰竭
β肾上腺素能受体兴奋剂	肾上腺素	心悸、胸痛、血压升高、心律失常
M受体拮抗剂	阿托品	口干、视物模糊、排尿困难

(4)辅助检查护理

①心电图检查:心电监护发现心律失常或患者有不适主诉时,遵医嘱进行心电图检查。告知患者检查时的注意事项,检查过程中注意保暖及隐私保护。

②24h动态心电图检查:告知患者在行此项检查期间不要淋浴,向患者强调如出现不适症状需记录发生的时间、活动内容及不适症状。

(5)心理护理:采用综合医院焦虑抑郁量表(HADS)评估患者焦虑、抑郁状况。指导患者避免引起或加重窦性心律失常的因素,保持良好心态。情绪激动时交感神经兴奋可使心率增快,激发各种类型的心律失常;反之,情绪重度低迷时,迷走神经兴奋可使心率减慢,出现心动过缓或停搏。

(6)行起搏器植入术患者的护理:有症状的病态窦房结综合征的患者应接受起搏器治疗。

(7)健康宣教

①饮食指导:告知患者应少食多餐,避免过饱。饮食过饱会加重心脏负担,加重原有的心律失常。告知患者禁烟酒、浓茶,少食咖啡及辛辣食物。

②活动指导:存在明显症状的患者,应卧床休息,尽量减少机体耗氧;偶发、无器质性心脏病的心律失常者,不需卧床休息,可做适当活动,注意劳逸结合;有血流动力学改变的心律失常患者应适当休息,避免劳累;严重心律失常患者应绝对卧床休息,至病情好转后再逐渐起床活动。

③用药指导:告知患者服药方法、时间及剂量,嘱患者按时服药。告知患者用药后可能出现的不良反应,一旦发生,应及时就诊。

④教会患者及家属自测脉搏的方法,嘱患者出院后如有不适及时就诊。

三、房性心律失常

房性心律失常主要包括房性期前收缩、房性心动过速、心房扑动及心房颤动,是常见的快速性心律失常。

(一)临床表现

1.房性期前收缩(atrial premature beats) 部分患者无明显症状,频发者胸闷、心悸、心慌是其常见症状。心脏听诊可闻及心律不齐,提前出现的心搏伴有第一心音增强,之后可出现代偿间歇。

2.房性心动过速(atrial tachycardia) 房性心动过速简称房速,患者可有阵发性心悸、胸闷,发作呈短暂、间歇或持续性。严重者可引起心绞痛,诱发或加重心功能不全。

3.心房扑动(atrial flutter) 心房扑动简称房扑,其临床表现取决于房扑持续时间和心室率快慢,以及是否存在器质性心脏病。房扑心室率不快时,患者可无症状;房扑伴极快的心室率,并存器质性心脏病时可诱发心绞痛与心力衰竭。

4.心房颤动(atrial fibrillation)　心房颤动简称房颤,其临床表现与其发作的类型、心室率快慢、心脏结构和功能状态,以及是否形成心房附壁血栓有关。心房颤动症状的轻重受心室率快慢的影响。心室率不快时可无症状,但多数患者有心悸、胸闷,心室率超过 150 次/min 时可诱发心绞痛或心力衰竭。房颤合并体循环栓塞的危险性甚大,栓子来自左心房,多在左心耳部。二尖瓣狭窄或二尖瓣脱垂合并房颤时,脑栓塞的发生率更高。心脏听诊第一心音强弱不等、心律绝对不齐、常有脉搏短绌。

(二)辅助检查

1.房性期前收缩心电图特点(图 3—3)

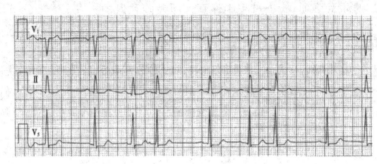

图 3—3　房性期前收缩

(1)房性期前收缩的 P 波提前发生,与窦性 P 波形态不同。

(2)其后多见不完全性代偿间歇。

(3)下传的 QRS 波群形态通常正常,少数房早未下传则无 QRS 波群发生,伴差异性传导则出现宽大畸形的 QRS 波群。

2.房性心动过速心电图特点(图 3—4)　房速 P 波的形态异于窦性 P 波,频率多为150～200 次/min,常出现二度Ⅰ型或Ⅱ型房室传导阻滞,P 波之间的等电线仍存在,刺激迷走神经不能终止心动过速,仅加重房室传导阻滞,发作开始时心率逐渐加速。

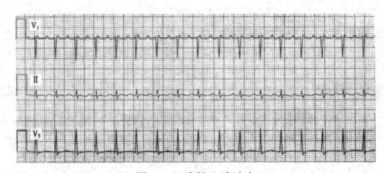

图 3—4　房性心动过速

3.心房扑动心电图特点(图 3—5)

(1)典型房扑心电图表现为窦性 P 波消失,代之以振幅、间期较恒定的房扑波,频率为 250～

350次/min,多数患者为300次/min左右,房扑波首尾相连,呈锯齿状,房扑波之间无等电位线。

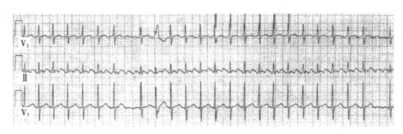

图3-5　典型心房扑动

(2)心室律规则或不规则,取决于房室传导是否恒定,不规则的心室律系由于传导比率发生变化所致。

(3)QRS波群形态正常,伴有室内差异传导或原有束支传导阻滞者QRS波群可增宽、形态异常。

4.心房颤动心电图特点(图3-6)

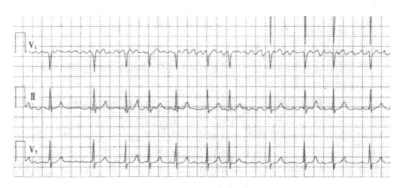

图3-6　心房颤动

(1)P波消失,代之以大小不等、形态不一、间隔不匀的f波,频率为350～600次/min。

(2)心室率通常在100～160次/min,心室律极不规则。

(3)QRS波群形态一般正常,当心室率过快,伴有室内差异性传导时QRS波群增宽变形。

(三)诊断

1.房性期前收缩　心慌、心悸伴有心跳停顿者应疑诊为房性期前收缩,心电图表现是确诊的可靠依据。

2.房性心动过速　根据房性心动过速的临床表现和心电图特点可明确诊断。

3.心房扑动　房扑的诊断应根据临床表现和心电图特点。部分短阵发作者需行动态心电图记录以协助诊断。

4.心房颤动　根据心房颤动症状和心脏听诊可以拟诊心房颤动,心电图表现是确诊的依据。

(四)治疗

1.房性期前收缩　应重视病因治疗和消除诱因,症状明显、房性期前收缩较多或诱发房性心动过速甚至心房颤动者,可使用Ⅰ类或Ⅲ类抗心律失常药物治疗。

2.房性心动过速

(1)房速发作期:对于心脏结构和功能正常的患者,可选择胺碘酮或普罗帕酮静脉注射,继之静脉滴注维持治疗,也可选择维拉帕米或地尔硫䓬静脉注射。伴有心功能不全的房速或多源性房速,应选择胺碘酮或洋地黄类药物静脉注射,以减慢心室率或转复为窦性心律。

(2)预防房速复发:在病因治疗和消除诱因的基础上,对房速发作频繁的患者,可选择Ⅰa类、Ⅰc类、Ⅲ类或Ⅳ类抗心律失常药物口服治疗。

(3)射频消融治疗。

3.心房扑动

(1)控制心室率:对并发心功能不全的患者应选择洋地黄类药物来控制心室率和改善心功能。

(2)转复窦性心律:病情稳定或房扑心室率得到有效控制的患者,可选择静脉或口服Ⅲ类、Ⅰa和Ⅰc类药物来转复,Ⅲ类药物中胺碘酮最常用,静脉注射伊布利特转复为窦性心律成功率较高。对于房扑1:1传导或并存心室预激者,心室率极快,易引起急性肺水肿或心源性休克而危及患者生命,此时首选体外同步心脏电复律。

(3)射频消融治疗。

(4)预防血栓栓塞:可选择口服阿司匹林或华法林预防。

4.心房颤动　在控制相关疾病和改善心功能的基础上控制心室率、转复和维持窦性心律、预防血栓栓塞是心房颤动的治疗原则。

(五)护理

1.护理评估

(1)身体评估:评估患者意识状态,有无嗜睡、意识模糊、谵妄、昏睡及昏迷;观察脉搏、呼吸、血压有无异常及其异常程度;心房颤动患者评估有无脉搏短绌的发生;询问患者饮食习惯与嗜好、饮食量和种类;评估患者皮肤色泽,有无皮下出血、瘀紫、瘀斑及皮疹等;评估患者有无牙龈出血、鼻出血等;评估患者皮肤有无破溃、压疮、手术伤口及外伤等;评估患者出凝血时间。

(2)病史评估

①评估患者房性心律失常的类型、发作频率、心室率、心房率及持续时间等;询问患者有无心悸、胸闷等伴随症状;评估患者有无心绞痛及心力衰竭的临床表现。

②评估患者此次发病有无明显诱因,如情绪激动、运动或酒精中毒等。

③评估患者有无引起房性心律失常的基础疾病,如各种器质性心脏病患者均可发生房性期前收缩;心肌梗死、慢性阻塞性肺疾病、代谢障碍、洋地黄中毒特别是在低血钾发生时易发生房性心动过速;风湿性心脏病、冠心病、高血压性心脏病、心肌病等可发生心房扑动及心房颤动。

④实验室及其他检查结果:查看患者当前实验室检查结果;查看心电图、24h动态心电图检查结果。

⑤目前服药情况:询问患者目前服用药物的名称、剂量及用法,评估患者服药依从性及有无药物不良反应发生,询问患者有无明确药物过敏史。

⑥出血及栓塞风险评估:采用HAS—BLED出血风险评分评估心房颤动患者出血风险,采用$CHA_2DS_2-VAS_c$积分评估心房颤动患者卒中及血栓栓塞风险。

⑦评估患者既往史、家族史。

⑧心理－社会状况评估:评估患者对疾病知识的了解程度(治疗、护理、预防与预后等)、对治疗及护理的配合程度、经济状况等,评估患者心理状态(有无焦虑、恐惧、悲观等表现),可采用综合医院焦虑抑郁量表(HADS)评估患者焦虑、抑郁程度。

2.护理措施

(1)一般护理

①休息:嘱患者心律失常发作时卧床休息,采取舒适体位,尽量避免左侧卧位,因左侧卧位时患者常能感觉到心脏的搏动而使不适感加重,注意保证充足的休息与睡眠。

②给氧:遵医嘱给予患者氧气吸入,将安全用氧温馨提示牌挂于患者床头,告知患者不可自行调节氧气流量。

(2)病情观察:每日应由两人同时分别测量心率及脉率1min,并随时监测患者血压及心律的变化。出现胸闷、心悸等症状时应及时通知医生,进行心电图检查,必要时连接心电监护监测患者心律及心率的变化。

(3)用药护理

①抗凝药物

a.应用华法林的护理:慢性房颤患者若既往有栓塞病史、瓣膜病、高血压、糖尿病等,或是老年患者均应接受长期抗凝治疗。华法林存在治疗窗窄、个体反应差异大、受食物、药物影响、容易发生出血或栓塞等缺点,因此在使用华法林过程中要做到定时服用药物;定期监测凝血酶原时间国际标准化比值(INR),并根据结果来调节药物剂量;告知患者药物的不良反应及食物、药物对华法林抗凝效果的影响。患者如出现华法林的漏服,应及时通知医生,如漏服时间在4h之内,可遵医嘱即刻补服,如漏服时间超过4h,应复查INR,根据结果调整药物剂量。具体服药注意事项见表3—6。

表3—6　服用华法林注意事项

华法林			
	适应证		房性心律失常、血栓栓塞的预防、瓣膜病和瓣膜置换术后的抗凝治疗
华法林监测	优点		口服有效,作用时间长
	缺点		起效慢,作用过于持久,不易控制。对需快速抗凝者则应先用肝素发挥治疗作用后,再用华法林维持疗效
	具体方法		用药期间必须测定INR,维持在2.0~3.0。住院患者每天或隔日监测INR直至达标,以后每1~2周监测1次,稳定后每4周监测1次
华法林不良反应			可能导致各种出血,患者可出现瘀斑、牙龈出血、鼻出血、血尿等。刷牙出血是最早、最常见的出血表现。出血可发生在任何部位,特别是泌尿道和消化道,最严重的是颅内出血
药物对抗凝效果的影响			增强华法林药物作用:阿司匹林、奎尼丁、广谱抗生素等 减弱华法林药物作用:催眠药、雌激素和口服避孕药等
华法林与饮食的关系			酗酒可增加患者的出血发生率,嘱咐患者戒酒 指导患者保持稳定的膳食结构,某些富含维生素K的食物,虽能降低抗凝药效,但只要平衡饮食,不必特意偏食或禁食此类食物

　　由于华法林药理作用比较特殊,不良反应及注意事项较多,所以患者开始口服华法林后,责任护士与药剂师协作,共同完成患者的健康宣教工作。药剂师讲解完成后,会同患者及家属一起完成华法林知识掌握评价表(表3-7),评价患者掌握程度。

表3-7　药剂师与专科医生共同制定的患者对华法林知识掌握评价表

床号：	姓名：	病历号：	诊断：

1.您服用华法林的主要原因是

　　A. 预防血栓形成　　　　B. 预防出血　　　　C. 改善心功能　　　　D. 不知道

2.您是否需要长期服用华法林

　　A. 是　　　　　　　　　B. 否　　　　　　　C. 不知道

3.您出院后需要服用华法林多长时间

　　A. 1个月　　　　　　　B. 3~6个月　　　　C. 终身　　　　　　　D. 不知道

4.您需要服用的华法林剂量是

　　A. 每天1片　　　　　　B. 每天1.5片　　　C. 每天2片　　　　　D. 不知道　　　E. 其他

5.您认为华法林的主要不良反应是

　　A. 血栓和出血　　　　　B. 皮肤坏死　　　　C. 脱发　　　　　　　D. 不知道

6.您在服用华法林期间需要定期检测哪项指标

　　A. PT+INR　　　　　　B. PT　　　　　　　C. 血常规　　　　　　D. 不知道

7.您在服药期间检测凝血指标的间隔

　　A. 出院后每周1次,平稳后改为每两周1次,平稳后再改为1个月1次

　　B. 出院后每月1次,平稳后再改为3个月1次,平稳后可以不查

　　C. 出院后不需要检测凝血指标

　　D. 不知道

8.以下哪些因素会影响抗凝指标并需要向医生或药师咨询

　　A. 生病　　　　　　　　B. 新增加的药物　　C. 饮食及生活习惯改变　　D. 天气状况　　　E. 不知道

9.您了解您的凝血指标应控制在什么范围

　　A. INR值在1.0~2.0　　B. INR值在2.0~3.0　C. INR值在3.0~5.0　　D. 不知道

10.假设您昨天忘记服药,今天早上想起来,您会怎么做

　　A. 立即补服一次,同时今天照常服药　　　　B. 不补服,同时今天照常服用

　　C. 今天照常服用,同时剂量加倍　　　　　　D. 不知道

　　(出院前回答)

11.您是否了解您出院前最后一次测定的INR值是多少

　　A. 知道,INR值为_____　　　　　　　　B. 不知道

　　b. 应用达比加群酯的护理:达比加群酯是新一代口服抗凝药物,可提供有效的、可预测的、稳定的抗凝效果,同时较少发生药物相互作用,无需常规进行凝血功能监测或剂量调整。如患者发生漏服,不建议剂量加倍,对于每天一次给药的患者如发现漏服距下次服药时间长于12h,补服一次剂量。如果发现漏服时间距下次服药时间短于12h,按下次服药时间服用;对于每天两次给药的患者发现漏服距下次服药时间长于6h,补服一次,发现漏服距下次服药时间短于6h,按下次服药时间服用。如患者不确定是否服药:对于每天一次给药的患者,服用

146

当日剂量,次日按原计划服用;对于每天两次给药的患者,按下次服药时间给药。药物过量可导致患者出血风险增加,首先评估患者是否有出血,并监测凝血指标。

②转复药物

a.胺碘酮:为Ⅲ类抗心律失常药物,具有钠通道、钙通道、钾通道阻滞及非竞争性 α 和 β 受体拮抗作用。对心脏的不良反应最小,是目前常用的维持窦性心律药物。①适应证:室性心律失常(血流动力学稳定的单形性室性心动过速、不伴 QT 间期延长的多形性室性心动过速);心房颤动/心房扑动、房性心动过速;心肺复苏。②不良反应:低血压、心动过缓、静脉炎、肝功能损害等。③注意事项:如患者无入量限制,配制维持液时尽量稀释,选择上肢粗大血管穿刺,用药后立即给予水胶体透明敷料保护穿刺血管预防静脉炎的发生。每小时观察患者穿刺部位有无红肿,询问患者有无穿刺部位疼痛,一旦发生静脉炎立即更换穿刺部位并给予硫酸镁湿敷帖外敷。

b.伊布利特:为Ⅲ类抗心律失常药物,具有抑制延迟性整流钾电流,促进平台期钠及钙内流的作用。①适应证:近期发作的心房颤动/心房扑动。②不良反应:室性心律失常,特别是致 Q—T 延长的尖端扭转性室性心动过速。③注意事项:用药前连接心电监护,监测患者心律。静脉注射时应稀释,推注时间>10min,心房颤动终止立即遵医嘱停止用药。发生尖端扭转性室性心动过速的风险随着 Q—T 间期延长而逐渐增加,并且低血钾可加大这种风险,遵医嘱进行心电图检查,注意患者有无 Q—T 间期延长;监测电解质,注意有无低血钾表现。

③控制心室率药物:常用药物为 β 受体拮抗剂,主要包括美托洛尔及艾司洛尔。a.β 受体拮抗剂为Ⅱ类抗心律失常药物,可降低心率、房室结传导速度和血压,有负性肌力作用。b.适应证:窄 QRS 心动过速;控制心房颤动/心房扑动心室率;多形性室性心动过速、反复发作单形性室性心动过速。c.不良反应:低血压、心动过缓、诱发或加重心力衰竭。d.注意事项:严格遵医嘱用药,高浓度给药(>10mg/mL)会造成严重的静脉反应,如血栓性静脉炎。给药前选择粗大血管穿刺,并注意观察有无静脉炎表现。用药期间注意监测患者心率及血压变化,发现异常及时通知医生并配合处理。

(4)电复律护理:最有效的终止心房扑动方法为同步直流电复律,房颤患者也可通过电复律恢复窦性心律。

(5)辅助检查护理

①心电图检查:心电监护发现心律失常及患者自觉不适时,遵医嘱进行心电图检查。告知患者检查时的注意事项,检查过程中注意保暖及保护隐私。

②24h 动态心电图检查:告知患者在行此项检查期间不要淋浴,向患者强调如出现不适需记录发生的时间、活动内容及不适症状。

(6)并发症的护理

①出血:HAS—BLED 出血风险评分可评价心房颤动患者的出血风险。对于评分≥3 分的出血高危患者,责任护士应加强巡视,以便及时发现出血,并加强出血高危患者的健康宣教,指导患者学会自我保护和预防出血的方法。针对华法林的药理特点,心内科制订了华法林出血预防护理即"8H"护理,具体内容详见表 3—8。

表3-8 "8H"护理

出血部位	观察要点及预防措施
1. intracranial hemorrhage 颅内出血	观察患者有无头晕、头痛、肢体麻木、口齿不清、恶心、呕吐等症状,定时监测患者血压。嘱患者保持情绪稳定,禁止用力排便
2. fundus hemorrhage 眼底出血	随时询问患者有无视物模糊或感觉眼前有黑影飘动,观察患者有无结膜充血。发现有出血情况,及时通知医生
3. nasal hemorrhage 鼻出血	空气干燥、长期吸氧、使用抗血小板药物等均可引起鼻出血。应具体分析鼻出血原因,做好预防工作,如嘱患者湿润鼻腔、增加室内湿度、勿用手挖鼻。若发生鼻出血,迅速用棉球填塞止血,通知医生,协助处理
4. gingival hemorrhage 牙龈出血	观察患者有无牙龈肿胀、充血、出血。嘱患者勿用牙签剔牙,用软毛牙刷刷牙,保持口腔清洁
5. oral hemorrhage 口腔出血	观察患者有无口腔黏膜出血点,嘱患者勿食用过硬的食物,注意口腔卫生
6. alimentary tract hemorrhage 消化道出血	观察患者有无呕血、黑便、头晕、心悸、乏力、出汗等症状。若出现上述症状,嘱患者卧床休息,观察患者的生命体征,给予牛奶、蛋糕或豆浆等富含蛋白质的流质、少渣饮食,随时观察患者大便颜色
7. subcutaneous hemorrhage 皮下出血	随时观察患者皮肤、黏膜有无淤血及出血点,减少磕碰。护理操作要轻柔,穿刺拔针后按压5min以上,尽量减少侵入性操作等
8. Hematuresis 血尿	教会并随时观察患者尿液颜色及性质,如发现尿液颜色变化或肉眼血尿,及时通知医护人员留取尿标本送检

②血栓栓塞:房颤合并体循环栓塞的危险性甚大,二尖瓣狭窄或二尖瓣脱垂合并房颤时,脑栓塞的发生率更高。对于非瓣膜性房颤采用$CHA_2DS_2-VAS_c$积分评估心房颤动患者卒中及血栓栓塞风险,对于积分≥2分,表明患者卒中及血栓栓塞风险较高,密切观察患者神志、肢体活动、语言功能,发现异常及时通知医生,做好脑部CT准备。指导患者按时服用抗凝药,及时复查INR。

③心力衰竭:心房扑动与心房颤动伴极快的心室率(>150次/min)时可诱发心力衰竭。责任护士应密切观察患者有无胸闷、憋气、呼吸困难等症状,记录24h出入量,监测患者体重,警惕心力衰竭的发生。

④心室颤动:预激综合征并发快速性房性心律失常,尤其是房扑或房颤,心室率极快,可诱发心功能不全、心源性晕厥,甚至发展为心室颤动而危及患者的生命。责任护士应注意监测患者心率、心律、血压变化,当发现患者出现心房扑动与心房颤动时,警惕心室颤动的发生,立即通知医生,同时将除颤器推至患者床旁,如患者伴有晕厥或低血压时,应立即配合医生电复律。

(8)心理护理:采用综合医院焦虑抑郁量表(HADS)评估患者焦虑、抑郁状况,指导患者避免引起或加重窦性心律失常的因素,保持良好心态。情绪激动时交感神经兴奋可使心率增快,激发各种类型的心律失常;反之,情绪重度忧虑,迷走神经兴奋可使心率减慢,出现心动过缓或停搏。

（9）健康宣教

①向患者及家属讲解房性心律失常的常见病因、诱因及防治知识，说明遵医嘱服药的重要性，嘱患者不可自行减量、停药或擅自改用其他药物。告诉患者药物可能出现的不良反应，并嘱其有异常时及时就诊。

②嘱患者劳逸结合、生活规律，保证充足的休息与睡眠；保持乐观、稳定的情绪；戒烟酒，避免摄入刺激性食物如咖啡、浓茶等，避免饱餐，避免劳累、感染，防止诱发心力衰竭。

③嘱患者多食纤维素丰富的食物，保持大便通畅。指导患者保持稳定的膳食结构，某些富含维生素 K 的食物，虽能降低抗凝药效果，但只要平衡饮食，不必特意偏食或禁食此类食物。

④教会患者自测脉搏的方法以便自我监测病情。

⑤若需随访，告知患者随访的具体时间。

四、房室交界性心律失常

房室交界性心律失常包括房室交界性期前收缩、房室交界性逸搏和逸搏心律、非阵发性房室交界性心动过速、房室结折返性心动过速。

（一）临床表现

1.房室交界性期前收缩　除原发病相关的表现外，一般无明显症状，偶尔有心悸。

2.房室交界性逸搏和逸搏心律　是严重缓慢性心律失常（窦性心动过缓和高度或完全性房室传导阻滞）时出现的延迟搏动或缓慢性心律，是房室交界区次级节律点对心动过缓或停搏的代替反应，常不独立存在。患者可有心动过缓的相关症状和体征。

3.非阵发性房室交界性心动过速　心动过速发作时心率逐渐增快，终止时心率逐渐减慢，不同于阵发性心动过速。心率 70～130 次/min，节律相对规则，心率快慢受自主神经张力变化的影响明显。心动过速很少引起明显的血流动力学改变，患者多无症状，少数人可有心悸表现。

4.房室结折返性心动过速（atrioventricular nodal reentrant tachycardia，AVNRT）　心动过速呈有规律的、突发突止的特点，持续时间长短不一。症状的严重程度取决于发作时的心室率及持续时间以及有无器质性心脏病。阵发性心悸是主要的临床表现，其他表现包括胸闷、无力、头晕、恶心、呼吸困难等。心脏听诊时第一心音强弱恒定，心律绝对规整。

（二）辅助检查

1.房室交界性期前收缩心电图特点（图 3－7）　提前出现逆行 P 波并可引起 QRS 波群，逆行 P 波可位于 QRS 波群之前（P－R 间期＜0.12s）、之中或之后（R－P 间期＜0.20s）。QRS 波群形态正常，当发生室内差异性传导时，QRS 波群形态可有变化。

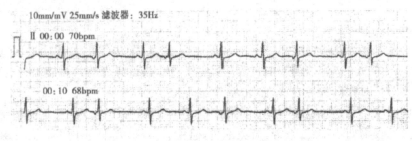

图 3-7　交界性期前收缩

2.房室交界性逸搏心电图特点　多表现为窦性停搏或阻滞的长间歇后,出现一个正常的QRS波群,P波可缺如或有逆行性P波,位于QRS波群之前或之后。房室交界性逸搏心律的频率一般为 40~60 次/min,QRS波群形态正常,其前后可有逆行的P波,或窦性P波频率慢于心室率,形成房室分离。

3.非阵发性房室交界性心动过速心电图特点心率在 70~130 次/min,节律规整,QRS波群形态正常,逆行P波可出现在QRS波群之前,此时P-R间期<0.12s,但多重叠在QRS波群之中或出现在QRS波群之后,此时P-R间期<0.20s。当心动过速频率与窦性心律接近时,由于心室的激动可受到交界区或窦房结心律的交替控制,可发生干扰性房室分离。

4.房室结折返性心动过速心电图特点

(1)心动过速多由房性或交界性期前收缩诱发,其下传的P-R间期显著延长,随之引起心动过速。

(2)R-R周期规则,心率在 150~240 次/min。

(3)QRS波群形态和时限多正常,少数因发生功能性束支传导阻滞而使QRS波群宽大畸形。

(4)P波呈逆行性(Ⅱ、Ⅲ、aVF 导联倒置),慢快型 AVNRT 其P波多埋藏在QRS波群中无法辨认,少数位于QRS波群终末部分,P波与QRS波关系固定,R-P间期<70ms,R-P间期<P-R间期;快慢型 AVNRT 其P波位于下一 QRS波之前,R-P间期>P'-R间期:慢慢型 AVNRT 其P波位于QRS波群之后,R-P间期<P-R间期,但 R-P间期>70ms。

(5)迷走神经刺激可使心动过速终止。

(三)治疗

1.房室交界性期前收缩　针对病因或诱因,症状明显者可口服 β 受体拮抗剂或钙通道阻滞剂治疗。

2.房室交界性逸搏和逸搏心律　针对病因和原发的缓慢性心律失常治疗。

3.非阵发性房室交界性心动过速　由于不会引起明显的血流动力学异常,且通常能自行终止,非阵发性房室交界性心动过速本身不需要特殊处理,治疗上主要是针对基本病因。洋地黄中毒引起者,应立即停用洋地黄药物,同时给予氯化钾。

4.房室结折返性心动过速　其治疗主要包括复律治疗、根治治疗。

(四)护理

1.护理评估

(1)身体评估:评估患者意识状态,观察生命体征有无异常及异常程度;询问患者饮食习惯与嗜好。

(2)病史评估:评估患者心律失常发作频率、心室率、持续时间,是否突发突止,有无阵发性心悸、胸闷、头晕、恶心、呼吸困难等症状;评估患者本次发病有无明显诱因;评估患者既往心律失常发作情况以及对心动过速的耐受程度;评估患者是否知晓迷走神经刺激方法终止心动过速;询问患者目前服用药物的名称、剂量及用法,评估患者服药依从性及有无药物不良反应发生;询问患者有无明确药物过敏史;采用综合医院焦虑抑郁量表(HADS)评估患者焦虑、抑郁程度。

2.护理措施

(1)一般护理:患者心率增快时,嘱其立即卧床休息,减少活动,降低心肌耗氧量。连接心电监护,行心电图检查,开放静脉通路,并遵医嘱给氧、应用抗心律失常药物,准备好除颤器、急救车等抢救用物。

(2)病情观察:观察患者有无胸闷、头晕、心悸等症状。对房室结折返性心动过速的患者行心电监护,密切观察患者的神志、面色、心率、心律、血氧饱和度、血压变化。心率及心律变化时,遵医嘱进行行心电图检查。如患者出现面色苍白、皮肤湿冷、晕厥、血压下降,应立即报告医生并做好抢救准备。

(3)刺激迷走神经的护理:对心功能和血压正常的房室结折返性心动过速患者,协助医生指导患者尝试应用刺激迷走神经的方法来终止心动过速的发作。目前临床多采用两种方法,一种是嘱患者深吸气后屏气同时用力呼气(Valsalva 动作),另一种是用压舌板等刺激患者咽喉部使其产生恶心感,压迫眼球法及按摩颈动脉窦法现已少用。刺激迷走神经过程中,连接心电监护,监测患者心律及心率变化。

(4)用药护理:血流动力学稳定的房室结折返性心动过速患者可选用静脉抗心律失常药。严格遵医嘱用药,注意观察患者的意识及用药过程中和用药后的心率、心律、P-R 间期、Q-T 间期、血压等的变化,以观察疗效和有无不良反应。临床常用维拉帕米及盐酸普罗帕酮终止心动过速,腺苷也可用于终止室上性心动过速。终止心动过速的治疗,有可能会出现窦性停搏、房室传导阻滞、窦性心动过缓等严重心律失常现象,责任护士给药前连接好心电监护,给药的同时观察患者心率、心律、血压变化,并备好抢救药物及器械。恢复窦性心律后,立即遵医嘱改用其他药物,并复查心电图。

①盐酸普罗帕酮:为钠通道阻滞剂,属于Ⅰc类抗心律失常药物。a.适应证:室上性心动过速。b.不良反应:室内传导障碍加重,QRS 波增宽;诱发或使原有心力衰竭加重;口干,舌唇麻木;头痛、头晕、恶心等。c.注意事项:盐酸普罗帕酮 70mg 稀释后缓慢静脉推注,若无效,10~15min 后重复。在静脉注射过程中,注意监测患者血压、心率及心律变化,一旦转为窦性心律,立即停止注射。

②维拉帕米:为非二氢吡啶类钙拮抗剂,属于Ⅳ类抗心律失常药物。a.适应证:控制心房颤动/心房扑动心室率;室上性心动过速;特发性室性心动过速。b.不良反应:低血压、心动过缓、诱发或加重心力衰竭。c.注意事项:维拉帕米 2.5~5.0mg 稀释后缓慢静脉注射(注射时间不少于 2min),密切监测患者血压、心率及心律变化,心动过速停止后即刻停止注射。

③腺苷:可短暂抑制窦房结频率、抑制房室结传导。a.适应证:室上性心动过速;稳定的单

形性宽 ORS 心动过速的鉴别诊断及治疗。b. 不良反应:颜面潮红、头痛、恶心、呕吐、咳嗽、胸闷等,但均在数分钟内消失,不影响反复用药;窦性停搏、房室传导阻滞等;支气管痉挛。c. 注意事项:给药前备好除颤器及急救药物;告知患者腺苷起效快,半衰期短(小于 6s),用药过程中出现的药物不良反应很快会消失;腺苷稀释后应快速静脉注射,如无效,遵医嘱间隔 2min 可再次注射;用药过程中观察患者心率及心律变化,尤其注意患者有无窦性停搏的发生。

(5)经食管心房调搏术的护理:食管心房调搏可用于所有房室结折返性心动过速患者,特别适用于因各种原因无法用药物转复者,如有心动过缓病史的患者。

①术前护理:告知患者术前保持情绪稳定,避免紧张、焦虑等不良情绪引起交感神经系统兴奋,使心脏窦房结及异位节律点自律性增高。告知患者经食管心房调搏术的过程、术中可能出现的不适及配合方法,取得患者理解与配合。

②术中护理:如患者在床旁行经食管心房调搏术,术前备好急救药物及仪器,开放静脉通路。协助患者平卧,连接心电监护。备好消毒石蜡油,便于医生润滑电极导管。当导管尖端抵达会厌时,嘱其做吞咽动作。如患者发生恶心、呛咳,协助其头偏向一侧,以防窒息。起搏刺激时因患者的敏感度不同,部分患者有胸骨下端烧灼不适感及胸闷、气促等。告知患者一旦发生,应及时通知医护人员,嘱患者平静呼吸,予以安慰分散其注意力。密切观察患者神志、心率、心律、血压变化,发现异常及时通知医生并配合处理。

③术后护理:协助患者取舒适卧位,继续心电监护 24h。

(6)并发症护理:房室结折返性心动过速发作时,因心率增快,可致心输出量减少,极易出现低血压。责任护士应密切监测患者血压变化,预防跌倒、坠床的发生。患者一旦发生低血压,应协助患者卧床休息,立即通知医生,遵医嘱给药。在使用血管活性药物升压时,注意观察患者有无药物渗出及静脉炎的发生,并注意监测血压变化,遵医嘱及时调整药物剂量并记录。

(7)心理护理:耐心向患者或其家属讲解病情,讲解发生心律失常的诱因、常见病因及预防知识,使患者对疾病有正确认识,并给予患者安慰和鼓励,使患者精神上得到支持,树立战胜疾病的信心,以积极的态度去面对疾病。

(8)健康宣教:嘱患者注意劳逸结合、生活规律,保证充足的休息与睡眠,保持乐观、稳定的情绪。教会患者几种兴奋迷走神经而终止心动过速的方法,如 Valsaval 动作、咽喉刺激诱发恶心、冷水浸面等。指导患者自测脉搏的方法以利于自我监测病情,心律失常突发时要保持冷静,绝对就地休息,及时拨打急救电话。

五、室性心律失常

室性心律失常(ventricular arrhythmia)主要表现为快速性心律失常,包括室性期前收缩、室性心动过速、心室扑动和心室颤动。缓慢性室性心律失常不独立发生,如室性逸搏或室性逸搏心律,主要并存于严重窦性心动过缓或心脏停搏,以及高度或完全性房室传导阻滞。

(一)临床表现

1. 室性期前收缩(premature ventricular contractions) 频发室性期前收缩患者多有心慌、心悸、心跳停顿、咽喉牵拉感等不适。

2.室性心动过速(ventricular tachycardia)　室性心动过速简称室速。非持续性室速患者症状较轻,类同于室性期前收缩。持续性室速频率不快(≤160 次/min)或持续时间不长,且心功能正常者,其症状多类同于阵发性室上性心动过速。当室速频率快、持续时间长,或并存心室扩大和心功能不全者,常有严重的血流动力学影响,可诱发或加重心功能不全、急性肺水肿、心源性休克。部分多形性室速、尖端扭转性室速发作后很快发展为心室颤动,可导致心源性晕厥、心脏骤停、甚至引起心源性猝死。

3.心室扑动(ventricular flutter)和心室颤动(ventricular fibrillation)发病突然,表现为意识丧失、抽搐、呼吸停顿,甚至死亡。触诊大动脉搏动消失,听诊心音消失,血压无法测到。

(二)辅助检查

1.心电图

(1)室性期前收缩

①室性期前收缩的心电图典型特征为提前出现的宽大畸形的 QRS 波群,时限多超过0.12s,其前没有相关的 P 波,ST 段和 T 波常与 QRS 波群主波方向相反,代偿间歇完全。

②频发室性期前收缩的心电图特征常呈联律出现,最多见的表现为二联律,即每个窦性心搏后出现一个室性期前收缩,也可为三联律或四联律,即表现 2 个或 3 个窦性心搏后出现一个室性期前收缩(图 3-8)。室性期前收缩可单个出现,也可连续两个出现,称为成对或连发室性期前收缩。室性期前收缩的 R 波落在前一个 QRS-T 波群的 T 波上称 R on T 现象。起源于相同部位的室性期前收缩在同一导联上形态相同,称为单形性或单源性室性期前收缩,同一导联形态不同者提示室性期前收缩为多源性,或称为多形性室性期前收缩。

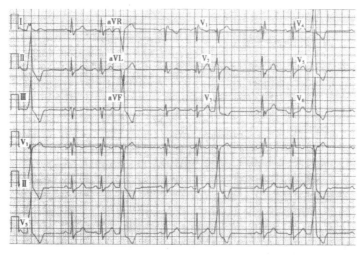

图 3-8　室性期前收缩三联律

(2)室性心动过速:室速频率多为 100~250 次/min,节律规则或轻度不齐。QRS 波群宽大畸形,时限≥0.12s,ST 段和 T 波常融为一体,T 波多与 QRS 波群主波相反(图 3-9)。

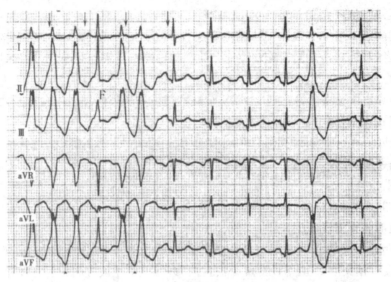

图 3—9　室性心动过速

（3）心室扑动：呈正弦波图形，波幅大而规则，频率为 150～300 次/min（图 3—10）。

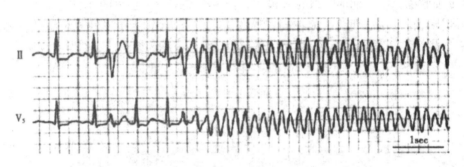

图 3—10　室性期前收缩触发心室扑动和心室颤动

（4）心室颤动：波形、振幅及频率均极不规则，无法辨认 QRS 波群、ST 段与 T 波（图 3—10）。

2.动态心电图　动态心电图可客观评价室性期前收缩的数量、表现形式，是否触发心动过速，以及与患者临床症状的关系。

（三）诊断

心电图表现是确诊依据。部分偶发或间断发作的室性期前收缩，需记录动态心电图以协助诊断。心室扑动和心室颤动根据临床表现即可诊断，应立即实施救治。

（四）治疗

1.室性期前收缩的治疗　应在控制病因和消除诱因基础上进行。无器质性心脏病患者频繁室性期前收缩伴有明显症状者，可考虑给予抗心律失常药物治疗；对于有器质性心脏病的患者，可长期使用 β 受体拮抗剂、ACEI 或 ARB 类药物改善心功能而减少或抑制室性期前收缩的发生;急性心肌缺血或梗死者,易发生恶性室性期前收缩,应尽早实施再灌注治疗,给予胺碘酮治疗,同时应注意补钾、补镁和尽早使用 β 受体拮抗剂。

2.室性心动过速的治疗 终止室速并转复窦性心律、预防室速复发和防治心脏性猝死是室速治疗的重要原则。

3.心室扑动和心室颤动的治疗 院外发生时,目击者应立即实施徒手心肺复苏;住院发生时,应立即行非同步电除颤和心肺复苏。心肺复苏成功的患者,应积极治疗原发病和改善心功能,并考虑植入埋藏式心脏复律除颤器(implantable cardioverter－defibrillator,ICD)以预防心脏性猝死的发生。

(五)护理

1.护理评估

(1)身体评估:评估患者意识状态及精神状态;评估患者心率、心律、血压、血氧饱和度有无异常;评估患者皮肤完整性,有无破溃、外伤等。

(2)病史评估:据心电图检查结果,评估患者心律失常类型、发作频率、持续时间;评估患者有无心慌、心悸、心跳停顿等症状,有无心功能不全、急性肺水肿、心源性休克、急性心肌缺血或梗死等临床表现,有无器质性心脏病、电解质紊乱、暂时性意识丧失、晕厥、阿－斯综合征病史;评估患者有无跌倒史;本次发病有无明显诱因;询问患者既往病史及家族史,有无活动耐力下降;询问患者目前服用药物的名称、剂量及用法,评估患者服药依从性及有无药物不良反应发生,询问患者有无明确药物过敏史;采用综合医院焦虑抑郁量表(HADS)评估患者焦虑、抑郁程度。

2.护理措施

(1)一般护理

①休息:室性心动过速的患者应卧床休息,以减少心肌耗氧量,加强卧床期间的生活护理,减轻患者卧床的不适感。

②给氧:遵医嘱给予吸氧,告知患者吸氧的必要性,取得配合。

③开放静脉通路:对室性心律失常的患者,应开放静脉通路,备好急救车、除颤器等抢救仪器及物品。

④饮食护理:按照患者有无基础疾病和诱因制订饮食计划,如患者有心肌梗死应给予低盐、低脂饮食;心衰患者应注意钠和水的摄入;电解质紊乱的患者应定期复查电解质情况,并适时调整饮食。

(2)病情观察:给予心电监护并密切监测患者心律、心率、血压、血氧饱和度的变化。发现频发、多源性、多形性或呈 R on T 现象的室性期前收缩、室性心动过速时应立即通知医生。遵医嘱每日或病情变化时描记心电图。遵医嘱定期监测患者电解质和酸碱平衡情况,配合治疗,纠正诱因。

(3)药物护理:对于血流动力学稳定的室性心动过速,首先考虑应用抗心律失常药物控制心室率和终止心动过速,如胺碘酮、利多卡因、维拉帕米、盐酸普罗帕酮等。尖端扭转性室性心动过速患者在病因治疗的同时可静脉注射硫酸镁、β 受体拮抗剂等。

①胺碘酮:为Ⅲ类抗心律失常药物,具有钠通道、钙通道、钾通道阻滞及非竞争性 α 和 β 受体拮抗作用。a.适应证:室性心律失常(血流动力学稳定的单形性室性心动过速,不伴 Q－

155

T 间期延长的多形性室性心动过速);心房颤动/心房扑动、房性心动过速。b. 不良反应:低血压、心动过缓、静脉炎、肝功能损害等。c. 注意事项:如患者无入量限制,配制维持液时应尽量稀释,可选择上肢粗大血管穿刺,用药后立即给予水胶体透明敷料保护穿刺血管,以预防静脉炎的发生。每小时观察患者穿刺部位有无红肿,询问患者有无穿刺部位疼痛,一旦发生静脉炎立即更换输液部位,应用硫酸镁湿敷帖外敷。

②利多卡因:为Ⅰ类抗心律失常药物,具有钠通道阻断作用。a. 适应证:血流动力学稳定的室性心动过速(不做首选)、心室颤动、无脉室性心动过速(不做首选)。b. 不良反应:言语不清、意识改变、肌肉抽动、眩晕、心动过缓、低血压、舌麻木等。c. 注意事项:遵医嘱用药,静脉注射时 2～3min 内推注,用输液泵控制输液速度,用药期间观察患者心率、心律、血压变化,尤其注意观察有无用药不良反应发生。

③硫酸镁:细胞内钾转运的辅助因子。a. 适应证:伴有 Q－T 间期延长的多形性室性心动过速。b. 不良反应:低血压、中枢神经系统毒性、呼吸抑制等。c. 注意事项:稀释后用药,用药时需监测血镁水平。

④β 受体阻滞剂:为Ⅱ类抗心律失常药物,可降低心率、房室结传导速度和血压,有负性肌力作用。a. 适应证:窄 QRS 心动过速;控制心房颤动、心房扑动心室率;多形性室性心动过速、反复发作单形性室性心动过速。b. 不良反应:低血压、心动过缓、诱发或加重心力衰竭。c. 注意事项:严格遵医嘱用药,高浓度给药(＞10mg/mL)会造成严重的静脉反应,如血栓性静脉炎,给药前应选择粗大血管穿刺,并随时注意观察有无静脉炎表现。用药期间注意监测患者心率及血压变化,发现异常及时通知医生并配合处理。

⑤肾上腺素:具有 α、β 受体兴奋作用。a. 适应证:心肺复苏;用于阿托品无效或不适用的症状性心动过缓患者,也可用于起搏治疗前的过渡。b. 不良反应:心悸、胸痛、血压升高、心律失常。c. 注意事项:用于心肺复苏时应快速静脉注射,用药过程中密切观察患者心率、血压变化,注意有无心律失常发生。如药物渗出可引起局部组织缺血坏死,给药前确保静脉通路通畅。

(4)心室扑动、心室颤动及无脉性室性心动过速的护理:如发现患者意识突然丧失,呼叫无反应时,应立即呼叫医生同时给予心肺复苏,准备除颤器,判断发生心室扑动、心室颤动、无脉性室性心动过速立即协助电除颤和抢救。

(5)并发症护理:心脏性猝死。严重心律失常患者,应持续心电监护,严密监测心率、心律、生命体征、血氧饱和度变化,每日或病情变化时及时描记心电图。发现恶性心律失常先兆表现时立即报告医生,同时开放静脉通路,备好急救物品及药品。一旦发生心脏性猝死,立即配合抢救。

(6)心理护理:耐心向患者或其家属讲解病情,讲解发生心律失常的诱因、常见病因及预防知识,使患者对疾病有正确认识,并给予患者安慰和鼓励,使患者精神上得到支持,树立战胜疾病的信心,以积极的态度去面对疾病。

(7)健康宣教:嘱患者注意劳逸结合、生活规律,保证充足的休息与睡眠,保持乐观、稳定的情绪。指导患者自测脉搏的方法以利于自我监测病情,心律失常突发时要保持冷静,就地休息,及时拨打急救电话。

六、心脏传导阻滞

心脏传导阻滞可发生在心脏传导系统的任何水平,临床上以窦房传导阻滞、房室传导阻滞和室内传导阻滞较为常见。

(一)临床表现

1.房室传导阻滞(atrioventricular block)　一度房室传导阻滞通常无症状;二度房室传导阻滞患者可有心悸症状;三度房室传导阻滞患者症状的严重程度取决于心室率的快慢,常见症状有疲倦、乏力、头晕、晕厥、心绞痛、心力衰竭等。心室率过慢或出现长停搏(>3s)可导致脑缺血而出现暂时性意识丧失、晕厥,甚至阿—斯综合征发作,严重者可发生猝死。

2.室内传导阻滞(intraventricular block)　单支和双支阻滞通常无临床症状,偶可闻及第一、第二心音分裂。三分支阻滞的临床表现与三度房室传导阻滞相同。

(二)辅助检查

主要为心电图检查,心电图特点如下:

1.房室传导阻滞

(1)一度房室传导阻滞:每个冲动都能传导至心室,但 P—R 间期超过 0.20s(图 3—11)。

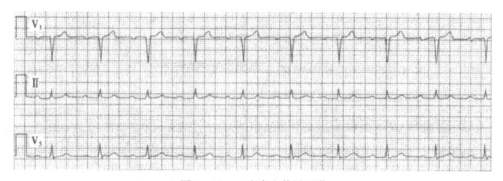

图 3—11　一度房室传导阻滞

(2)二度房室传导阻滞:Ⅰ型:P—R 间期进行性延长,相邻 R—R 间期进行性缩短,直至一个 P 波受阻不能下传至心室,由于 P—R 间期延长的数量逐渐减少,导致心搏脱落前的 R—R 间期逐渐缩短,包含受阻 P 波在内的 R—R 间期小于正常窦性 P—P 间期的两倍(图 3—12);Ⅱ型:P—R 间期固定,时限多正常或延长,QRS 波群间歇性脱漏,传导比多为 2∶1、3∶1,或不等比阻滞。

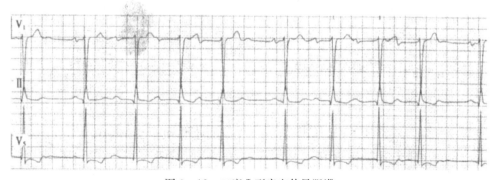

图 3—12　二度Ⅰ型房室传导阻滞

（3）三度房室传导阻滞：心房与心室活动各自独立、互不相关；心房率快于心室率(图3-13)。

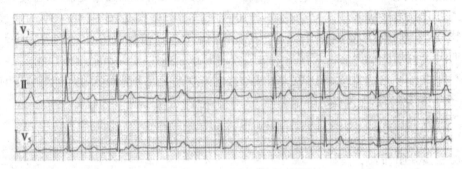

图3-13 三度房室传导阻滞

2.室内传导阻滞

（1）右束支阻滞(right bundle branch block,RBBB)：

①$V_{1\sim2}$导联呈rsR型或宽大而有切迹的R波。

②V_5、V_6导联呈qRs或Rs型。

③Ⅰ导联有明显增宽的S波,aVR导联有宽R波。

④T波与QRS波群主波方向相反。

⑤QRS波群电轴轻度右偏。QRS波群时限≥0.12s为完全性右束支阻滞(图3-14)，QRS波群时限<0.12s为不完全性右束支阻滞。

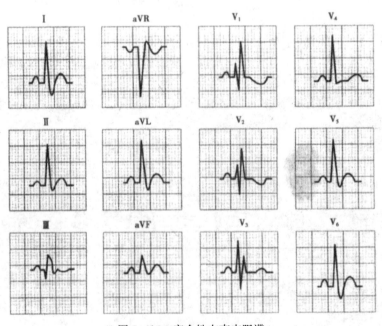

图3-14 完全性右束支阻滞

（2）左束支阻滞（left bundle branch block，LBBB）

①V_5、V_6 导联 R 波宽大、顶端平坦或有切迹（M 型 R 波），其前无 q 波。

②V_1、V_2 导联呈 QS 或 rS 型，S 波宽大。

③Ⅰ导联 R 波宽大或有切迹。

④T 波与 QRS 波群主波方向相反。

⑤QRS 波群电轴轻度左偏。QRS 波群时限≥0.12s 为完全性左束支阻滞（图 3－15），QRS 波群时限<0.12s 为不完全性左束支阻滞。

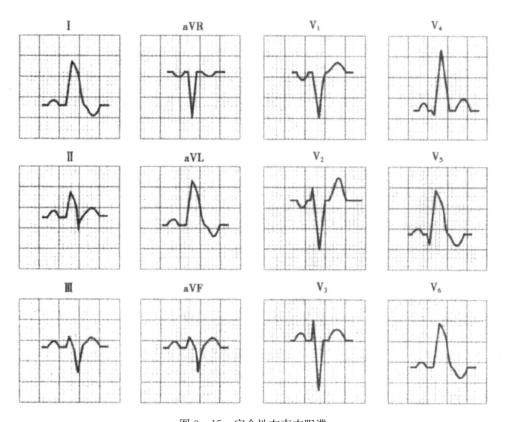

图 3－15 完全性左束支阻滞

（3）左前分支阻滞（left anterior fascicular block）：额面平均 QRS 电轴左偏达－90～－45°。Ⅰ、aVL 导联呈 qR 波，Ⅱ、Ⅲ、aVF 导联呈 rS 图形，QRS 时限<0.12s（图 3－16）。

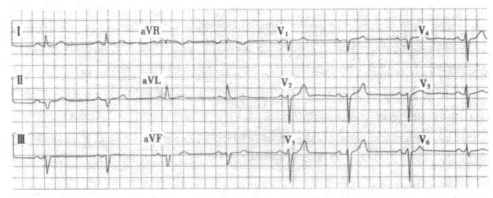

图 3-16 左前分支阻滞

(4)左后分支阻滞：额面平均 QRS 电轴左偏达＋90～＋120°(＋80～＋140°)。Ⅰ导联呈 rS 波，Ⅱ、Ⅲ、aVF 导联呈 qR 图形，且 RⅢ＞RⅡ，QRS 时限＜0.12s。确立诊断前应首先排除常见的引起电轴右偏的病变，如右心室肥厚、肺气肿、侧壁心肌梗死与正常变异等(图 3-17)。

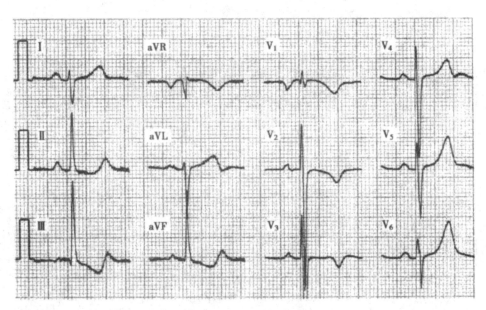

图 3-17 左后分支阻滞

(三)诊断

根据临床表现和心电图特点可明确诊断。动态心电图检查有助于间歇性房室传导阻滞的诊断。

(四)治疗

针对病因及诱因治疗；房室传导阻滞如发生心室率缓慢或心室停搏，病情紧急可给予临时心脏起搏；无心脏起搏条件时，可应用阿托品、异丙肾上腺素以提高心室率，尽早给予永久性心脏起搏治疗。单纯左、右束支阻滞本身无需特殊治疗,左后分支阻滞往往表示有较广泛而严重的心肌损害,需临床追踪观察。

(五)护理

1.护理评估

(1)身体评估:评估患者意识状态及精神状态,有无面色苍白及出汗,观察生命体征有无异常。评估患者皮肤完整性,有无破溃、外伤等;询问患者饮食习惯,测量体重、BMI。

(2)病史评估:评估患者传导阻滞发作时的心房率、心室率、持续时间,有无疲倦、乏力、头晕等症状,有无心绞痛、心肌梗死、心力衰竭等临床表现,有无电解质紊乱,如高钾血症等;评估患者有无低氧血症的临床表现,如呼吸急促、反常腹式呼吸等;评估患者有无暂时性意识丧失、晕厥、阿—斯综合征病史;评估患者有无跌倒史;评估患者本次发病有无明显诱因;询问患者是否吸烟、饮酒及饮用刺激性饮料;评估既往病史以及对心动过缓的耐受程度,有无活动耐力下降;询问患者目前服用药物的名称、剂量及用法,服药依从性及有无药物不良反应发生,有无明确药物过敏史;采用综合医院焦虑抑郁量表(HADS)评估患者焦虑、抑郁程度。

2.护理措施

(1)一般护理

①休息:心室率缓慢或有头晕、晕厥、心力衰竭、心绞痛表现的患者应卧床休息,减少心肌耗氧,开放静脉通路,加强卧床期间的生活护理,减轻卧床的不适感。

②给氧:心肌梗死后所致传导阻滞的患者及有心绞痛、心力衰竭表现的患者遵医嘱予以吸氧治疗。

③饮食护理:按照患者有无基础疾病和诱因制订饮食计划,如患者有心肌梗死应予低盐、低脂饮食;心力衰竭患者应注意钠和水的摄入。

④预防跌倒:对跌倒高危患者悬挂跌倒高危标识,每周两次评估患者跌倒的危险程度,调低病床高度,将呼叫器置于患者随手可及之处,定时巡视患者,协助完成生活护理,嘱其避免剧烈运动、情绪激动、快速变换体位等。患者外出检查时应有专人(家属、护工)陪伴。

(2)病情观察:心室率显著缓慢的患者给予心电监护并密切监测患者心律、心率、血压、血氧饱和度的变化。发现患者心室率过慢或出现长停搏(>3s)、血压低时应立即通知医生,协助处理,并遵医嘱复查心电图。注意观察患者有无电解质紊乱的表现,尤其注意患者有无高血钾,高血钾时可引起心率减慢、心律不齐,遵医嘱监测电解质变化,血钾升高时及时用药。

(3)药物护理:熟悉各药物的配制方法,准确及时遵医嘱用药,应用输液泵控制输液速度。用药过程中注意观察患者心率、心律及血压变化,警惕药物不良反应的发生。

①阿托品:M胆碱受体拮抗剂。a.适应证:窦性心动过缓、窦性停搏、房室结水平的传导阻滞(二度Ⅰ型房室传导阻滞)。b.不良反应:口干、视物模糊、排尿困难。c.注意事项:阿托品可使心肌梗死患者的缺血进一步加重,注意观察患者有无心肌缺血相关表现,观察患者心率、心律及血压有无变化。

②异丙肾上腺素:具有 β_1、β_2 受体兴奋作用。a.适应证:用于阿托品无效或不适用的症状性心动过缓患者;也可用于起搏治疗前的过渡。b.不良反应:恶心、呕吐、心律失常。c.注意事项:因异丙肾上腺素可导致心肌耗氧量增加,加重心肌缺血,产生新的心律失常,用药期间

注意观察患者心律、心率变化,注意患者有无心肌缺血表现。应用输液泵控制输液速度。

(4)经皮起搏的护理:协助患者仰卧位,向清醒患者解释体外起搏电极的作用及起搏过程中可能出现的不适,尽量缓解患者紧张、焦虑情绪。检查患者胸前皮肤有无破溃、瘢痕,检查心电监护电极片位置,使之避开起搏电极位置,清洁皮肤,均匀涂抹导电糊。准备好与除颤器配套的体外起搏电极,与除颤器正确连接。协助医生放置体外起搏电极,电极片粘贴于患者心尖部和心底部,也可粘贴于前后胸。遵医嘱选择起搏模式,调节输出电流及起搏频率,观察患者心电监护波形有无起搏信号及有效起搏的表现,及时记录起搏模式及参数。定期观察患者粘贴电极处皮肤,保持清洁。

(5)并发症护理:阿-斯综合征即心源性脑缺血综合征,是指突然发作的严重的、致命的缓慢性或快速性心律失常,引起心输出量在短时间内锐减,产生严重脑缺血,导致神志丧失和晕厥等。患者一旦发生阿-斯综合征,应立即呼叫医生同时给予心肺复苏,协助抢救,尽快开放静脉通路,遵医嘱用药。准备除颤器、急救车、体外起搏电极、临时起搏器等急救用物。抢救结束后及时处理用物,记录抢救过程。

(6)心理护理:采用综合医院焦虑抑郁量表(HADS)评估患者焦虑、抑郁状况,指导患者避免引起或心律失常的因素,保持良好心态。情绪激动时交感神经兴奋可使心率增快,激发各种类型的心律失常,反之,情绪重度低迷,迷走神经兴奋可使心率减慢,出现心动过缓或停搏。

(7)健康宣教

①向患者及家属讲解传导阻滞的常见病因及防治知识。说明遵医嘱服药的重要性,嘱患者不可自行减量、停药或擅自改用其他药物。告诉患者药物可能出现的不良反应,嘱有异常时及时就诊。

②嘱患者注意劳逸结合、生活规律,保证充足的休息与睡眠;保持乐观、稳定的情绪;戒烟酒,避免摄入刺激性食物如咖啡、浓茶等,避免饱餐,避免劳累、感染,防止诱发心力衰竭。

③教会患者自测脉搏的方法以便于自我检测病情。

第三节　慢性心力衰竭的护理

慢性心力衰竭(CHF)指在原有慢性心脏疾病基础上逐渐出现心力衰竭的症状、体征,是心血管疾病的终末期表现和最主要的死因。慢性心力衰竭症状、体征稳定1个月以上称为稳定性心力衰竭;慢性稳定性心力衰竭恶化称为失代偿性心力衰竭。

CHF的病因以冠心病居首,其次为高血压,而风湿性心脏瓣膜病比例则下降,但仍不可忽视。各年龄段心力衰竭病死率均高于同期其他心血管病,其主要死亡原因依次为左心衰竭、心律失常和猝死。

一、病因

(一)基本病因

1.原发性心肌损害　包括缺血性心肌损害如冠心病心肌缺血、心肌梗死;心肌炎、心肌病;心肌代谢障碍性疾病,如糖尿病心肌病、继发于甲状腺功能减退的心肌病、心肌淀粉样变性等。

2.心脏负荷增加

(1)压力负荷(后负荷)增加:常见于高血压、主动脉瓣狭窄,肺动脉高压、肺动脉瓣狭窄、肺栓塞等。

(2)容量负荷(前负荷)增加:见于心脏瓣膜关闭不全引起的血液反流,左右心或动静脉分流型先天性心脏病。此外,慢性贫血、甲状腺功能亢进症、围生期心肌病等,由于全身循环血量增多,回心血量增加,导致心脏容量负荷增加。

(二)诱因

1.感染　呼吸道感染是最常见的诱因,其次是感染性心内膜炎,且常因发病隐匿而易漏诊。

2.心律失常　心房颤动是诱发心力衰竭的最重要的因素,其他各种类型的快速性心律失常、严重的缓慢性心律失常均可诱发心力衰竭。

3.情绪激动或过度体力消耗　精神紧张、暴怒、妊娠后期及分娩、过度劳累、剧烈运动等。

4.血容量增加　静脉输液或输血过多、过快,钠盐摄入过多。

5.原有心脏病变加重或并发其他疾病　如冠心病发生心肌梗死、风湿性心脏瓣膜病出现风湿活动、甲状腺功能亢进、贫血等。

6.其他　治疗不当,如不恰当停用降血压药物或利尿剂等。

二、发病机制

慢性心力衰竭的发病机制十分复杂,其最重要的病理生理变化可归纳为以下 4 个方面。

(一)代偿机制

当心肌收缩力受损时,为了保证正常的心排血量,机体主要通过以下代偿机制使心功能维持在相对正常的水平。

1.Frank－Starling 机制　即代偿性增加心脏的前负荷,回心血量增多,心室舒张末期容积增加,从而增加心排血量及心脏做功量,同时也导致心室舒张末期压力增加,相应的心房压、静脉压也升高。当左心室舒张末压>18mmHg 时,可出现肺充血的症状和体征,若心脏指数<2.2L/(min·m²)时,出现低心排血量的症状和体征。

2.神经体液机制

(1)交感神经兴奋性增强:心力衰竭患者血中去甲肾上腺素水平升高,作用于心肌 β_1 肾上腺素受体,增强心肌收缩力并提高心率,从而增加心排血量,但同时也使心肌耗氧量增加。去甲肾上腺素还对心肌细胞有直接毒性作用,使心肌细胞凋亡,参与心脏重构的病理过程。此外交感神经兴奋还有促心律失常的作用。

(2)肾素－血管紧张素－醛固酮系统(RAAS)激活:心排血量降低,致肾血流量降低,RAAS 激活,起到代偿作用,但同时也促进心脏和血管重构,加重心肌损伤和心功能恶化。

3.心肌肥厚　当心脏后负荷增加时,常以心肌肥厚为主要的代偿机制,使心肌收缩力增加,克服后负荷的影响,使心排血量在相当长的时间内维持正常。心肌肥厚以心肌细胞肥大、心肌纤维化为主,心肌细胞数并不增多,细胞核和线粒体的增大及增多均落后于心肌的纤维化,心肌从整体上显得供能不足,继续发展终至心肌细胞死亡。

(二)心肌重构

导致心力衰竭发生发展的基本机制是心肌病理性重构。心肌重构是由于一系列复杂的分子和细胞机制造成心肌结构、功能和表型的变化。在初始的心肌损伤以后,肾素－血管紧张素－醛固酮系统(RAAS)和交感神经系统兴奋性增高,多种内源性的神经内分泌和细胞因子激活,其长期、慢性激活促进心肌重构,加重心肌损伤和心功能恶化,又进一步激活神经内分泌和细胞因子等,形成恶性循环。因此,治疗心力衰竭的关键就是阻断神经内分泌的过度激活,阻断心肌重构。

(三)体液因子的改变

1.精氨酸加压素　由垂体分泌,心力衰竭时心房牵张感受器敏感性下降,使精氨酸加压素的释放不能抑制而使血浆精氨酸加压素水平升高,致水潴留,增加心脏前、后负荷。

2.心钠肽和脑钠肽　心力衰竭时心钠肽和脑钠肽分泌明显增加,且增加的程度与心力衰竭的严重程度是呈正相关的,可用来评估慢性心力衰竭的严重程度和预后。

3.内皮素　是由血管内皮细胞释放的强效血管收缩肽,具有很强的血流动力学效应,还可导致细胞肥大增生,参与心肌的重构过程。

4.细胞因子　包括心肌细胞和成纤维细胞等能表达肽类生长的因子,该类因子在调节心力衰竭的心肌结构和功能改变中可能起着重要的作用。

三、诊断要点

(一)临床表现

1.左心衰竭　以心排血量降低和肺循环瘀血为主要表现。

(1)症状

①呼吸困难:劳力性呼吸困难是左心衰竭最早出现的症状,引起呼吸困难的运动量随着病情进展程度加重而减少,有的患者还可以出现夜间阵发性呼吸困难,此为左心衰竭的典型表现。当病情严重时可出现端坐呼吸、心源性哮喘及急性肺水肿。患者采取的坐位越高说明左心衰竭的程度越重,而急性肺水肿是左心衰竭呼吸困难最严重的形式。

②咳嗽、咳痰、咯血:咳嗽、咳痰早期常发生于夜晚,坐起或立位时咳嗽可减轻或消失,常咳白色泡沫痰,偶见痰中带血丝,当肺瘀血明显加重或肺水肿时,可出现粉红色泡沫痰。长期慢性肺瘀血可导致肺循环和支气管血液循环之间在支气管黏膜下形成侧支,侧支一旦破裂可引起大咯血。

③低心排血量症状:如乏力、疲倦、头晕、心悸、失眠或嗜睡、尿少、发绀等,其主要是因为心、脑、肾、骨骼肌等脏器、组织血液灌注不足所致的症状。

(2)体征:呼吸加快、心率增快、血压升高,可有交替脉,除基础心脏病的体征外,一般均有心脏扩大(单纯 LVEF 保留的心力衰竭除外)及相对性二尖瓣关闭不全的反流性杂音,肺动脉瓣区第二心音亢进及心尖部舒张期奔马律。两肺底可闻及细湿啰音,甚至可伴有哮鸣音。

2.右心衰竭　以体循环瘀血为主要表现。

(1)症状:右心衰竭也有呼吸困难,还可有因各脏器慢性持续性瘀血所引起的腹胀、食欲缺乏、恶心、呕吐、腹泻、右上腹痛、尿少、夜尿等症状。

（2）体征

①颈静脉征：颈静脉充盈、怒张，肝颈静脉反流征阳性。

②肝大：肝瘀血而肿大伴有压痛，上腹部饱胀不适。持续慢性右心衰竭可出现心源性肝硬化，晚期可出现肝功能受损、黄疸、腹水。

③水肿：表现为对称性、下垂性、凹陷性的水肿，严重的出现全身水肿，也可有胸腔积液。

④心脏体征：胸骨左缘第3～4肋间可闻及舒张期奔马律。右心室显著增大或全心增大时心浊音界向两侧扩大，并且出现三尖瓣关闭不全的反流性杂音。

3.全心衰竭　临床上常先有左心衰竭，而后继发右心衰竭而形成全心衰竭，此时患者同时存在左、右心力衰竭的临床表现。但由于右心衰竭时，右心排血量的减少，肺瘀血的症状反而能有所减轻。

4.心功能的评估

（1）心功能分级：临床上应用最广的是美国纽约心脏病学会（NYHA）的心功能分级法，按患者的临床症状和活动的受限制程度将心功能分为4级，对于病情轻重的判断和患者活动量的指导有重要意义。

Ⅰ级：活动不受限。日常体力活动不引起明显的气促、疲乏或心悸等症状。

Ⅱ级：活动轻度受限。休息时无症状，日常活动可引起明显的气促、疲乏或心悸等症状。

Ⅲ级：活动明显受限。休息时可无症状，轻于日常活动即引起显著气促、疲乏或心悸等症状。

Ⅳ级：休息时也有症状，稍有体力活动症状即加重。任何体力活动均会引起不适。其中如无须静脉给药，可在室内或床边活动者为Ⅳa级，不能下床并需静脉给药支持者为Ⅳb级。

（2）心力衰竭分期：根据心力衰竭发生发展的过程，从心力衰竭的危险因素进展成结构性心脏病，出现心力衰竭症状，直至难治性终末期心力衰竭，可分成4个阶段（表3-9）。这4个阶段体现了心力衰竭重在预防的概念，其中预防患者从A阶段进展至B阶段，即防止发生结构性心脏病，以及预防从B阶段进展至C阶段，即防止出现心力衰竭的症状和体征，显得尤为重要。

表3-9　心力衰竭分期

阶段	定义	患患者群
A（前心力衰竭阶段）	患者为心力衰竭的高发危险人群，尚无心脏结构或功能异常，也无心力衰竭的症状和（或）体征	高血压、冠心病、糖尿病患者；肥胖、代谢综合征患者；有应用心脏毒性药物史、酗酒史、风湿热史，或心肌病家族史者等
B（前临床心力衰竭阶段）	患者从无心力衰竭的症状和（或）体征，但已发展成结构性心脏病	左心室肥厚、无症状性心脏瓣膜病、以往有心肌梗死史的患者等
C（临床心力衰竭阶段）	患者已有基础的结构性心脏病，以往或目前有心力衰竭的症状和（或）体征	有结构性心脏病伴气短、乏力、运动耐量下降者等
D（难治性终末心力衰竭期阶段）	患者有进行性结构性心脏病，虽经积极的内科治疗，休息时仍有症状，且需特殊干预	因心力衰竭需反复住院，且不能安全出院者；需长期静脉用药者；等待心脏移植者；应用心脏机械辅助装置者

（3）6min步行试验：通过评定患者的运动耐力来评价心力衰竭的严重程度和疗效。患者在平直走廊上尽可能快行走，6min步行的距离<150m为重度心力衰竭，150～450m为中度心力衰竭，>450m为轻度心力衰竭。

(二)辅助检查

1.心力衰竭的常规检查　是每位心力衰竭患者都应当做的检查,包括以下几方面。

(1)二维超声心动图及多普勒超声。

(2)心电图。

(3)实验室检查:全血细胞计数、尿液分析、血生化、空腹血糖和糖化血红蛋白、血脂及甲状腺功能等。

(4)生物学标志物:血浆利钠肽[B型利钠肽(BNP)或N末端B型利钠肽原(NT-proB-NP)]、心肌损伤标志物、其他生物学标志物如纤维化、炎症、氧化应激、神经激素紊乱及心肌和基质重构的标志物。

(5)X线片检查。

2.心力衰竭的特殊检查　用于部分需要进一步明确病因的患者,包括以下几种。

(1)心脏磁共振。

(2)冠状动脉造影。

(3)核素心室造影及核素心肌灌注和(或)代射显像。

(4)负荷超声心动图。

(5)经食管超声心动图。

四、治疗

(一)一般治疗

1.病因治疗

(1)基本病因治疗:对高血压、冠心病、心瓣膜病、糖尿病、贫血、甲状腺功能亢进等可能导致心功能受损的常见疾病应早期进行有效治疗。对原发性扩张型心肌病应早期积极进行干预治疗。

(2)去除诱因:积极控制各种感染,及时处理或纠正肺梗死、心律失常、电解质紊乱和酸碱失衡等。

2.监测体重　每日测定体重以早期发现液体潴留,如在3d内体重突然增加2kg以上,应考虑患者已有水钠潴留,需要利尿或加大利尿剂量。

3.调整生活方式

(1)适当控制钠盐和水的摄入,低脂饮食,戒烟。

(2)肥胖患者应减轻体重,心脏恶病质患者应给予营养支持。

(3)休息和适当的运动。

(4)心理和精神治疗,必要时酌情应用抗焦虑或抗抑郁药物。

(二)药物治疗

1.利尿剂的应用。

2.肾素-血管紧张素-醛固酮系统(RAAS)抑制剂的应用。

3.β受体措抗药的应用。

4.正性肌力药物的应用　如多巴胺、多巴酚丁胺、氨力农、米力农及洋地黄制剂。

5.神经内分泌抑制剂的联合应用。

6.新型药伊伐布雷定的应用。

7.血管扩张剂　仅在心力衰竭患者伴有心绞痛或高血压时可考虑联合用药治疗。

（三）非药物治疗

1.心脏再同步化治疗（CRT）。

2.植入式心脏复律除颤器（implantable cardioverter defibrillator,ICD）。

3.心脏移植。

五、主要护理问题

1.气体交换受损　与左心衰竭致肺循环瘀血有关。

2.体液过多　与右心衰竭致体循环瘀血,水钠潴留有关。

3.活动无耐力　与心脏排血量下降有关。

4.潜在并发症　洋地黄中毒。

六、护理目标

1.患者呼吸困难、咳嗽等症状明显改善,发绀消失,血气分析指标恢复正常范围。

2.能了解并执行限钠盐和水计划,水肿、胸腹水减轻或消失。

3.患者知道限制最大活动量的指征,能按计划活动,主诉活动耐力的增强。

4.患者知道洋地黄中毒的表现,能够及时发现及控制。

七、护理措施

护理措施见表3－10。

表3－10　慢性心力衰竭患者护理措施

休息与体位	急性期或病情不稳定患者要限制体力活动,卧床休息,使其认识到休息是心力衰竭是一种基本治疗,是有利于心功能恢复。协助患者取高枕位或半卧位,端坐呼吸者使用床上小桌,鼓励多翻身、咳嗽,采取做缓慢的深呼吸。保持环境舒适、安静
活动	病情稳定的心力衰竭患者应鼓励主动运动,针对病情的轻重不一,在不诱发症状的前提下从床边小坐逐步增加有氧运动
氧疗	有低氧血症患者给予吸氧,根据缺氧的程度选择氧疗的方法
饮食	给予易消化饮食,少量多餐,丰富维生素,保持排便通畅等。限制钠含量高的食品,心力衰竭急性发作伴有容量负荷过重的患者,要限制钠摄入<2g/d,轻度或稳定期心力衰竭患者一般不主张严格限制钠摄入
药物	遵医嘱应用药物治疗,注意观察药物疗效和不良反应
病情观察	(1)观察患者呼吸困难有无改善,水肿、发绀的情况,血气分析是否正常,听诊肺部湿啰音的变化,每日测量体重,准确记录出入量,督促患者和家属配合执行 (2)密切观察有无洋地黄中毒表现:胃肠道反应如食欲缺乏、恶心、呕吐,神经系统反应如视物模糊、头痛、倦怠、黄视、绿视,以及各种心律失常如室性期前收缩、房性期前收缩、心房颤动、房室传导阻滞等,一旦发现中毒,应积极处理
健康教育	给予心理支持,对患者及家属进行疾病有关知识和自我管理的指导,使其认识到重要性,并督促执行,包括合理膳食、健康的生活方式,保持情绪稳定,诱因预防,规范用药,合理随访计划等

八、特别关注

1.慢性心力衰竭的诱因预防。
2.慢性心力衰竭患者的护理。

第四节 急性心力衰竭的护理

急性心力衰竭(简称急性心衰),是指心力衰竭症状和体征迅速发生或恶化。临床上以急性左心衰竭最常见。急性左心衰竭是指急性发作或加重的左心功能异常所致的心肌收缩力明显降低、心脏负荷加重,造成急性心排血量骤降、肺循环压力突然升高、周围循环阻力增加,从而引起肺循环充血而出现急性肺瘀血、肺水肿,以及伴组织器官灌注不足的心源性休克的一种临床综合征。

一、病因

(一)心源性急性心力衰竭

1.急性弥漫性心肌损害 如急性冠状动脉综合征、急性重症心肌炎、急性心肌梗死等。

2.急性心脏后负荷过重 如高血压危象、原有瓣膜狭窄或左心室流出道梗阻者突然过度体力活动、急性心律失常并发急性心力衰竭(快速型心房颤动或心房扑动、室性心动过速)等。

3.急性容量负荷过重 如新发心脏瓣膜反流(急性缺血性乳头肌功能不全、感染性心内膜炎瓣膜腱索损害)、慢性心力衰竭急性失代偿等。

4.心源性休克

(二)非心源性急性心力衰竭

1.高心排血量状态 如甲状腺危象、贫血、感染败血症。

2.快速大量输液

3.急性肺静脉压显著增高 如大手术后、急性肾功能减退、吸毒、酗酒、哮喘、急性肺栓塞等。

二、病理生理

突发严重的左心室排血不足或左心房排血受阻可引起肺静脉及肺毛细血管压力急剧升高。当肺毛细血管压升高超过血浆胶体渗透压时,液体即从毛细血管漏到肺间质、肺泡甚至气道内,引起肺换气功能障碍。由于 CO_2 的弥散能力远高于 O_2,故在急性心力衰竭的早期表现为Ⅰ型呼吸衰竭。同时,原发病存在的心脏结构或功能异常,组织、循环中生物活性物质变化,如肾素-血管紧张素-醛固酮系统,使得心脏对前后负荷的耐受性发生变化。

三、诊断要点

急性左心衰竭患者病情发展常十分危重且极为迅速。表现为突发严重呼吸困难、端坐呼吸、频发咳嗽、咳大量白色或粉红色泡沫样痰。患者有窒息感而恐惧、极度烦躁不安,口唇发绀,面色青灰,皮肤湿冷,大汗淋漓,呼吸频率可达 30～40 次/min,吸气时肋间隙和锁骨上凹内陷,听诊两肺满布湿啰音和哮鸣音,心率增快,心尖部可闻及舒张期奔马律,早期动脉压可升高,随后下降,严重者可出现心源性休克。

四、治疗

急性心力衰竭发作是基础病因或诱因引发的血流动力学异常,治疗目的应当包括立即纠正血流动力学异常、去除诱发急性心力衰竭的诱因、尽早针对引发急性心力衰竭的病因治疗,最大限度地挽救生命,降低病死率。

图 3－18 为急性心力衰竭处理流程。

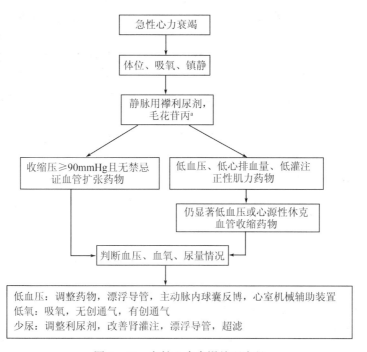

图 3－18　急性心力衰竭处理流程

注:a. 适用于心房颤动患者伴快速心室率者、严重收缩功能不全者

1. 体位　取坐位,双脚下垂,减少静脉回心血量,减轻心脏前负荷。

2. 吸氧　开始氧流量为 2～3L/min,也可高流量给氧 6～8L/min,需要时予以面罩加压给氧或正压通气。吸氧后保持血氧饱和度(SaO$_2$)在 95～98％。

3. 镇静　遵医嘱使用吗啡静脉注射,必要时每隔 15min 重复 1 次,共 2～3 次,或 5～10mg 皮下注射。低血压或休克、慢性阻塞性肺疾病、支气管哮喘、神志障碍及伴有呼吸抑制危重患者禁用吗啡。

4. 快速利尿　呋塞米 20～40mg 或托拉塞米 10～20mg、布美他尼 0.5～1mg 静脉注射,根据反应调整剂量。

5. 扩张血管　硝普钠从 $0.3\mu g/(kg \cdot min)$ 静脉滴注缓慢加量至 $1\mu g/(kg \cdot min)$ 再到 $5\mu g/(kg \cdot min)$，静脉滴注过程中需要密切监测血压，长期应用可引起硫氰酸盐毒性，本药适宜短期使用。硝酸甘油静脉给予 $20\mu g/min$，密切监测血压，防止血压过度下降，如果收缩压降至 $90\sim100mmHg$ 以下，硝酸盐应减量。

6. 正性肌力药物

(1)多巴酚丁胺：起始剂量 $2\sim3\mu g/(kg \cdot min)$，最大剂量 $20\mu g/(kg \cdot min)$。

(2)多巴胺：小剂量[$<3\mu g/(kg \cdot min)$]可降低外周血管阻力，增加肾、冠状动脉和脑血流；中等剂量[$3\sim5\mu g/(kg \cdot min)$]可直接或间接增加心肌收缩力及心排血量；大剂量[$>5\mu g/(kg \cdot min)$]可用于维持伴有低血压心力衰竭患者的收缩压，但有心动过速、心律失常的危险。

(3)磷酸二酯酶抑制剂：如米力农，首剂为 $25\mu g/kg$，稀释后 $15\sim20min$ 静脉注射，继之 $0.375\sim0.75\mu g/(kg \cdot min)$ 维持静脉滴注。

(4)毛花苷丙：首剂 $0.4mg$，用 5% 葡萄糖注射液稀释后缓慢注射，以后每 $2\sim4h$ 可再给 $0.2\sim0.4mg$，总量 $1\sim1.2mg$。

7. 主动脉内球囊反搏治疗　该方法适用于心源性休克、血流动力学障碍的严重冠心病、顽固性肺水肿。

8. 机械通气治疗　该方法包括无创通气治疗和气管插管通气治疗。

9. 血液净化治疗。

10. 心室机械辅助装置。

五、主要护理问题

(一)气体交换受损

该问题与急性肺水肿有关。

(二)恐惧

该问题与突发病情加重而担心疾病预后有关。

(三)清理呼吸道无效

该问题与呼吸道分泌物增多、咳嗽无力有关。

(四)潜在并发症

潜在并发症包括心源性休克。

六、护理目标

1. 患者呼吸困难、咳嗽等症状减轻。

2. 患者焦虑/恐惧程度减轻，配合治疗及护理。

3. 患者呼吸道通畅，呼吸道分泌物减少并能咳出。

4. 患者得到及时治疗与处理，血流动力学稳定。

七、护理措施

护理措施见表 3—11。

表3-11 急性心力衰竭患者护理措施

体位	立即协助患者取端坐位,双腿下垂,减少回心血量
氧疗	(1)立即给予高流量氧气吸入,6~8L/min,可予50~70%的乙醇湿化,降低肺泡内泡沫的表面张力,使之破裂,以改善肺泡通气 (2)PaO$_2$仍小于60mmHg(8kPa)时,应予机械通气,采用呼吸末正压通气(PEEP)
保持呼吸道通畅	协助患者咳嗽、排痰,必要时吸痰
用药护理	(1)遵医嘱正确及时应用药物 (2)用硝普钠要注意现配现用,溶液避光,有条件最好用输液泵或微量泵输入 (3)洋地黄制剂静脉应用时需稀释后缓慢注射
病情观察	(1)严密观察患者意识、呼吸频率及深度,精神状态 (2)观察患者咳嗽、咳痰情况,观察痰液的性质 (3)观察患者皮肤温度及颜色,心率、肺部啰音等的变化,血氧饱和度,监视血气分析结果 (4)观察药物疗效及不良反应。如用吗啡时观察患者的意识状态、呼吸,注意有无呼吸抑制、心动过缓;用利尿剂要严格记录出入量;用血管扩张剂要注意药物速度和血压变化,以防低血压发生 (5)对安置漂浮导管者应注意监测血流动力学变化,以判断疗效及病情进展
心理护理	(1)向患者介绍环境及工作人员,简要介绍病情及治疗措施和使用监测设备的必要性 (2)鼓励患者表达自身感受,分析产生恐惧的原因 (3)教会患者自我放松的方法,如深呼吸、放松疗法。向患者说明恐惧对病情的不利影响,如加重支气管痉挛、增加心脏负荷等,使患者主动配合,保持情绪稳定 (4)医护人员保持沉着冷静、操作熟练,使患者产生信任、安全感

八、并发症的处理及护理

并发症及处理见表3-12。

表3-12 急性左心衰患者并发症及处理

心律失常	(1)评估发生室性心律失常的危险因素。左心室扩大和左心室射血分数降低的患者常表现为快速性室性心律失常 (2)检出并预防或消除心律失常发生的诱因,如应用胺碘酮等药物治疗 (3)持续心电、血压监测,及时发现室性心律失常与猝死的早期征兆,遵医嘱采取急救措施和药物治疗 (4)监测电解质和酸碱平衡状况 (5)准备好急救车和除颤仪、简易呼吸气囊等急救设备
便秘	(1)评估排便情况:如排便的次数、性质及排便难易程度,平时有无习惯性便秘,是否服用通便药物 (2)指导患者采取通便措施:合理饮食,及时增加富含维生素的食物;适当腹部环形按摩。一般在患者无腹泻情况下常规应用缓泻剂;一旦出现排便困难,应立即告知医务人员,积极采取措施

九、预防

预防措施见表3-13。

171

表 3—13　急性心力衰竭的预防措施

有心脏病史者	注意自我保护,避免过度劳累、兴奋、激动。一旦发生突然烦躁的气急,如在家里,应从速送附近医院急救,分秒不能延误。如在医院发生,立即呼救,取坐位、双下肢下垂,尽量保持镇静,消除恐惧心。在大多数情况下,只要能及时就诊,用药得当,会度过危险期,挽救生命。
无心脏病史者	(1)积极防治各种器质性心脏病 (2)避免各种心力衰竭的诱发因素。防治呼吸道感染、风湿活动,避免过劳、控制心律失常、限制钠盐、避免应用抑制心肌收缩力的药物,对妊娠前或妊娠早期已有心功能不全者应节制生育 (3)积极防治影响心功能的并发症,如甲状腺功能亢进、贫血及肾功能不全等

十、特别关注

患者入院后至少第 1 个 24h 要连续监测心率、心律、血压和血氧饱和度,之后也要经常监测。至少每日评估心力衰竭相关症状(如呼吸困难),治疗的不良反应,以及评估容量超负荷相关症状。

第五节　原发性高血压的护理

一、概述

原发性高血压是以体循环动脉压升高为主要临床表现的心血管综合征,通常简称为高血压。高血压常与其他心血管病危险因素共存,是重要的心脑血管疾病危险因素,可损伤重要脏器,如心、脑、肾的结构和功能,最终导致这些器官功能衰竭。迄今仍是心血管疾病死亡的主要原因之一。

目前,高血压定义为未使用降压药的情况下,诊室收缩压(SBP)≥140mmHg 和(或)舒张压(DBP)≥90mmHg。根据血压升高水平,进一步将高血压分为 1～3 级,我国采用的血压分类和标准见表 3—14。

表 3—14　血压水平分类和定义(单位:mmHg)

分类	收缩压		舒张压
正常血压	<120	和	<80
正常高值血压	120～139	和(或)	80～89
高血压	≥140	和(或)	≥90
1 级高血压(轻度)	140～159	和(或)	90～99
2 级高血压(中度)	160～179	和(或)	100～109
3 级高血压(重度)	≥180	和(或)	≥110
单纯收缩期高血压	≥140	和	<90

注:当收缩压和舒张压分别属于不同分级时,以较高的级别作为标准。以上标准适用于任何年龄的成年男性和女性。

二、病因

原发性高血压病因为多因素,尤其是遗传和环境等因素交互作用的结果。

(一)遗传因素学说

高血压具有明显的家族聚集性,父母均有高血压子女发病概率高达46%。约60%高血压患者有高血压家族史。

(二)环境因素

1.**饮食** 流行病学和临床观察均显示食盐摄入量与高血压发生和血压水平呈正相关。另外,有人认为饮食低钙、低钾、高蛋白摄入、饮食中饱和脂肪酸或饱和脂肪酸/不饱和脂肪酸的比值较高也属于升压因素。饮酒量与血压水平线性相关,尤其与收缩压相关性更强。

2.**精神应激** 人在长期精神紧张、压力、焦虑或长期环境噪声、视觉刺激下也可引起高血压,因此,城市脑力劳动者高血压患病率超过体力劳动者,从事精神紧张度高的职业和长期噪声环境中的工作者患高血压较多。

3.**吸烟** 吸烟可使交感神经末梢释放去甲肾上腺素增加而使血压升高,同时可以通过氧化应激损害一氧化氮(NO)介导的血管舒张引起血压升高。

(三)其他因素

1.**体重** 超重或肥胖是血压升高的重要危险因素,肥胖的类型与高血压发生关系密切,腹型肥胖者容易发生高血压。

2.**药物** 服避孕药妇女血压升高发生率及程度与服药时间长短有关。其他如麻黄碱、肾上腺皮质激素等也可使血压升高。

3.**睡眠呼吸暂停低通气综合征(SAHS)** SAHS患者50%有高血压,血压升高程度与SAHS病程和严重程度有关。

三、发病机制及病理

(一)发病机制

目前认为原发性高血压是在一定的遗传背景下,由多种后天因素相互作用使正常血压调节机制失代偿所致。

1.**神经机制** 各种原因使大脑皮层下神经中枢功能发生改变,各种神经递质浓度与活性异常,最终使交感神经系统活性亢进,血浆中儿茶酚胺浓度升高,阻力小动脉收缩增强而导致血压升高。

2.**肾脏机制** 各种原因引起肾性水钠潴留,增加心排血量,通过全身血流自身调节使外周血管阻力和血压升高,启动压力-利尿钠机制再将潴留的水钠排泄出去。

3.**激素机制** 即肾素-血管紧张素系统-醛固酮系统(RAAS)激活。肾小球入球小动脉的球旁细胞分泌的肾素,激活肝产生的血管紧张素原(AGT)生成血管紧张素Ⅰ(ATⅠ),再经肺循环的血管紧张素酶(ACE)的作用转变为血管紧张素Ⅱ(ATⅡ)。ATⅡ作用于血管紧张素Ⅱ受体,使小动脉平滑肌收缩,外周血管阻力增加;并可刺激肾上腺皮质球状带分泌醛固酮,使水钠潴留,血容量增加,以上机制均可使血压升高。

4.**血管机制** 大动脉和小动脉结构和功能的变化在高血压发病中发挥着重要作用。覆盖在血管壁内表面的内皮细胞能生成、激活和释放各种血管活性物质,如一氧化氮、内皮素、前列环素等,调节心血管功能。年龄增长及各种心血管危险因素,如血脂异常、血糖异常、吸烟等,导致血管内皮细胞功能异常,影响动脉弹性功能和结构。

5.胰岛素抵抗 胰岛素抵抗(IR)是指必须高于正常的血胰岛素释放水平来维持正常的糖耐量,表示机体组织对胰岛素处理葡萄糖的能力减退。约50%原发性高血压患者存在不同程度的IR。近年来认为胰岛素抵抗是2型糖尿病和高血压的共同病理生理基础。多数认为是胰岛素抵抗(IR)造成继发性高胰岛素血症,继发性高胰岛素血症使肾水钠重吸收增强,交感神经系统活性亢进,动脉弹性减退,从而使血压升高。

(二)病理

1.心脏 左心室肥厚和扩大。

2.脑 脑血管缺血与变性、粥样硬化,形成微动脉瘤或闭塞性病变,从而发生脑出血、脑血栓、腔隙性脑梗死。

3.肾 肾小球纤维化、萎缩,肾动脉硬化,引起肾实质缺血和肾单位不断减少,从而导致肾衰竭。

4.视网膜 视网膜小动脉痉挛、硬化,甚至可能引起视网膜渗出和出血。

四、诊断要点

(一)症状

大多数起病缓慢,缺乏特殊的临床表现,常见症状有头晕、头痛、颈项板紧、疲劳、心悸等。也可出现视物模糊、鼻出血等较重症状。

(二)体征

高血压体征一般较少。周围血管搏动、血管杂音、心脏杂音等是重点检查的项目。

(三)实验室检查

1.基本项目 血液生化(钾、空腹血糖、总胆固醇、三酰甘油、高密度脂蛋白胆固醇、低密度脂蛋白胆固醇和尿酸、肌酐);全血细胞计数、血红蛋白和血细胞比容;尿液分析(蛋白、糖、尿沉渣镜检);心电图。

2.推荐项目 24h动态血压监测、超声心动图、颈动脉超声等。

3.选择项目 针对怀疑继发性高血压者,根据需要可选择以下检查项目:血浆肾素活性、血和尿醛固酮、血和尿皮质醇、血和尿儿茶酚胺、肾和肾上腺超声、CT或MRI、呼吸睡眠监测等项目。

(四)诊断要点

高血压诊断主要根据诊室测量的血压值,采用经核准的水银柱或电子血压计,测量安静休息坐位时上臂肱动脉部位血压,一般非同日测量3次血压值收缩压均≥140mmHg和(或)舒张压均≥90mmHg可诊断高血压。

五、治疗

(一)治疗目标

尽可能地降低心、脑血管病的发生率和病死率。一般认为应降低并维持收缩压＜

140mmHg、舒张压＜90mmHg(目标血压)。

(二)治疗原则

1. 治疗性生活方式干预 增加运动,控制体重(体重指数＜24);减少钠盐摄入(每日＜6g);减少脂肪摄入;多食含钾丰富食物;戒烟限酒(男性:每日＜25～50mL 白酒,女性:每日＜15～30mL 白酒);减轻精神压力,保持心态平衡。

2. 降压药物治疗 降压药物种类:

(1)利尿剂。

(2)β受体拮抗药。

(3)钙通道阻滞剂(CCB)。

(4)血管紧张素转换酶抑制剂(ACEI)。

(5)血管紧张素Ⅱ受体拮抗药(ARB)。

(6)α受体拮抗药。

3. 降压药应用原则

(1)小剂量:初始治疗时应采用较小的有效治疗剂量,根据需要逐步增加剂量。

(2)优先选择长效制剂:尽可能使用每日给药1次而持续24h降压作用的长效药物。

(3)联合用药:联合治疗应采用不同降压机制的药物,我国临床主要推荐应用优化联合治疗方案是:血管紧张素转换酶抑制剂/血管紧张素Ⅱ受体拮抗药＋二氢吡啶类钙通道阻滞剂;血管紧张素转换酶抑制剂/血管紧张素Ⅱ受体拮抗药＋噻嗪类利尿剂;二氢吡啶类钙通道阻滞剂＋噻嗪类利尿剂;二氢吡啶类钙通道阻滞剂＋β受体拮抗药。3种降压药联合治疗一般必须包含利尿剂。

(4)个体化:根据患者具体情况、药物有效性和耐受性,兼顾经济条件及个人意愿,选择适合患者的降压药物。

4. 提高治疗依从性的措施 医护人员和患者之间良好的沟通;让患者及家属参与治疗方案的制订和血压的监测;鼓励患者坚持生活方式的改良;合理选择适宜的长效制剂。

六、主要护理问题

1. 舒适改变 头痛与血压升高有关。
2. 有受伤的危险 与头晕、视物模糊、意识改变或发生直立性低血压有关。
3. 潜在并发症 心力衰竭、肾衰竭、脑血管病等。
4. 焦虑 与血压控制不满意、已发生并发症有关。
5. 知识缺乏 缺乏有关药物、饮食、运动等知识。

七、护理目标

1. 患者血压控制良好,头痛减轻或消失。
2. 患者未发生受伤。
3. 患者未发生并发症,或并发症发生后能及时发现和处理。
4. 患者情绪稳定,主动配合治疗及护理。

5.患者了解高血压的知识,并能养成良好的生活方式、药物治疗依从性好。

八、护理措施

(一)用药护理

1.指导患者遵医嘱按时正确降压药物治疗。

2.密切观察患者用药后的效果及药物不良反应。

3.指导患者服药后动作缓慢,警惕直立性低血压的发生。

(二)病情观察及护理

1.观察患者头痛情况　观察头痛部位、程度、持续时间,是否伴有头晕、耳鸣、恶心、呕吐等症状。

2.观察患者血压变化　监测血压做到"四定",即定时间、定体位、定部位、定血压计。

3.指导患者避免受伤　指导患者预防直立性低血压的方法,如避免迅速改变体位,病室内避免有障碍物、地面湿滑等,必要时使用床档。

4.服用利尿剂患者　注意观察尿量和电解质,特别是血钾情况。

5.脑出血患者　注意观察神智、生命体征。

6.脑出血伴烦躁患者　特别注意安全管理,必要时使用保护性约束具保护患者,避免受伤。

(三)心理护理

1.鼓励患者表达自身感受。

2.教会患者自我放松的方法。

3.针对个体情况进行针对性心理护理。

4.鼓励患者家属和朋友给予患者关心和支持,鼓励患者增强信心。

5.解释高血压治疗的长期性、依从性的重要性,同时告诉患者一般预后良好。

(四)健康宣教

详见表3－15。

表3－15　高血压患者健康宣教

合理膳食	限制钠盐摄入;低脂、低胆固醇饮食;戒烟限酒
适度运动	根据体力适当运动(即运动时最大心率达到170减去年龄),每周3～5次,每次30～60min
心理指导	指导患者调整心态,保持心情舒畅;避免情绪激动
用药指导	遵医嘱坚持用药,不能擅自停药或改变药物;监测药物作用和不良反应
血压监测	教会患者及家属正确测量血压的方法,测量的时间、记录的方法
定期复诊	根据血压水平及危险分层拟定复诊时间。低位、中危者1～3个月复诊1次;高危者,至少1个月复诊1次

九、并发症的处理及护理

详见表3－16。

表 3－16　并发症的处理及护理

常见并发症	临床表现	处理
脑血管病	包括脑出血、脑血栓、腔隙性脑梗死、短暂性脑缺血发作	绝对卧床休息；吸氧；硝普钠或硝酸甘油等降压，原则上实施血压监控与管理，血压控制目标不应低于 160/100mmHg。有高血压脑病时应予脱水剂；有烦躁、抽搐予地西泮、巴比妥类药物肌内注射
心力衰竭	患者心慌，气紧，呼吸困难，咳嗽等左心衰竭表现	端坐位休息；吸氧；镇静；静脉应用硝普钠或硝酸甘油；利尿剂；洋地黄类等正性肌力药物
肾衰竭	患者尿中出现蛋白，管型；尿量减少；血尿，最后发展为肾衰竭	控制血压；控制蛋白尿，应用保护肾功能的药物；进食低蛋白、低磷饮食；记录出入量。必要时行血液透析、腹膜透析、肾脏移植
主动脉夹层	患者突发前胸或背部持续性、撕裂样或刀割样剧痛；两上肢或上下肢血压相差较大	绝对卧床休息，强效镇静与镇痛，必要时静脉注射吗啡或冬眠治疗。静脉应用硝普钠或硝酸甘油等迅速降压，收缩压降至 <100～120mmHg

十、预后

　　高血压的预后不仅与血压升高水平有关，而且与其他心血管危险因素存在及靶器官损害程度有关。因此，目前主张对高血压患者作心血管危险分层，将高血压患者分为低危、中危、高危、极高危。具体分层标准根据血压升高水平(1、2、3 级)、其他心血管危险因素、糖尿病、靶器官损害、并发症情况(表 3－17、表 3－18)。

表 3－17　影响高血压预后的因素

心血管疾病的危险因素	靶器官损害	合并的临床状况
收缩压和舒张压水平	左心室肥厚(心电图、超声心动图或 X 线)	脑血管疾病
(1～3 级)	颈动脉超声 IMT（内膜中层厚度）≥0.9mm，或周围血管超声或 X 线证实有动脉粥样硬化斑块	(1)缺血性脑卒中
男性>55 岁	血清肌酐轻度升高	(2)脑出血
女性>65 岁	男 115～133μmol/L(1.3～1.5mg/dl)	(3)短暂性脑缺血发作(TIA)
吸烟	女 107～124μmol/L(1.2～1.4mg/dl)	心脏疾病
血脂异常：TC≥6.1mmol/L(240mg/dl)、LDL>3.3mmol/L(130mg/dl)，或 HDL<1.0mmol/L(40mg/dl)	微量白蛋白尿 30～30mg/24h，白蛋白/肌酐：男≥22mg/(2.5mg/mmol)，女≥31mg(3.5mg/mmol)	(1)心肌梗死
腹型肥胖；腰围		(2)心绞痛
男≥85cm，女≥80cm		(3)冠状动脉血运重建
早发心血管疾病家族史(一级亲属发病年龄<50 岁)		(4)充血性心力衰竭
C 反应蛋白(CRP)≥1mg/dl		肾脏疾病
		(1)糖尿病肾病

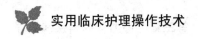

（续表）

心血管疾病的危险因素	靶器官损害	合并的临床状况
		(2)肾功能受损：血清肌酐男＞133μmol/L（1.5mg/dl），女＞124μmol/L(1.4mg/dl)
		(3)蛋白尿
		(4)肾衰竭：血肌酐＞177μmol/L(2.0mg/dl)
		糖尿病
		空腹血糖≥7.0mmol/L(198mg/dl)
		外周血管疾病
		视网膜病变：出血或渗出，视乳头水肿

表3-18　高血压患者心血管危险分层标准

	血压水平/mmHg		
	1级	2级	3级
其他危险因素和病史	（收缩压104～159或舒张压90～99）	（收缩压160～179或舒张压100～109）	（收缩压≥180或舒张压≥110）
无其他危险因素	低危	中危	高危
1～2个危险因素	中危	中危	极高危
3个及以上危险因素，或糖尿病、靶器官损害者	高危	高危	极高危
并存临床情况	极高危	极高危	极高危

十一、特别关注

1.血压的动态监测。

2.用药的观察护理。

第六节　心肌病的护理

心肌病是指由不同病因引起的心肌病变导致心肌机械和心电功能障碍，通常表现为心室扩张或肥厚。目前临床上心肌病分类如下：遗传性心肌病（包括肥厚型心肌病、左心室致密化不全、右心室发育不良心肌病等）、混合性心肌病（包括扩张型心肌病和限制型心肌病）、获得性心肌病（包括感染性心肌病、心动过速心肌病和围产期心肌病等）。其中以扩张型心肌病、肥厚型心肌病、限制型心肌病最常见，下面予以重点阐述。

一、扩张型心肌病

扩张型心肌病(dilated cardiomyopathy,DCM)指左心室或双心室心腔扩大伴心肌收缩功能障碍,产生充血性心力衰竭。本病临床表现为心脏长大、心力衰竭、心律失常及猝死,预后差且病死率高,确诊后5年生存率约为50%,10年生存率约为25%。

(一)病因

本病迄今原因尚不明确,目前主要与以下因素有关:①感染。②炎症。③中毒、内分泌和代谢异常等。④遗传。⑤其他,如神经肌肉疾病等。

(二)病理

1.心腔　其以心腔扩大为主,肉眼可见心室扩张。

2.室壁　室壁多变薄,纤维瘢痕形成,并伴有附壁血栓。

3.组织学　其为非特异性心肌细胞肥大、变性,特别是程度不同的纤维化等病变混合存在。

4.瓣膜、冠状动脉　其多无改变。

(三)诊断要点

1.临床表现　扩张型心肌病起病缓慢,早期无明显症状,后期随着病情加重患者出现夜间阵发性呼吸困难和端坐呼吸等左心功能不全症状,逐渐出现食欲缺乏、腹胀、水肿等右心功能不全症状,合并各种心律失常时可表现为头昏、黑矇甚至猝死,终末期表现为持续性低血压。

2.体征

(1)心界扩大,颈静脉怒张,水肿。

(2)听诊:心音减弱,心率快时呈奔马律,肺部闻及湿啰音,随着心力衰竭加重时可闻及双肺哮鸣音。

3.辅助检查

(1)胸部X线。

(2)心电图。

(3)超声心动图。

(4)心脏磁共振。

(5)心肌核素显像。

(6)冠状动脉CT检查。

(7)血液和血清学检查:脑钠肽(BNP)升高。

(8)冠状动脉造影和心导管检查。

(9)心内膜心肌活检。

(四)治疗

1.病因治疗　积极找出病因给予对症治疗,如抗感染、严格限酒或戒酒改变不良生活方式、纠正电解质紊乱等。

2.针对心力衰竭的药物治疗　强心、利尿,扩张血管。

3.心力衰竭的心脏再同步化治疗CRT。

4.抗凝治疗。

5.心律失常和心脏性猝死的防治　安置植入式心脏复律除颤器(ICD)。

6.心力衰竭其他治疗　外科心脏移植,左心室成形术。

二、肥厚型心肌病

肥厚型心肌病(hypertrophic cardiomyopathy,HCM)是以非对称性心室肥厚为特征,累及室间隔,心室腔变小,左心室血液充盈受阻、舒张期顺应性下降为基本特征的一种遗传性心肌病。我国有调查显示患病率为 180/10 万,好发于男性,是青少年猝死的常见原因之一。临床上据左心室流出道有无梗阻分为梗阻性肥厚型心肌病和非梗阻性肥厚型心肌病。

(一)病因

1.遗传与基因。

2.代谢异常。

(二)病理

肥厚型心肌病主要是左心室形态学的改变,不均匀的室间隔肥厚、心尖、心室中部肥厚,使心腔变小,相对血流不足,细胞肥大,形态特异,排列紊乱。

(三)诊断要点

1.临床表现

(1)症状:主要症状是劳力性呼吸困难和乏力、胸痛,部分患者运动时出现晕厥。

(2)体征:心脏轻度长大,流出道梗阻患者于胸骨左缘第 3、4 肋间可闻及喷射性收缩期杂音,心尖部也可常闻及收缩期杂音。

(3)并发症:心律失常和心源性猝死。

2.辅助检查

(1)胸部 X 线检查。

(2)心电图。

(3)超声心动图。

(4)心脏磁共振。

(5)心导管检查和冠状动脉造影。

(6)心内膜心肌活检。

(四)治疗

1.药物治疗　口服 β 受体拮抗药和钙离子通道阻滞剂。

2.介入手术　介入手术包括安置植入式心脏复律除颤器、化学射频消融。

3.外科手术　外科手术有室间隔切除术。

三、限制性心肌病

限制性心肌病(restrictive cardiomyopath,RCM)是指以心室壁僵硬增加、舒张功能降低、充盈受限而产生以右心衰竭症状为特征的一类心肌病,确诊后 5 年生存期约 30%。

(一)病因

限制性心肌病属于混合性心肌病,一半为特发性,一半多为心肌淀粉样改变。

(二)病理

由于心肌纤维化、炎性细胞的浸润及心内膜瘢痕形成使心室壁变僵硬、充盈受限,心室舒张功能降低,心房后负荷增加,静脉回流受阻,静脉压升高。

(三)诊断要点

1.临床表现

(1)症状:活动耐力下降、乏力、呼吸困难,随着病情加重出现肝大、水肿、腹腔积液。

(2)体征:颈静脉怒张、肝大、下肢凹陷性水肿,听诊可闻及奔马律。

2.辅助检查

(1)实验室检查。

(2)心电图。

(3)超声心电图。

(4)X线、CT、磁共振。

(5)心导管检查。

(6)心内膜心肌活检。

(四)治疗

限制性心肌病目前无特异性治疗方法,主要为避免呼吸道感染、劳累加重心力衰竭的诱因,对症处理。

四、心肌病患者的护理

(一)主要护理问题

1.气体交换受损　与心力衰竭有关。

2.活动无耐力　与心力衰竭、心律失常有关。

3.体液过多　与心力衰竭引起水钠潴留有关。

4.舒适的改变:心绞痛　与肥厚心肌耗氧量增加,而冠状动脉供血相对不足有关。

5.焦虑　与慢性疾病,病情反复并逐渐加重,生活方式改变有关。

6.潜在并发症　栓塞、心律失常、猝死、受伤。

(二)护理目标

1.患者呼吸困难明显改善,发绀消失。

2.能说出限制最大活动量的指征,遵循活动计划,主诉活动耐力增加。

3.水肿、腹水减轻或消失,体重减轻。

4.患者主诉心绞痛发作次数减少、患者能运用有效方法缓解心绞痛。

5.患者焦虑情绪缓解。

6.患者未发生相关并发症,或并发症发生后能得到及时治疗与处理。

(三)护理措施

心肌病患者的护理措施见表3—19。

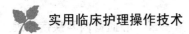

表 3-19　心肌病患者的护理措施

心理护理	(1)对患者多关心体贴,予鼓励和安慰,帮助其消除悲观情绪,增强治疗信心 (2)β_2 受体拮抗药容易引起抑郁,应注意患者的心理状态 (3)注意保持休息环境安静、整洁和舒适,避免不良刺激 (4)对睡眠形态紊乱者酌情给予镇静药物 (5)教会患者自我放松的方法 (6)鼓励患者家属和朋友给予患者关心和支持
休息与活动	(1)根据患者心功能评估其活动的耐受水平,并制订活动计划 (2)无明显症状的早期患者,可从事轻工作,避免紧张劳累 (3)心力衰竭患者经药物治疗症状缓解后可轻微活动 (4)合并严重心力衰竭、心律失常及阵发性晕厥的患者应绝对卧床休息 (5)长期卧床及水肿患者应注意皮肤护理,采取措施防止压疮形成
饮食	(1)进食低脂、高蛋白和维生素的易消化饮食,避免刺激性食物 (2)对心功能不全者应予低盐饮食 (3)每餐不宜过饱 (4)应戒除烟酒 (5)同时耐心向患者讲解饮食治疗的重要性,以取得患者配合
病情观察	(1)观察患者有无心累、气紧 (2)危重患者密切观察生命体征,尤其是血压、心率及心律 (3)心功能不全、水肿、使用利尿剂者注意对出入量和电解质的观察 (4)使用洋地黄者,密切注意洋地黄毒性反应,如恶心、呕吐、黄视、绿视及有无室性期前收缩和房室传导阻滞等心律失常 (5)了解大便情况,保持大便通畅 (6)每日监测体重和尿量
吸氧护理	(1)呼吸困难者取半卧位,予以持续吸氧,氧流量根据患者病情酌情调节 (2)每日应清洁鼻腔和鼻导管,每日更换湿化瓶内无菌用水,每周更换鼻导管 (3)注意观察用氧效果,必要时做血气分析

（四）健康宣教

详见表 3-20。

表 3-20　心肌病患者的出院宣教

饮食	高蛋白、高维生素、富含粗纤维素的清淡饮食,避免高热量和刺激性食物,忌烟酒,不宜过饱
活动	根据心功能情况,适当活动。避免劳累、剧烈活动、情绪激动、屏气用力或提取重物,有晕厥史者或猝死家族史者应避免独自外出活动
防感染	保持室内空气流通、防寒保暖
用药与病情监测	坚持服用抗心律失常、心力衰竭等药物,说明药物名称、用法、剂量并教会患者和家属对药物疗效及不良反应的观察,告知尿量和体重测量、记录的准确的重要性
随访	定期门诊随访,以便随时调整药物剂量。有病情变化或症状加重时立即就医

（五）并发症的观察及护理

详见表3－21。

表3－21　心肌病患者并发症的观察及护理

常见并发症	临床表现	处理
感染	肺部感染:发热、咳嗽、咳痰 感染性心内膜炎:发热,心脏杂音,动脉栓塞,脾大,贫血	静脉使用抗生素 肺部感染应定时翻身、拍背,促进排痰,必要时可行雾化吸入 感染性心内膜炎宜及时手术治疗
栓塞	脑栓塞:偏瘫、失语 肺栓塞:胸痛、咯血 肾栓塞:血尿 下肢动脉栓塞:足背动脉搏动减弱或消失	遵医嘱给予抗凝治疗 指导患者正确服药 观察疗效和不良反应
心律失常	患者诉心悸不适,乏力、头昏。心电图示:室性心动过速、房室传导阻滞、心动过缓、心房颤动等	洋地黄中毒者,及时停用 用β受体拮抗药和钙通道阻滞剂时,有心动过缓,应减量或停用 高度房室传导阻滞时,安置心脏起搏
猝死	突然站立或劳累后晕厥	猝死发生时行心肺复苏等抢救措施 发生心室颤动,立即采取电除颤 快速性室上速必要时电转复律预防猝死 非持续性室速可使用胺碘酮 肥厚心肌病使用β受体拮抗药和钙通道阻滞剂 对药物治疗无效的顽固性室性心动过速,可安置埋藏式心脏除颤器 均应避免体力活动

第七节　心肌炎的护理

一、概述

心肌炎是指心肌的实质或间质的炎性反应。呈局限性或弥漫性,也可分为急性、亚急性或慢性。发病年龄以儿童和青少年多见,年龄越小,往往病情越重,男性多于女性。

二、病因

心肌炎可原发于心肌,也可成为全身性疾病的一部分。病因可分为感染性和非感染性,病毒性心肌炎发病率明显高于其他。起病急缓不定,少数病例呈爆发性从而导致急性心力衰竭或猝死。病程多有自限性,也可发展为扩张型心肌病。

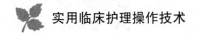

（一）感染性心肌炎

感染性心肌炎为由病毒、细菌、真菌、原虫、蠕虫、螺旋体等感染引起心肌炎。而多种病毒可以引起心肌炎,包括柯萨奇 B 组病毒,脊髓灰质炎病毒、孤儿(Echo)病毒等为常见病毒,其中柯萨奇 B 组病毒是最为常见致病因素,占 30～50％。

（二）非感染性心肌炎

非感染性心肌炎包括毒物、药物、放射、结节病、结缔组织病等。

三、发病机制与病理

病毒性心肌炎的发病机制可分为以下两种。

1.病毒的直接作用。

2.病毒与机体的免疫反应共同作用,包括急性病毒感染及持续病毒感染对心肌的直接损害;而病毒介导的免疫损伤,主要由 T 淋巴细胞介导的损伤。此外还有其他多种细胞因子和一氧化氮等介导的微血管损伤和心肌损害。这些改变均可损害心肌的组织结构和功能。

四、诊断要点

（一）临床表现

1.症状　病毒性心肌炎患者临床表现取决于病变的广泛程度与部位,轻者可完全没有症状,重者甚至出现心源性休克及猝死。多数患者常常在发病前 1～3 周内出现过类似"感冒"症状,如发热、全身倦怠感、咽痛等症状,或者恶心、呕吐等症状。随后出现胸闷、心前区隐痛、心悸、气促等,重者出现恶性心律失常、心力衰竭及心源性休克。

2.体征　①心律失常:常以房性与室性期前收缩及房室传导阻滞多见。②心界扩大及杂音:心界扩大为暂时性的,心肌炎好转随之好转;可闻及第三、第四心音或奔马律,也有部分患者心尖部可闻及收缩期吹风样杂音。心力衰竭患者可查见颈静脉怒张、肺部湿啰音、肝大等体征。重者出现血压降低、四肢湿冷、体温不升等心源性休克等体征。

（二）辅助检查

1.胸部 X 线检查　可见心影正常或扩大,合并心包积液时呈现烧瓶样改变。

2.心电图　常见 ST－T 改变,合并心包炎时 ST 段可见广泛抬高,出现严重心肌损害时可出现病理性 Q 波,需与心肌梗死鉴别。可见各型心律失常,常见室性心律失常和房室传导阻滞。

3.超声心动图　心脏大小正常或者左心室增大,室壁运动减弱,左心室收缩功能降低,附壁血栓等。合并有心包炎者可见心包积液。

4.实验室检查　急性期心肌损害标准物检查可见心肌肌酸激酶(CK－MB)及血清肌钙蛋白(T 或 I)增高,白细胞总数轻度升高,血沉轻至中度增快,中性粒细胞偏高,起病 2～4 周后可出现柯萨基病毒抗体 B－IgM 抗体及抗心肌抗体阳性。

5.心脏磁共振　对心肌炎诊断具有较大价值,典型表现为钆延迟增强扫描见心肌片状强化。

6.心内膜心肌活检　除心肌炎诊断外同时还有助于病情及预后的判断。因其有创,本检查一般不常规检查。

五、治疗

（一）原发病的治疗

如是病毒感染予以抗病毒药物,如干扰素、利巴韦林、阿糖胞苷等终止或者干扰毒素复制与扩散,但疗效不定,中药如板蓝根、黄芪、金银花等对某些病毒有一定的抑制作用。如伴细菌感染者,予以抗生素。

（二）对症治疗

针对患者的体征及症状给予相应的积极治疗,如心力衰竭、心律失常及休克等。

（三）激素治疗

常使用的激素药有地塞米松、氢化可的松等,其目的是改善心肌的微循环,减轻心肌的炎性反应,如水肿,同时减少心肌的瘢痕形成。但是在病毒的急性感染 10d 内应当避免使用激素药物,以免造成病毒扩散,加重病情。

（四）促进心肌的恢复

使用改善心肌代谢的药物以促进心肌细胞的恢复,阻止病情进展,减少并发症的发生。常有药物有:①能量激化液。包括氯化钾、胰岛素、葡萄糖,为心肌提供能量,促进心肌代谢,加快修复。②口服辅酶 Q_{10}、肌苷等,改善心肌代谢,修复心肌细胞。③大剂量维生素 C。维生素 C 具有氧化还原反应、抗病毒作用,促进心肌细胞代谢,加强心肌对葡萄糖的利用,利于受损心肌细胞修复。

（五）体外膜肺氧和治疗

体外膜肺氧和(extrcorporeal membrane oxygenation,ECMO)是一种持续体外生命支持疗法,主要通过人工离心泵和体外模拟肺氧和器代替受损的心脏或丧失功能肺脏作功,满足机体重要脏器和组织的氧供与二氧化碳排出,从而使受损肺脏得到足够休息和缓冲,争取抢救时机,逐渐恢复受损脏器。近年来体外膜肺氧和在治疗爆发性心肌炎上得到大力的推广,但由于费用昂贵,因此受到一定的制约。

六、主要护理问题

1.活动无耐力　与心肌炎性病变、疲劳、虚弱有关。

2.自理能力受限　与虚弱、无力、限制性卧床有关。

3.潜在并发症　心律失常、心力衰竭。

4.焦虑　与患者担心疾病的恢复、疗效等有关。

5.知识缺乏　缺乏心肌炎的预防、保健相关知识。

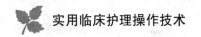

七、护理目标

1.患者能积极配合治疗、休息与活动计划。

2.患者活动时疲劳、虚弱、无力感减轻或者消失。

3.患者对疾病的恢复及疗效担忧减轻或消失、心理舒适程度增加。

4.患者对疾病相关知识如病因、诱因、康复知识有一定了解。

八、护理措施

（一）创造良好的修养环境

保持病室环境安静,空气清新,限制探试时间及人数,减少不必要的干扰及院内感染率,保证患者充分的休息和睡眠。

（二）心理护理

及时与患者沟通,了解心理动态反应,避免不良情绪加重心脏负荷,耐心解释病情,说明休息、营养的重要性。通过主动关心患者、沟通交流、协助生活护理,减轻患者的焦虑,使其主动配合治疗、护理,使病情得到缓解。

（三）休息与活动

应反复解释该病在急性期需决定卧床休息的重要性,如休息可以减少心肌的耗氧,减轻心脏负荷,有利于心功能的恢复,防止病情恶化或转为慢性病程。急性期需绝对卧床一个月,加强营养。重症或伴有心律失常、心功能不全者需绝对卧床休息至症状消失和心电图检查恢复正常后,方可起床轻微活动。

（四）饮食护理

摄入清淡易消化、富含蛋白质和维生素食物,多吃新鲜蔬菜和水果,禁烟、酒,禁饮咖啡、浓茶。当患者出现心功能不全时,应给予低热量饮食和低盐饮食。

（五）加强心电监护和巡视

加强床旁巡视,观察并询问患者有无不适。备好抢救物品及药品,一旦发现生命体征不稳定或者发生严重心律失常,立即通知医生,准备抢救。

（六）活动中监测

患者病情稳定后,与患者及家属共同实施每日活动计划,严密监测活动时心律、心率、血压变化,若活动后出现呼吸困难、心悸、胸闷等,应立即停止活动,以此作为限制最大活动量的标准。

九、并发症的处理与护理

心肌炎的并发症有心力衰竭、心律失常、心源性休克,一旦出现这些现象应及时的处理（表3—22）。

表3-22　心肌炎并发症的处理与护理

常见并发症	处理	护理措施
心力衰竭	吸氧	(1)给予高流量鼻导管氧气吸入(6~8L/min),可用20~30%的乙醇湿化 (2)病情严重时可给予无创呼吸机辅助呼吸
	镇静	出现烦躁不安时,应给予吗啡等镇静剂。吗啡有一定抑制呼吸的作用,使用时需谨慎,特别是老人、休克患者、神志不清和呼吸抑制患者需慎用,可选哌替啶
	强心治疗	(1)心肌炎时,心肌对洋地黄敏感性增加,耐受性降低,易发生中毒,宜选用收效迅速且排泄快的制剂,如地高辛或毛花苷丙,并予小剂量(常用量的(1/2~2/3)开始 (2)用药期间应密切观察尿量,同时心电监护,观察心率和心律的变化
	利尿治疗	选用强效速效利尿剂,使用过程中需监测血钾并及时补钾,预防电解质紊乱
	血管扩张剂	及时给予血管扩张剂降低心室前和(或)后负荷,改善心功能。常用制剂包括硝酸甘油、硝普钠等,可单用也可与多巴酚丁胺或多巴胺等正性肌力药合用
心律失常	严密观察,早发现早处理	(1)若发生多源性、频繁性或者联律的室性期前收缩时,遵医嘱使用胺碘酮、利多卡因等药物治疗,必要时行电复律 (2)对于交界性或者房性期前收缩可根据患者情况选用普萘洛尔或者地高辛等药 (3)阵发性室上性心动过速可刺激咽喉部、按压颈动脉窦引起恶心等刺激迷走反射,也可使用洋地黄或心律平等治疗。在使用药物过程中应严密监测患者心率、血压及心电图变化,密切观察药物的疗效及不良反应,询问患者有无不适主诉,根据患者情况调整用药剂量和种类
心源性休克	积极处理	(1)如发现患者四肢湿冷、血压下降等微循环障碍的早期表现,应入住心脏重症监护室(CCU)24h严密监护,并遵医嘱立即给予吸痒、阵痛、纠正心律失常和酸碱平衡失调等抗休克治疗,观察患者意识、血气分析和血氧饱和度的变化 (2)如患者出现呼吸困难,低氧血症和严重肺水肿时需使用无创机械通气 (3)若患者胸痛或焦虑不安,遵医嘱给予镇静治疗,如静脉注射吗啡或者口服地西泮等 (4)准确记录出入量,注意补液量,避免增加心脏负荷 (5)一旦出现肺水肿应积极使用利尿剂,也可据病情选用血管扩张剂(硝酸甘油或硝普钠)以减轻左心室负荷 (6)严密观察心电图变化,发现异常及时处理

十、预防

1.避免呼吸道感染、剧烈运动、情绪激动、寒冷、饱餐。

2.心力衰竭使用强效利尿剂时注意电解质紊乱,尤其是低血钾的发生。

3.使用镇静剂时防止呼吸抑制。

4.由于限制性卧床,预防压疮的发生。

十一、特别关注

1.加强锻炼增强抵抗力,预防病毒感染,预防复发。

2.早期症状的观察与处理。

3.并发症的观察与处理。

第八节　心脏瓣膜病的护理

心脏瓣膜病是指心脏瓣膜的结构和(或)功能发生异常的一组重要的心血管疾病。病变可累及一个瓣膜,也可累及两个或以上的瓣膜,后者称多瓣膜病。风湿炎症导致的瓣膜损害统称为风湿性心脏病,简称风心病。随着生活质量和医疗条件的改善,风心患者群的患病率正在下降,但在我国心脏瓣膜病仍以风心病最为常见。另外,黏液样改变及老年瓣膜退行性改变所致的心脏瓣膜病也日益增多。不同的病因累及的瓣膜也不一样,风心病患者以二尖瓣病变最为常见,其次为主动脉瓣;而老年退行性瓣膜病以主动脉瓣膜病变最为常见,其次为二尖瓣。

一、病因

(一)风湿热

风湿热主要是 A 组 β 溶血性链球菌感染导致的一种反复发作的全身性结缔组织炎症。

(二)先天性畸形

先天性畸形常见于主动脉瓣二叶式畸形、肺动脉瓣二叶式畸形。

(三)退行性病变

退行性病变主要为与年龄相关的主动脉瓣退行性病变导致的主动脉瓣狭窄。

(四)其他

还包括感染性心内膜炎。

二、病理

二尖瓣狭窄时,左心房血液射入左心室障碍,左心房压升高致肺静脉压升高,肺顺应性降低,发生劳力性呼吸困难,进一步发展导致肺动脉高压,右心室肥厚,右心衰竭。

二尖瓣关闭不全时,左心房血容量因血液反流而增多,致左心房扩大与肥厚,左心房过多的血液在心室舒张时流回左心室的量也增多,引起左心室扩大与肥厚,最终导致心功能不全。

主动脉瓣狭窄时,左心室射血受阻使左心室肥厚导致左心室功能障碍,重度狭窄可造成冠状动脉血流量减少与脑供血不足。

主动脉瓣关闭不全时,左心室在舒张期同时接受左心房和主动脉反流的血液,使血容量增多,产生代偿性扩张与肥厚,最终发生左心室衰竭。

三、诊断要点

(一)二尖瓣狭窄

1.症状　最先为劳力性呼吸困难,严重时呈夜间阵发性呼吸困难或端坐呼吸,甚至出现急性肺水肿,咳嗽、咳血丝痰或咯较大量鲜血。右心衰竭时出现食欲缺乏、腹胀、水肿等。

2.体征　二尖瓣面容。右心衰竭时有体循环瘀血体征。心尖区可闻及舒张期杂音。

3.辅助检查　X线检查、心电图、超声心动图、心导管检查等。

（二）二尖瓣关闭不全

1.症状　轻者无症状,较重可有乏力、劳力性呼吸困难等。

2.体征　心尖冲动,收缩期杂音。

3.辅助检查　X线检查、心电图、超声心动图、左心室造影等。

（三）主动脉瓣狭窄

1.症状　轻者无明显症状,重者可出现呼吸困难、心绞痛、晕厥。

2.体征　主动脉瓣区可有收缩期杂音,向颈部传导,收缩压和脉压可降低。

3.辅助检查　X线检查、心电图、超声心动图、心导管检查等。

（四）主动脉瓣关闭不全

1.症状　可长期无症状。病理明显者可有心悸,头颈部搏动感。少数人有心绞痛。晚期出现左心衰竭表现。

2.体征　心尖冲动可向左下移位,舒张期杂音,脉压增大,颈部搏动明显、毛细血管搏动症、水冲脉等。

3.辅助检查　X线检查、心电图、超声心动图、心血管造影、磁共振显像等。

四、治疗

（一）内科治疗

内科治疗主要针对并发症进行预防和治疗。

（二）经皮球囊瓣膜成形术

二尖瓣仅适于单纯的瓣膜狭窄患者,其禁忌证包括近期(3个月)内有血栓史,伴有中、重度二尖瓣关闭不全及脊柱畸形等。主动脉瓣狭窄主要治疗对象为有心力衰竭高龄高危患者,用于改善左心功能和症状。

（三）外科手术常用方法有以下两种

（1）闭式分离术或直视分离术。

（2）人工瓣膜置换术。

五、主要护理问题

1.活动无耐力　与氧供需失调、心功能差、久病所致虚弱无力有关。

2.气体交换受损　与左心功能不全导致的肺瘀血有关。

3.清理呼吸道无效/低效　与肺瘀血导致咳嗽咳痰有关。

4.舒适的改变　与胸痛、乏力、心悸、晕厥、咳嗽、咳痰有关。

5.焦虑及恐惧　与患者担心预后、对手术的恐惧有关。

6.知识缺乏　缺乏疾病相关的知识及健康教育。

7.潜在并发症　猝死、心力衰竭、栓塞、急性肺水肿、感染性心内膜炎、心房颤动等。

六、护理目标

1.活动耐力增加,能根据自己的病情和体力恢复日常自理能力。

2.呼吸和缺氧症状缓解,能自行咳嗽咳痰及咳嗽咳痰症状减轻。

3.患者主诉不适感减轻或消失。

4.恐惧及焦虑情绪减轻,积极配合治疗和护理。

5.患者能说出相关疾病的症状、治疗、用药知识及诱因的预防。

6.无相关并发症发生,或并发症发生后能及时得到治疗与处理。

七、护理措施

(一)心理护理

1.鼓励患者表达自身的感受。

2.解释手术的必要性、手术方式及注意事项。

3.针对个体情况进行针对性的心理护理,教会患者自我放松的方法。

4.鼓励家属和朋友给予关心和支持。

(二)活动与休息

根据心功能情况合理安排活动,以不感心慌气紧或劳累为度,协助患者取舒适卧位,以减轻呼吸困难。

(三)吸氧

根据呼吸困难的程度和血氧饱和度,必要时根据动脉血气分析结果确定吸氧方式及氧流量,并观察缺氧情况有无改善。

(四)饮食

1.给予高热量、高蛋白、高维生素、易消化饮食,如鱼、肉、蛋、奶等,多食蔬菜水果,并少量多餐。

2.限制钠盐及水分的摄入,以减轻心脏负荷。

3.对抗凝药物有影响的食物不宜过多或长期食用,如菠菜、大蒜、生姜、洋葱、海藻、豆腐、胡萝卜,以及蛋黄、猪肝、绿茶等。

(五)预防感染

感染可诱发心力衰竭,尤其是肺部感染。心功能差的患者应避免感冒,以免加重心脏负担。

(六)病情观察

1.监测生命体征。观察主诉、体温、血压、呼吸、心律及心率,必要时观察血氧饱和度。

2.注意观察电解质、心脏大小、心脏杂音及心脏射血指数情况。

3.风湿性心瓣膜病患者注意观察有无风湿活动的表现。

4.加强对并发症的观察,及时发现并采取相应的治疗和护理措施。

5.根据心功能情况监测出入量。

6.)用药观察　加强对洋地黄类药物、利尿剂、抗凝药、抗心律失常等药物疗效及不良反应的观察。

(七)介入术前护理

详见表3—23。

表3-23 介入术前护理

健康教育	向患者及家属介绍疾病相关知识、手术的方法和意义,以及手术的必要性和安全性,以缓解患者的紧张情绪、指导患者床上大小便
完善相关检查	包括血常规、血型、出凝血时间、电解质、肝肾功能、大便及小便常规、胸部X线、心电图、超声心动图
皮肤准备	根据需要进行术区备皮,包括双侧腹股沟及会阴部
饮食	局部麻醉患者术前不需要禁食,全身麻醉患者术前12h禁食,8h禁饮

（八）介入术后护理

详见表3-24。

表3-24 介入术后护理

病情观察	观察生命体征及主诉、观察肢端循环,防止穿刺时损伤动脉而影响下肢血供
穿刺部位	观察穿刺处情况,伤口有无出血、有无皮下血肿,沙袋压迫静脉4~6h/动脉8~12h,若穿刺动脉注意观察有无并发动脉瘤
休息与体位	嘱患者卧床休息24h,避免穿刺侧的下肢屈曲活动

（九）健康宣教

详见表3-25。

表3-25 心瓣膜疾病患者健康教育

饮食	(1)低盐饮食 (2)少量多餐,减轻心脏负担 (3)保证摄入充足的营养,增强机体的抵抗力 (4)摄入适量的蔬菜、水果等粗纤维食物,保持大便通畅
休息与活动	(1)保证充足的睡眠 (2)生活有规律,保持情绪稳定、乐观 (3)根据心功能适当活动,以不引起心慌、气促、胸闷或休息数分钟能缓解为限
用药指导	(1)长期服用洋地黄制剂,有洋地黄中毒应报告医生并停药 (2)长期服用抗凝药,注意出血倾向 (3)长期服用利尿剂,注意补钾 (4)房颤患者避免屏气和突然用力、剧烈咳嗽,预防血栓脱落
出院指导	(1)预防风湿热反复发作避免寒冷和潮湿,预防呼吸道感染,防治扁桃体炎、咽喉炎 (2)育龄期妇女积极避孕,避免诱发和加重病情 (3)长期服用地高辛的患者,出院后应严格按医嘱服药,指导自我监测脉搏,病情变化及时就诊

（十）并发症的处理及护理

详见表3-26。

表 3—26　并发症的处理及护理

常见并发症	临床表现	处理
心房颤动	心悸、呼吸困难	电复律并配合药物维持窦性心律;控制心室率
血栓栓塞	脑动脉栓塞(头痛,偏瘫、失语,重者意识障碍);外周动脉栓塞(疼痛,感觉异常,运动功能障碍,肢体动脉搏动消失或减弱,皮肤改变);肺栓塞(呼吸困难、胸痛、咯血、晕厥等)	华法林抗凝,阿司匹林抗血小板凝集;外科手术治疗
心力衰竭	呼吸困难、咳嗽、咳痰、咯血,乏力、头晕、心慌等。肺部湿啰音。右心衰时臟、食欲缺乏,恶心、呕吐、水肿、颈静脉怒张、肝脾肿大	控制或去除心力衰竭诱因;使用洋地黄类药、利尿剂、血管扩张剂等药物
急性肺水肿	突然出现严重呼吸困难和发绀,端坐位,咳大量白色或粉红色泡沫痰,双肺布满湿啰音及哮鸣音	端坐位、吸氧、使用吗啡、快速利尿剂、血管扩张剂、洋地黄类药物、正性肌力药等
感染性心内膜炎	发热、心脏杂音、瘀点、动脉栓塞、脾大、贫血	内科:抗生素治疗 外科:手术治疗

八、特别关注

1. 并发症的预防及处理。

2. 抗凝药物治疗的观察与护理。

3. 患者自我监护。

参考文献

[1]赵爱平.手术室护理[M].北京:人民卫生出版社,2012.

[2]王欣然,杨莘,韩斌如.急危重症护理手册[M].北京:北京科学技术出版社,2012.

[3]邓秀珍.经椎间孔腰椎椎体间融合术治疗腰椎滑脱19例围术期护理[J].齐鲁护理杂志,2013(07):91—92.

[4]鄢淑清,毕红颖.内科护理[M].北京:人民卫生出版社,2013.

[5]徐茂凤.内科护理[M].北京:人民卫生出版社,2010.

[6]王立新,姜梅.实用产科护理及技术[M].北京:科学出版社,2008.

[7]郝云霞,朱俊,于丽天,王曼,杨艳敏,谭慧琼,刘庚,杨志敏,张炜,张艳娟,章晏.心脏性猝死高危患者家庭成员心肺复苏培训方法的研究[J].护理研究,2013(07):659—661.

[8]章泾萍.临床护理技能标准操作规程[M].北京:军事医学科学出版社,2012.

[9]许蕊凤.实用骨科护理技术[M].北京:人民军医出版社,2009.

[10]刘桂华.胰腺癌17例围术期完全胃肠外营养护理[J].齐鲁护理杂志,2012(18):53—54.

[11]张波,桂莉.急危重症护理学[M].北京:人民卫生出版社,2012.

[12]耿爱芹.羊水栓塞5例急救护理[J].齐鲁护理杂志,2012(06):61—62.

[13]王晓军,许翠萍.临床急危重症护理[M].北京:中国医药科技出版社,2011.

[14]温贤秀.实用临床护理操作规范[M].成都:西南交通大学出版社,2012.

[15]付平,林国礼.新生儿及小儿护理技术改进[J].中国民族民间医药,2011(01):100.

[16]孙燕,易祖玲.骨科护理[M].北京:人民军医出版社,2010.

[17]吴荷玉,王萍.急性冠状动脉综合征早期冠状动脉血运重建术的手术配合[J].中华护理杂志,2011(12):1220—1221.

[18]李俊华,程忠义,郝金霞.外科护理[M].武汉:华中科技大学出版社,2013.

[19]王瑛,季艳玲,吴鹏.老年骨折患者危险因素分析与综合护理干预[J].齐鲁护理杂志,2013(16):49—50.

[20]袁丽,武仁华.内分泌科护理手册[M].北京:科学出版社,2011.

[21]赵东红,王健.羊水栓塞5例急救护理[J].中华护理杂志,2012(06):557—558.

［22］刘杰,吕云玲.内科护理［M］.北京:人民卫生出版社,2010.

［23］岳晓红,闫翠云,张玢玢.妊娠期糖代谢异常筛查的临床研究［J］.护理研究,2012
　　　(24):2271－2272.

［24］卢根娣,席淑华,叶志霞.急危重症护理学［M］.上海:第二军医大学出版社,2013.

［25］王晓红,王国标,邱平.儿科护理［M］.武汉:华中科技大学出版社,2013.

［26］王兴民.消化病诊疗护理手册［M］.济南:山东大学出版社,2013.

［27］任辉,余珊.内科护理技术［M］.北京:人民卫生出版社,2012.

［28］王丽娟,孙苗芳.非酒精性脂肪肝病运动疗法的研究进展［J］.中华护理杂志,2014
　　　(05):588－592.

［29］石兰萍.临床内科护理基础与实践［M］.北京:军事医学科学出版社,2013.

［30］王青尔,周婷婷,吕桂兰,孙慧敏,谌璐,钱凯,李涛彧,俞雨生.关键监测指标在腹膜
　　　透析患者容量管理中的应用效果［J］.中华护理杂志,2014(06):661－666.

［31］邱丽清,蔡文智.内科护理学实验指导［M］.北京:科学出版社,2013.

［32］李静.48例肝性脑病的护理体会［J］.中国伤残医学,2013(04):314－315.

［33］黄行芝,刘庆,彭树兰.临床护理实用手册［M］.北京:人民军医出版社,2011.

［34］李一杰,张孟,何敏.急救护理［M］.武汉:华中科技大学出版社,2013.

［35］邓秀珍.经椎间孔腰椎椎体间融合术治疗腰椎滑脱19例围术期护理［J］.齐鲁护理
　　　杂志,2013(07):91－92.